YOGA

YOUR HOME PRACTICE COMPANION

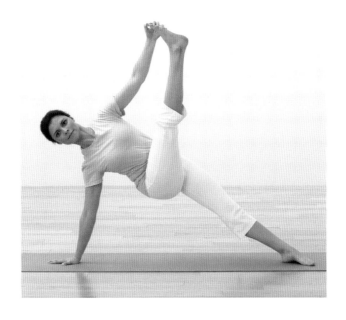

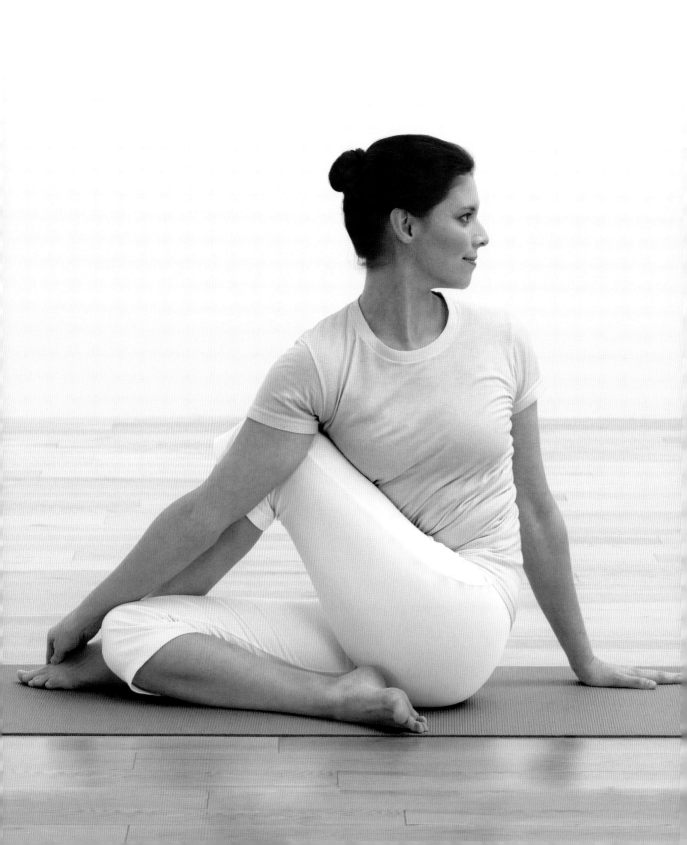

瑜伽

国际悉瓦南达瑜伽吠檀多中心　编著

杨惠萍　译　　陈曦华　审

河北科学技术出版社
·石家庄·

目 录

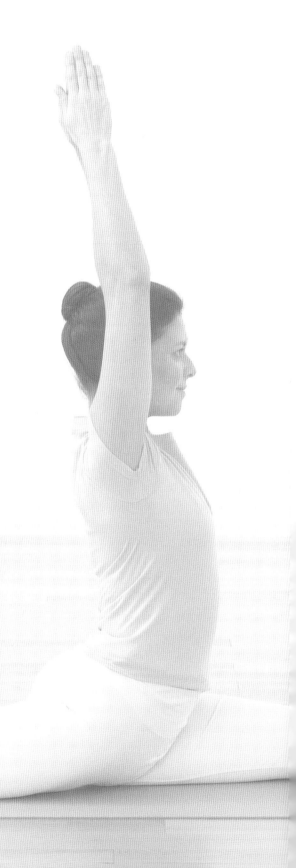

免责声明

本书内容旨在为大众提供有用的信息。所有材料（包括文本、图片）仅供参考，不能用于对特定疾病或症状的医疗诊断、建议或治疗。所有读者在针对任何一般性或特定的健康问题开始某项锻炼之前，均应向专业的医疗保健机构或医生咨询。作者和出版商都已尽可能确保本书技术上的准确性和合理性，且并不特别推崇任何治疗方法、方案、建议或本书中的其他信息，并特别声明，不会承担由于使用本出版物中的材料而遭受的任何损伤所直接或间接产生的与个人或团体相关的一切责任、损失或风险。

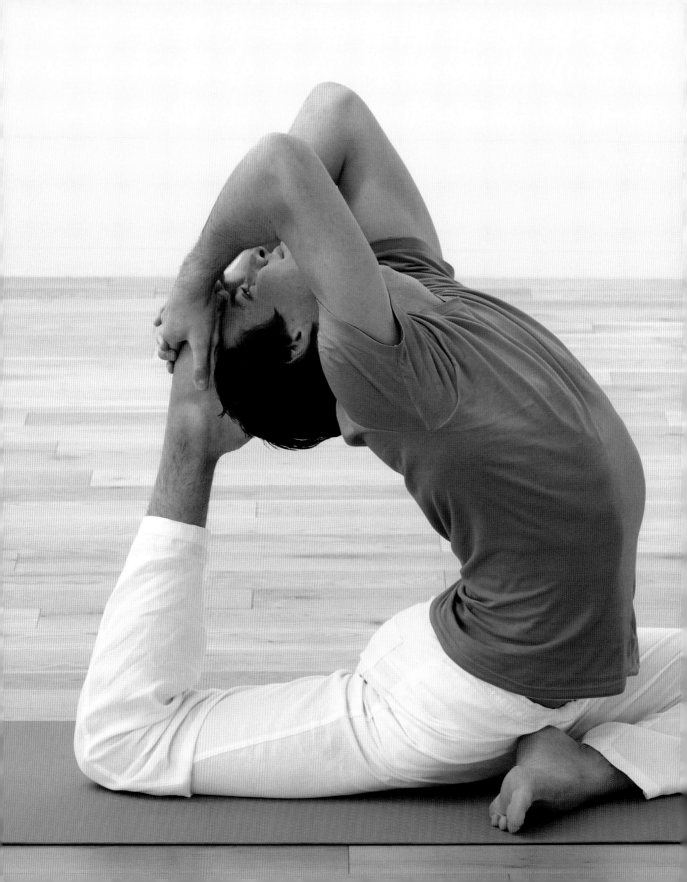

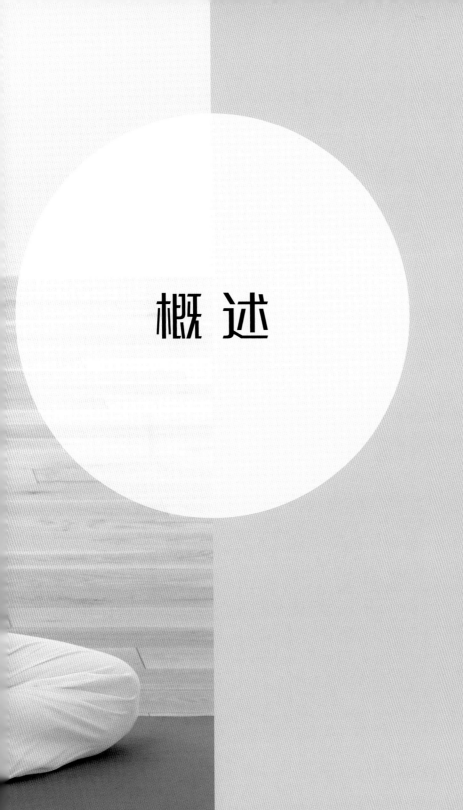

概 述

古老的健康生活指引

瑜伽是数千年前古印度先贤们开创的健康生活指引，融身体锻炼、心理洞见和哲学理念于一体，可以帮助你更好地平衡身心灵。瑜伽以整体的方式对待生活，让你能体验内外的完美平衡。

每个人都可以习练瑜伽

数百年来，只有那些准备到印度跟随老师习练的人才有机会接触到瑜伽，传统上来说它只吸引那些放弃"俗世"生活、退隐索居的人士。斯瓦米·悉瓦南达（Swami Sivananda，1887—1963）和斯瓦米·威斯奴帝瓦南达（Swami Vishnudevananda，1927—1993）是最早那批让瑜伽走向大众的印度瑜伽大师，是他们让任何人，无论其出身、年龄或地位，无论其生活在什么地方，都可以习练瑜伽。于是，他们就把瑜伽带到了西方。

斯瓦米·悉瓦南达

斯瓦米·悉瓦南达（Swami Sivananda）曾是一名执业医师，致力于解除人类苦难。为了缓解患者身心的不适，他决心向内观察自己。也正是为了这一追求，他成为了一名"斯瓦米"，即游方僧人。经过在喜马拉雅一带的多年隐修，他成就了瑜伽和冥想。后来，斯瓦米·悉瓦南达又在喜马拉雅的瑞诗凯诗成立了神圣生命学会（Divine Life Society）。在那里，他指导来自许多国家不同宗教的学生练习"综合瑜伽"，同时，他将多种瑜伽练习方法，包括哈他瑜伽（Hatha Yoga）和圣王瑜伽（Raja Yoga）、卡玛瑜伽（Karma Yoga，又称"行为瑜伽"）、巴克提瑜伽（Bhakti Yoga，又称"奉爱瑜伽"）和智慧瑜伽（Jnana Yoga）（参见p10~11），融会贯通。他还撰写了200多部英语著作，用简单的语言将复杂的瑜伽原理阐释得通俗易懂。

斯瓦米·威斯奴帝瓦南达及其西行之旅

斯瓦米·威斯奴帝瓦南达是斯瓦米·悉瓦南达的爱徒之一，也是哈他瑜伽和圣王瑜伽（参见p10）的权威。1957年，悉瓦南达对威斯奴帝瓦南达

> "瑜伽是一门经印度古圣先贤完善的科学，它不仅属于印度，也属于全人类，它也是一门精密的科学。是一个完美的自我提升实践体系。"
>
> ——斯瓦米·悉瓦南达

说："去西方，人们在等待。"于是，威斯奴帝瓦南达只凭自己的信仰及非凡的毅力远走北美、欧洲以及世界其他各地区传播上师的瑜伽思想，成为了一名瑜伽先驱。

威斯奴帝瓦南达在世界许多国家首都的中心地带建立了国际悉瓦南达瑜伽吠檀多中心（International Sivananda Yoga Vedanta Centre）。在这里，瑜伽成为了人们生活的一部分。他还在世界各地建立了若干瑜伽静修林（Ashram），从加拿大林木葱郁的山脉到巴哈马的天堂岛，这些静修林周围都是美丽的自然环境。他推广的瑜伽度假课程，能够让人们在习练瑜伽的同时，享受健康轻松的假期。

在某次冥想时体验了一个愿景之后，威斯奴帝瓦南达深感开展一场世界和平运动的必要性，这场运动被称为"真实世界秩序（T.W.O.）"，其训言有"合则存，分则亡"和"人为边界当以鲜花与爱去跨越，而非用枪炮弹药填埋"。威斯奴帝瓦南达学会了驾驶小型飞机，他飞到世界上许多冲突地区的上空，向那里的人们抛撒鲜花和传单，宣传世界各大宗教所倡导的博爱思想。其中有两次让人记忆深刻的飞行，一次是在1971年西奈战役期间，他驾驶飞机飞越苏伊士运河；一次是于1983年从西德飞越柏林墙到东德。

瑜伽导师培训（TTC）

作为对世界和平瑜伽愿景的一部分，威斯奴帝瓦南达于1969年在西方开展了第一个瑜伽导师培训课程。该课程是全日制住宿制，除了教授他对瑜伽哲学、心理学和教学技巧的广泛研究外，还是为期四周的个人瑜伽和冥想的密集练习课程。这项课程直到今天仍大受欢迎，比威斯奴帝瓦南达在世时更甚。自培训课程开展以来，已有25000多人完成培训，这些人来自世界各地的各行各业，他们又将威斯奴帝瓦南达和悉瓦南达的瑜伽教学理念带回自己的社区。

这种瑜伽方式的主要特点是简易：无论年龄、体格和生活阶层，任何人都可以按照这种循序渐进的指南习练体式（锻炼）、调息法、放松、饮食、正面思考和冥想，并从中受益。本书各章节中将介绍这些核心教学要点，也助你体验这种平衡生活各个方面的古老方法。

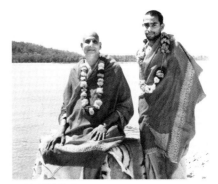

开始新的旅程
动身去西方之前，斯瓦米·威斯奴帝瓦南达与上师斯瓦米·悉瓦南达的合影。

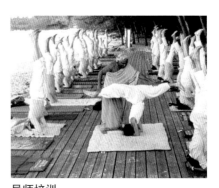

导师培训
在巴哈马拿骚的一次导师培训的体式课上，威斯奴帝瓦南达指导一名学生练习。

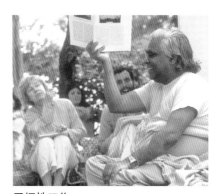

开拓性工作
威斯奴帝瓦南达是第一批将瑜伽教学传播到西方世界的印度瑜伽大师之一。

瑜伽是什么

传统瑜伽分四道，虽然每道都自成一体，但最好不要局限于其中之一。将瑜伽四道有机融合才有助于让你的情绪、智力以及身体各方面和谐发展。

瑜伽四道

瑜伽四道，在西方众所周知且被人们广泛实践的只有其中之一——注重身体和心识控制的哈他瑜伽和圣王瑜伽，其包括体式和呼吸练习。

哈他/圣王瑜伽 是控制身体和心识的瑜伽之道。它以实用而著称，尤其是体式和调息法最为有名。此种瑜伽教授的身心控制方法包括静默冥想，通过习练可以逐渐将身体和心识的能量转化为灵性能量。它适合那些寻求内在和外在转变的人。

卡玛瑜伽 是行为瑜伽之道。当你不计成败、不求回报地行事之时，就是在实践它。这种瑜伽的价值在于净化心灵，减少自我之心对你的言语、行为和与人交流的影响。练习卡玛瑜伽是为静默冥想（参见p202~204）做好准备的最好方法。它适合活泼开朗的人士习练。

巴克提瑜伽 是虔诚瑜伽之道。它涉及祈祷、崇拜和仪式，包括唱诵灵修歌曲，习练这种瑜伽的人最终会体验到神是爱的化身。这种瑜伽对感性的人极具吸引力。

智慧瑜伽 是智慧或知识瑜伽之道。它研究吠檀多哲学（Vedanta）——印度六大古典哲学体系之一，教我们如何审视自我，分析人性。这种瑜伽形式的目标是在自身和所有生命中认识到真我。这种瑜伽非常适合理智型的人，许多人认为它在瑜伽四道中最具挑战性。

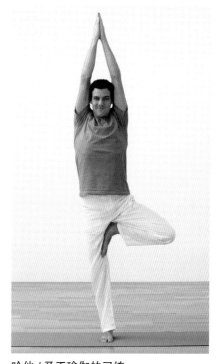

哈他 / 圣王瑜伽的习练
该瑜伽之道包含了体式的练习。每个体式都要求姿势、呼吸及放松三者之间达到特定的平衡。

哈他/圣王瑜伽的八支

这条瑜伽之道在古代圣哲帕坦伽利（Patanjali）编纂的《瑜伽经》中有详细记载，是一种包含八个步骤的身心训练系统，他称之为阿斯汤加瑜伽（Ashtanga Yoga）（在梵语中，ashta意为"八"，anga意为"部分"或"分支"）。按照这些步骤进行练习，身心逐步净化，直至自我觉悟。

1 持戒（YAMA） 列出了瑜伽修行者所应避免的行动。它倡导非暴力、真实、升华性能量，不偷窃、不受礼受贿。

2 精进（NIYAMA） 详细说明了瑜伽修行者所应采取的行动，它倡导内外的净化、知足、苦行、研习经典及敬神。持戒（YAMA）和精进（NIYAMA）合在一起构成一套高标准道德行为准则。遵守这些准则会使思想更加积极，精神得到净化，为深度冥想做好准备。

3 体式（ASANA） 与姿势有关，12个基本体式及其变式是在为践行第6、7和8支时所要采用的冥想姿势做准备（见下文）。

4 调息法（PRANAYAMA） 关注生命能量（Prana，普拉那，参见p178）的控制。这可以通过深度呼吸练习来实现，其中包括屏息（参见p182～185）练习。

5 感官收摄（PRATYAHARA） 第3、4支让练习者沉浸到强烈的内在感知中，第5支教我们如何稳定住这种感官内收，为集中注意力做好准备。

6 专注（DHARANA） 在这一支中，习练者应集中注意力，将心识固定在一个想象的或真实的物体上，排除其他杂念。这是所有瑜伽冥想技巧中关键性的练习（参见p200～204）。

7 冥想（DHYANA） 第6支会带来第7支——冥想（参见p198）。在此，思想流毫不间断，就像油从一个器皿倒入另一个器皿之中，油柱连续不断。

8 三摩地（SAMADHI） 在冥想过程中，心识消融于那绝对意识之中，最后一步便自然而然地发生了，它超越了所有醒着、做梦和深睡眠这些常见的状态。

"通过习练瑜伽，你可以在任何时候都拥有平静的心境。可以安然入睡、精力充沛、增强活力、延长寿命，并获得高水准的健康。有助于提高工作效率，不管在哪个行业都能取得成功。"

——斯瓦米 · 悉瓦南达

通向健康的瑜伽之路

斯瓦米·威斯奴帝瓦南达讲授了瑜伽的五大至简原则（也称"瑜伽五要"），本书会在不同章节中对这些原则进行解释。这五大至简原则以简单易懂的方式将古印度瑜伽修行者的复杂哲学、教学内容呈现出来，使得你无论身居世界何处，都可以将瑜伽轻松融入日常生活之中。

瑜伽的五大至简原则

斯瓦米·威斯奴帝瓦南达指出，遵循这五大至简原则，可以改善身心健康，加深与生命的精神联系。

恰当的运动

体式（参见p42~169）可使全身恢复活力，主要作用于脊柱和中枢神经系统，可以提高脊柱的力量和灵活度，刺激血液循环，为身体的所有细胞带来营养和氧气。体式练习还可提高关节灵活度，并增强肌肉、肌腱和韧带的柔韧性。同时，按摩内脏，强化内脏功能。

恰当的呼吸

调息法（参见p176~185）可刺激太阳神经丛的能量储备，使身心恢复活力。调节呼吸有助于储存生命能量，储备力量和活力。有意识的深呼吸有助于缓解抑郁和压力，而通过控制呼吸来控制生命能量能像针灸一样缓解疾病的症状。

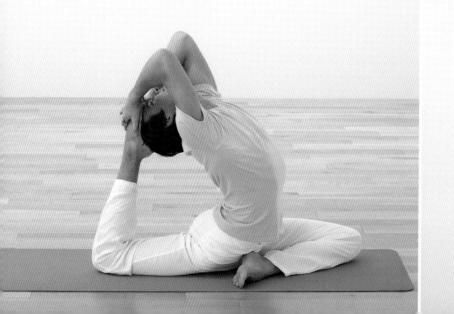

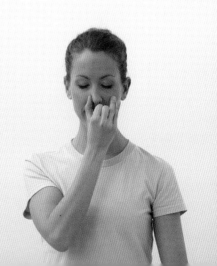

恰当的放松

深度放松（参见p186～195）可以在身体、心理和精神三个层面上起作用，是重新给身心充电最自然的方式。常规的放松就像汽车的冷却系统，能够防止发动机过热，确保车辆高效运转。在一堂瑜伽课最后的深度放松过程中，身体仅使用足够的能量来维持重要的新陈代谢活动，其余在练习中获得的能量都被存储了起来。

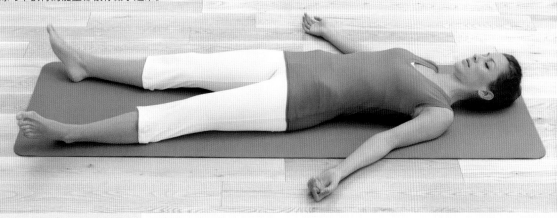

恰当的饮食

瑜伽饮食观（参见p208～249）提倡"为活而食，而非为食而活"。瑜伽修行者选择对身体和心识有积极影响、对环境和其他生命的负面影响最小的食物。推荐奶素，食用谷物、豆类、果蔬、坚果类和乳制品等。最好是未经精加工的新鲜食物，简单烹制即可，以最大限度地保持营养不流失。

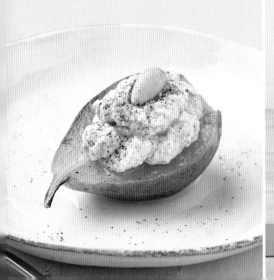

正面思考与冥想

正面思考与冥想（参见p196～207）是使心灵平静的瑜伽之钥。冥想技巧可平静心识，增强注意力。经常冥想可以促进身心灵全面健康。在冥想之前，瑜伽练习者可通过专注和正面思考练习清除消极思想和情绪。

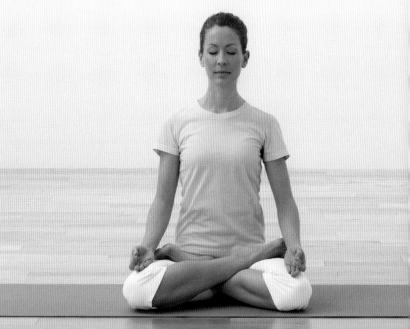

《哈他瑜伽之光》

　　《哈他瑜伽之光（Hatha Yoga Pradipika）》是现存哈他瑜伽经典中最古老的，据说是由瑜伽士斯瓦特玛拉摩（Swatmarama）在15世纪编撰的，而其渊源则更久远。尽管已有500多年的历史，但无论你是初学者还是经验丰富的练习者，书中关于各种体式、呼吸练习和瑜伽哲学的建议现今仍具有现实意义。

《哈他瑜伽之光》语录精选

　　这六段摘自《哈他瑜伽之光》的文字，可激励你的练习。评注的内容指出了如何将它们用于加深你的瑜伽体验。

瑜伽士斯瓦特玛拉摩在向自己的老师致敬之后，开始传授哈他瑜伽维迪亚（Vidya，知识），只为成就圣王瑜伽。

　　这段文字意在强调将瑜伽练习视为控制心识方式的重要性，控制心识之道即为哈他/圣王瑜伽（参见p10）。

　　西方许多人士认为体式练习只是一种体育锻炼方式，且这种方式并不应被提倡。如果不能控制心识在物质层面相对应的身体，就无法控制心识，对心识的控制才是我们练习体式时应追求的。而身心之间的连接是瑜伽最为迷人的方面之一。

体式令人稳固，无疾且体轻。

　　这是体式练习的益处。"稳固"在很多方面都有所体现，包括体姿更为端正，对冷、热、饥、渴的耐受力提升，自愈能力更强等。"体轻"并不是指减轻体重（尽管体式练习的确有助于保持理想的体重），而是指体式练习具有提升身体振频的能力。这一点可以在动作中体现：如果体格壮硕的人坚持练习体式，其动作中会出现一种新的轻盈感。

饮食有节是指食用可口甜美的食物时，吃七八分饱，并将进食之行奉与湿婆神。

这一段话告诉我们，适度、营养和清淡的饮食是习练瑜伽成功的关键。生命能量的极佳来源是简单烹饪容易消化的新鲜素食。斯瓦米·悉瓦南达建议，始终保持轻微的饥饿感是长久快乐之道。

当呼吸游离，也就是不规律时，心也会不稳；当呼吸安静，心也止息，瑜伽士得以长寿。所以，应习练调息。

呼吸控制是瑜伽的核心，哈他（Hatha）意为"日（Ha）月（Tha）合一"，其中"日"和"月"分别指吸气和呼气。体式和调息都是极好的呼吸训练，可提升生命能量，微调神经系统，最终实现对心识的控制。

人应该深深吸气，慢慢呼气，也应该逐渐屏息。

这句话道出了一个瑜伽练习者成功的真正标志，习练的进步并非体式的力量感和灵活性，而是平顺、有节奏、均衡的呼吸。但尽管如此，在瑜伽练习中，永远不要试图强行控制呼吸，否则会损伤神经系统。

瑜伽士的成功需要欢喜、毅力、勇气、真知，还需要坚信上师的教导，需要远离损友。

拥有对瑜伽五要（参见p12~13）的"真知"和"坚信"，让瑜伽成为自我练习。这会为你打开与志同道合的人建立新友谊的大门。瑜伽的目的是将你的生命力从休眠或静滞状态转变为活力动态。而做到这点需要坚毅、自律和勇气。

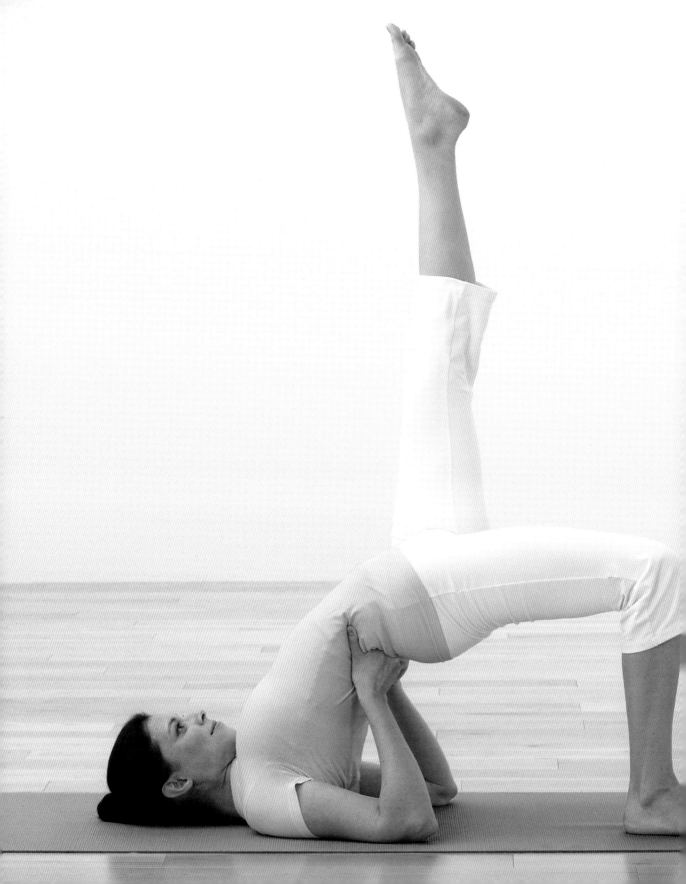

瑜伽的益处

促进自我修复

人体极其智能，在人生的不同阶段，日日夜夜都在维持着复杂的生理平衡。练习瑜伽有助于身体保持这种复杂的平衡，从而提高身体的自我修复能力。

生理学研究表明，神经系统和内分泌系统（参见p34~37）可确保身体其他主要系统的运转，如消化系统和呼吸系统，都在以"智能"的方式协调配合。

其结果是达到"体内平衡（homeostasis）"，该词源自希腊语，意思是"保持不变"。当实现体内平衡时，各种身体功能之间处于完美的平衡状态，并且只要身体有规律地摄入水和食物，且不过度劳累，它就会自然地趋向于自我修复。古代瑜伽士描述了另一种同样复杂的体内稳态系统，这个系统基于五大元素的精微平衡：土、水、火、风和空（见右图）。当这些元素处于平衡状态时，身和心都会倾向于自我修复。

疾病的根源

那么，为什么即使在世界上饮食充足、生活安逸的地方，人们的身体还是会受到疾病的折磨呢？根据瑜伽哲学，疾病的主要原因在于情绪困扰，如焦虑、欲望、愤怒、仇恨和嫉妒。这些不良情绪会扰乱身体的自然平衡，进而可能导致不健康的生活方式，如暴饮暴食和吸烟，而这些恶习则是现代社会中许多常见疾病，如心脏病和糖尿病的诱因。

平衡情绪

练习正面思考与冥想（参见p196~207）可减小负面情绪及其导致的不良生活方式对你的影响。但是，如果你首先关注到自己的身体，练习瑜伽体式（参见p42~169）、调息法（参见p176~185）以及放松术（参见p186~195），会更容易进行正面思考和冥想。你也可以通过得当的饮食来保持健康（参见p208~249）。

所有这些元素都融入到了瑜伽中。事实上，"瑜伽"梵文的单词意思是"合"。练习瑜伽有助于身体找到自然平衡，并引导心识负责且智慧地驾驶身体这辆车。

五大元素

传统的瑜伽经典中将身体描述为"食物鞘（anayamaya kosha）"，由五大元素组成。通过不断调节身体，使其与这五大要素保持和谐，从而保持健康。

土：骨骼、肌肉和皮肤都含有这种元素。体式练习可将土元素向各种可能的方向移动。

水：主要与血液相关，体式练习可改善血液循环、平衡血压、强化心脏。

火：当体内温度处于36~39℃时，身体可以正常运转，维持温度的正是火元素。练习瑜伽可使身体更好地适应气候变化。

风：瑜伽可以改善体内风元素的循环。呼吸练习可提高肺部气体交换，而体式练习可促进血液循环，确保每个细胞中均保持适当的氧气和二氧化碳水平。

空：指位于物质核心的近似真空的区域，如量子物理学所述。生命能量在此循环。瑜伽体式可使生命能量自由流动，呼吸练习可提高其代谢水平。

对心脏的益处

　　现代科学已发现，古典瑜伽体式可给身心健康带来许多好处。其中最重要的是瑜伽对心脏的有益影响。

　　所有的体育锻炼都能促进血液循环、强健心脏。虽然瑜伽比大多数其他类型的运动更温和，但仍可使心脏得到良好的锻炼。

　　此外，在练习倒立姿势，如头倒立式（参见p62～75）或肩倒立式（参见p76～79）时，心脏会因一种独特的刺激形式而受益。

　　在这些倒置或上下颠倒的姿势中，腿部和躯干下部的血液在重力作用下流回心脏。增加的血液回流量使得心肌更大程度地伸展，之后又会更强力地收缩，从而向全身泵出更多的血液。不过，在你尝试书中任何倒立姿势前，请务必详细阅读书中的相关禁忌。

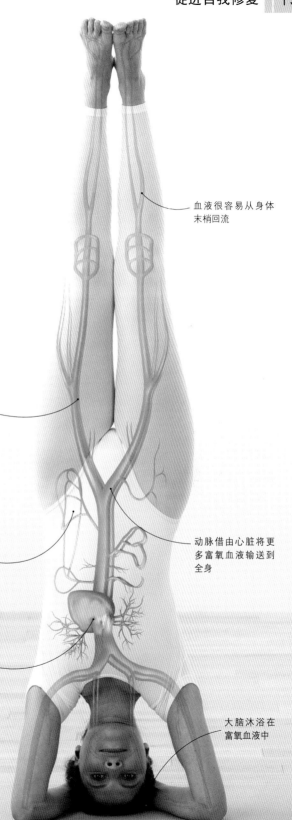

血液很容易从身体末梢回流

更多的缺氧血液通过静脉返回心脏，再从心脏回到肺部

更多血液到达体内每个细胞，使其得到恢复并焕发活力

动脉借由心脏将更多富氧血液输送到全身

受到增加的回流血液的刺激，心脏收缩更有力

大脑沐浴在富氧血液中

为健康倒立
在练习倒立姿势，例如头倒立式时，有更多的血液流回心脏，从而轻松使心脏得到锻炼。

肌肉和运动

体式练习可使关节的活动范围增加，保持身体运动，可以促进身体健康。在大多数关节部位，肌肉成对出现，当一块肌肉收缩或变短，而与其相对应的另一块肌肉放松或拉长时，就会发生运动。

主动肌带来运动

在练习**骆驼式**（参见此处及p128~129）时，臀部的臀大肌和腘绳肌为主动肌，推动髋关节向前。

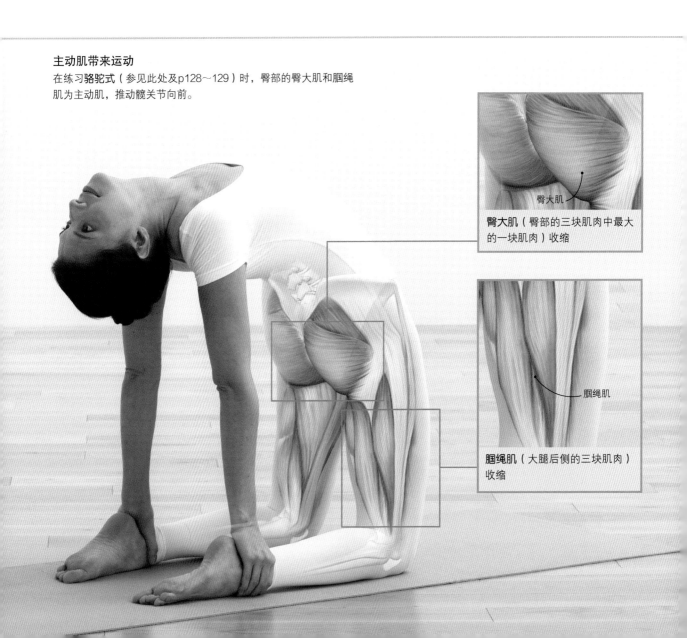

臀大肌

臀大肌（臀部的三块肌肉中最大的一块肌肉）收缩

腘绳肌

腘绳肌（大腿后侧的三块肌肉）收缩

肌肉的收缩和放松

　　主动肌：收缩时带来关节运动的肌肉就叫做"主动肌"。例如，在练习骆驼式时，臀大肌为主动肌，收缩时带来髋关节处大腿的活动。如果臀大肌的强度不足以完全收缩，那么髋关节就无法全方位活动。

　　拮抗肌：当肌肉在运动中是放松或拉长时，就是"拮抗肌"。

　　在骆驼式中，髂腰肌（髋屈肌）充当拮抗肌。如果其伸展不够，即使主动肌（例如臀大肌）收缩很强，也无法拥有完全灵活的髋关节。

拮抗肌放松

在**骆驼式**中，髋部强壮的髂腰肌充当对抗肌：只有在髂腰肌能够放松和伸展的情况下，髋部才能向前移动。

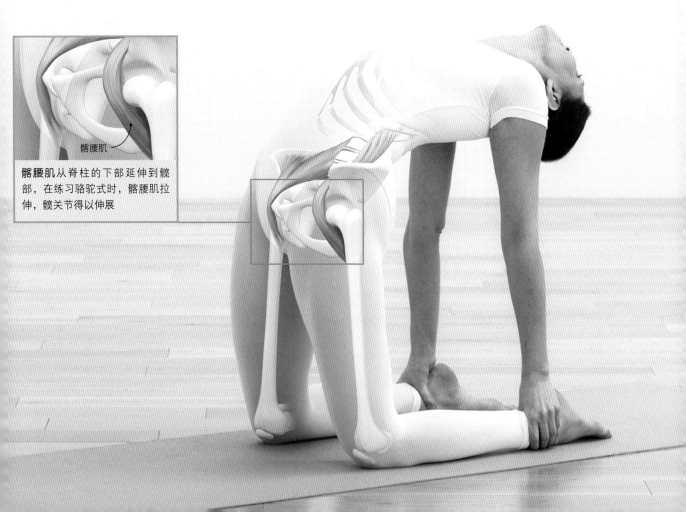

髂腰肌

髂腰肌从脊柱的下部延伸到髋部，在练习骆驼式时，髂腰肌拉伸，髋关节得以伸展

等长收缩：通常情况下，肌肉收缩时会缩短。但在这种运动形式下，肌肉收缩而不缩短。例如，在练习屈膝三角式（参见此处及p168）时，弯曲的腿的股四头肌（大腿前侧肌肉）强烈收缩。在大多数情况下，这将使膝盖伸展，腿伸直，但是在等长收缩的情况下，即使大腿肌肉强烈收缩膝盖也仍然保持弯曲，以抵抗重力的牵拉。

等长抗阻

在练习**屈膝三角式**时，左大腿肌肉等长收缩抵抗重力的牵拉，而不会使膝盖产生任何运动。

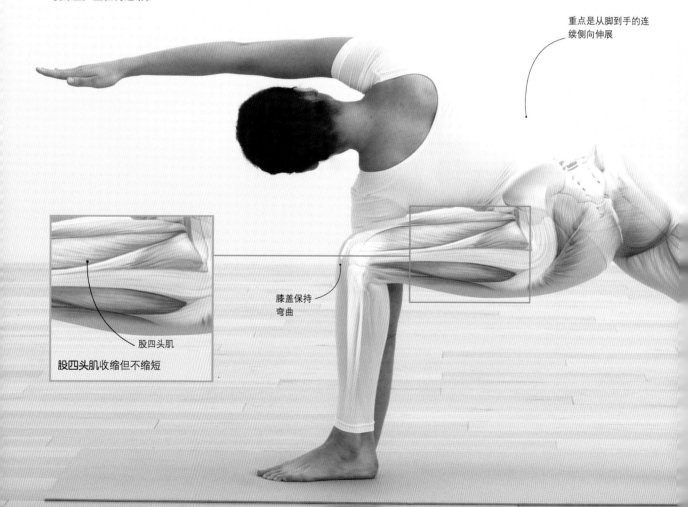

重点是从脚到手的连续侧向伸展

膝盖保持弯曲

股四头肌

股四头肌收缩但不缩短

等张收缩：在这种肌肉收缩形式中，肌肉缩短，促使关节运动。例如，在练习肩倒立式（参见此处及p78）时，肱二头肌收缩，肘部弯曲。这是最常见的肌肉收缩形式。

等张屈曲

在练习肩倒立式时，上臂的肱二头肌肌肉等张收缩，使肘部屈曲，从而将躯干和腿部向上推举，身体呈倒立姿势。

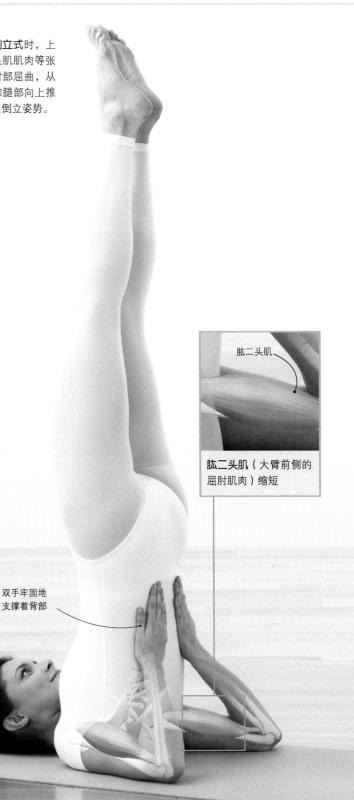

肱二头肌

肱二头肌（大臂前侧的屈肘肌肉）缩短

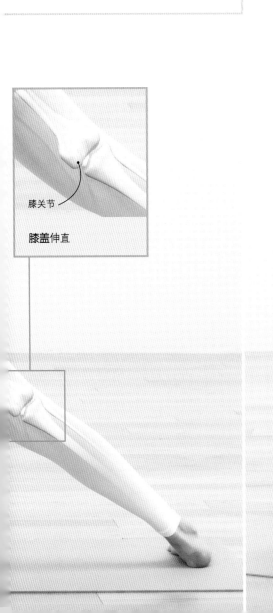

膝关节

膝盖伸直

双手牢固地支撑着背部

　　离心收缩：肌肉收缩的同时拉长会发生偏心收缩。在练习基本三角式（参见此处及p165）时，脊柱的侧向屈曲使骨盆中的髂腰肌深度伸展。

　　同时，躯干与地面保持平行，下臂并不支撑体重，迫使髂腰肌纤维在伸展的同时收缩。

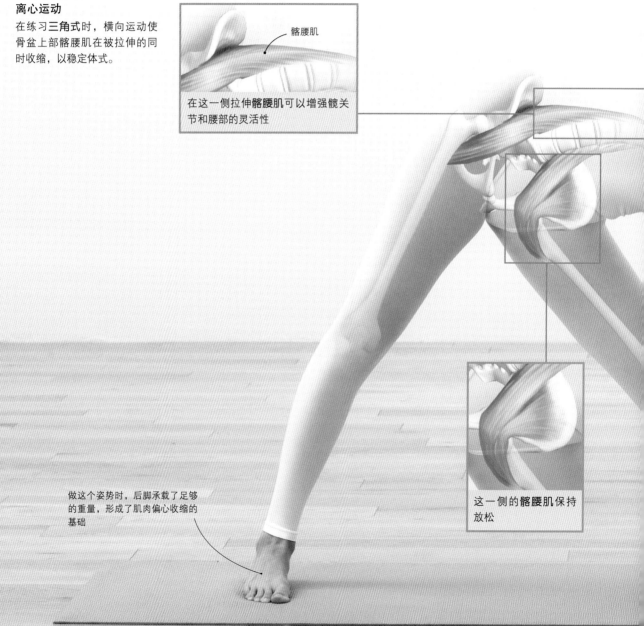

离心运动
在练习**三角式**时，横向运动使骨盆上部髂腰肌在被拉伸的同时收缩，以稳定体式。

髂腰肌

在这一侧拉伸**髂腰肌**可以增强髋关节和腰部的灵活性

这一侧的**髂腰肌**保持放松

做这个姿势时，后脚承载了足够的重量，形成了肌肉偏心收缩的基础

　　恰当的离心收缩要求具备良好的身体意识，这也是三角式及其变式要在瑜伽
课快结束时才练习的原因之一。

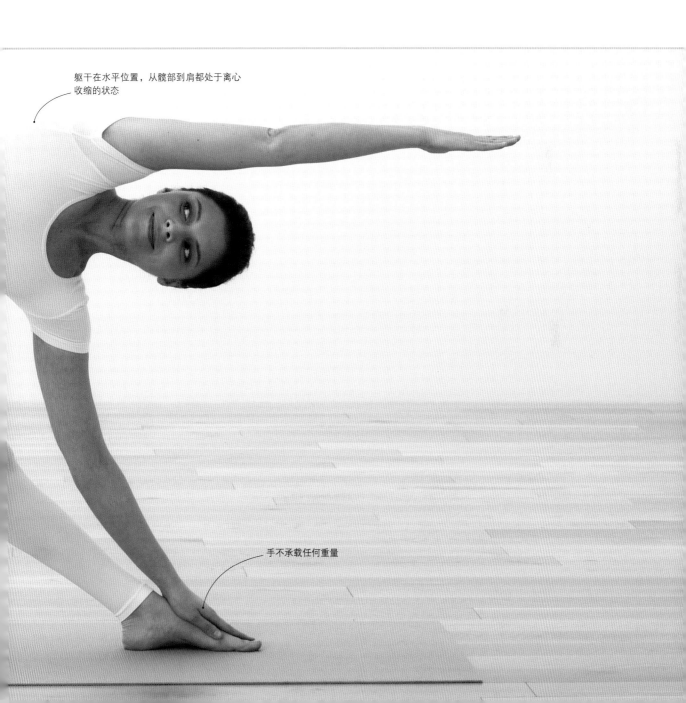

躯干在水平位置，从髋部到肩都处于离心收缩的状态

手不承载任何重量

从头到脚的拉伸：肌肉不仅会带来或防止特定关节的活动（参见p20～21，主动肌和拮抗肌）。它们还可以排成长链，让肌肉拉伸或收缩从身体的一端传递到另一端。这些链由名为"筋膜"的特殊形式的结缔组织构成。

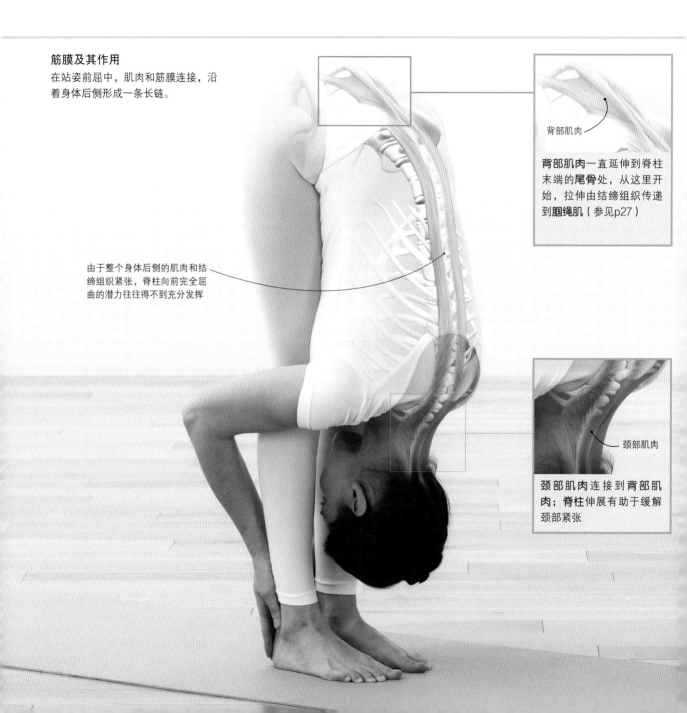

筋膜及其作用
在站姿前屈中，肌肉和筋膜连接，沿着身体后侧形成一条长链。

由于整个身体后侧的肌肉和结缔组织紧张，脊柱向前完全屈曲的潜力往往得不到充分发挥

背部肌肉

背部肌肉一直延伸到脊柱末端的尾骨处，从这里开始，拉伸由结缔组织传递到腘绳肌（参见p27）

颈部肌肉

颈部肌肉连接到背部肌肉；脊柱伸展有助于缓解颈部紧张

筋膜包绕着每个肌肉细胞及整块肌肉。筋膜还连接不同的肌肉。在图示的站立前屈式（参见p163）中，筋膜使得整个身体后侧得到完全强力的伸展。

拉伸更灵活

站立前屈式可拉伸腘绳肌，有助于预防腰痛。小腿肌肉为行走提供"推动"力，因为它与腘绳肌相连，当腘绳肌拉伸时，小腿肌肉也会伸展，并因此变得柔韧。

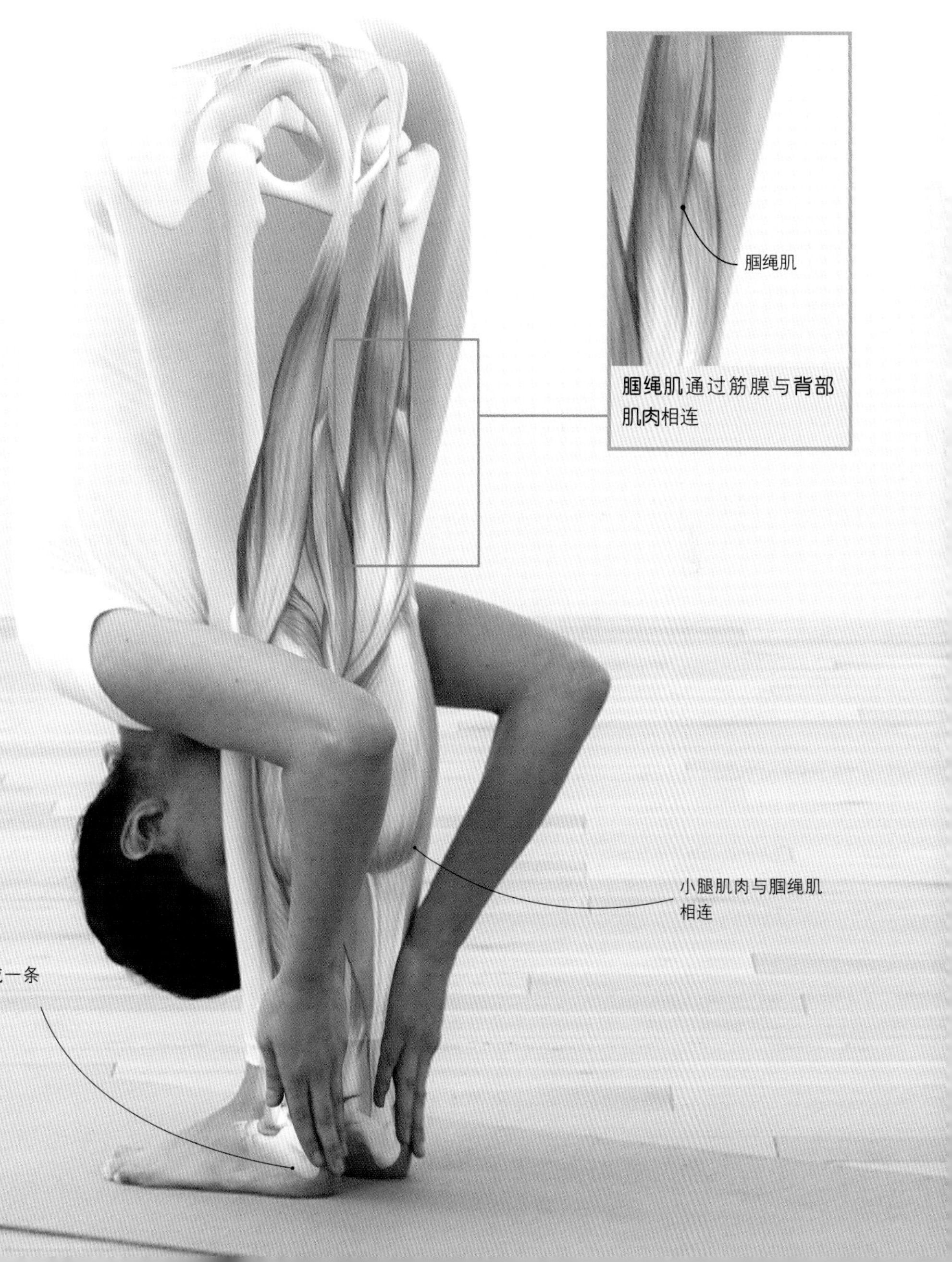

腘绳肌

腘绳肌通过筋膜与背部肌肉相连

小腿肌肉与腘绳肌相连

肌肉和筋膜形成一条从头到脚的链

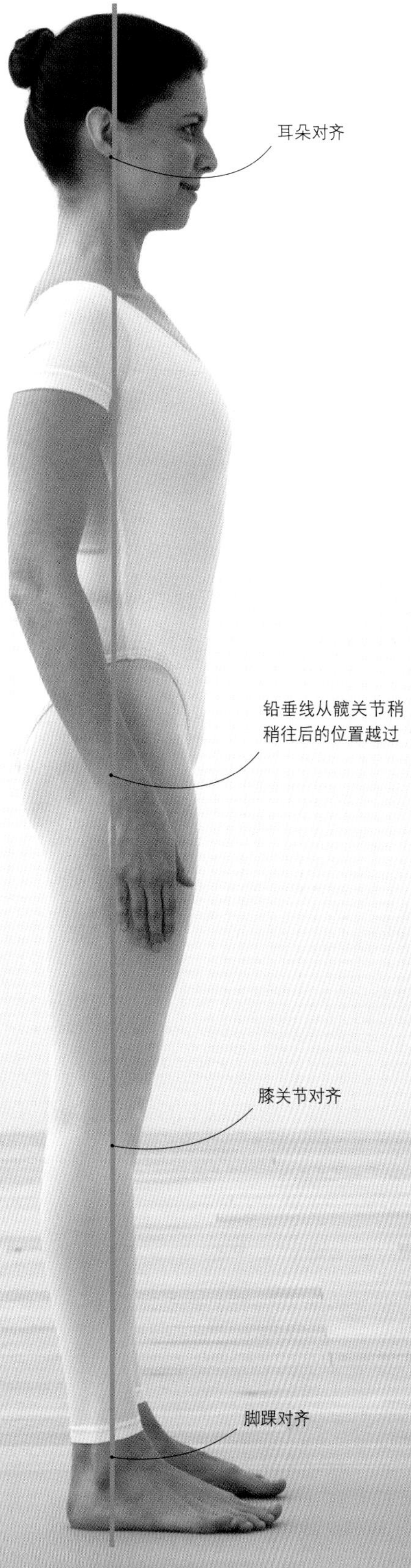

耳朵对齐

矫正体姿

大多数人的体姿并不完全端正，体式练习侧重于强化和拉伸关键肌肉，有助于逐渐矫正体姿，特别是在改善腰背方面效果明显。

身体如何受益

矫正体姿涉及改善肌肉长度和肌肉力量之间的平衡。瑜伽可以完美地做到这一点，因为当你做完一个体式后再做反式时，身体前后的主要肌肉都会得到拉伸和强化，使它们强健且灵活。瑜伽体式对肌肉的结缔组织或者说筋膜（参见p26～27）也有积极作用。肌肉是有弹性的——伸展或收缩后，肌纤维可恢复到原来的长度。但筋膜是塑性而非弹性的，这意味着只有施加足够的压力，筋膜才会改变形状，并且当压力移除时筋膜不会恢复到原来的形状。不断重复某些动作或身体姿势，例如总是在一侧肩膀上背包或者总是窝在电脑前，就会使结缔组织硬化为带状非弹性结构，造成体姿问题。

当保持一个体式一分钟以上之后，这种硬化的结缔组织开始重新得以塑形，使你的体姿恢复端正。

铅垂线从髋关节稍稍往后的位置越过

膝关节对齐

顺位
当身姿端正的人站在铅垂线旁边时，其脚踝、膝盖、髋部和耳朵完美对齐，由下到上成一条铅垂线。

脚踝对齐

矫正驼背的体式

　　驼背，或上背部脊柱过度弯曲，是体姿不正的常见问题，坐立行走松垮懒散或者长时间窝在电脑前会加剧驼背。这些特定的体式可柔和地辅以矫正。

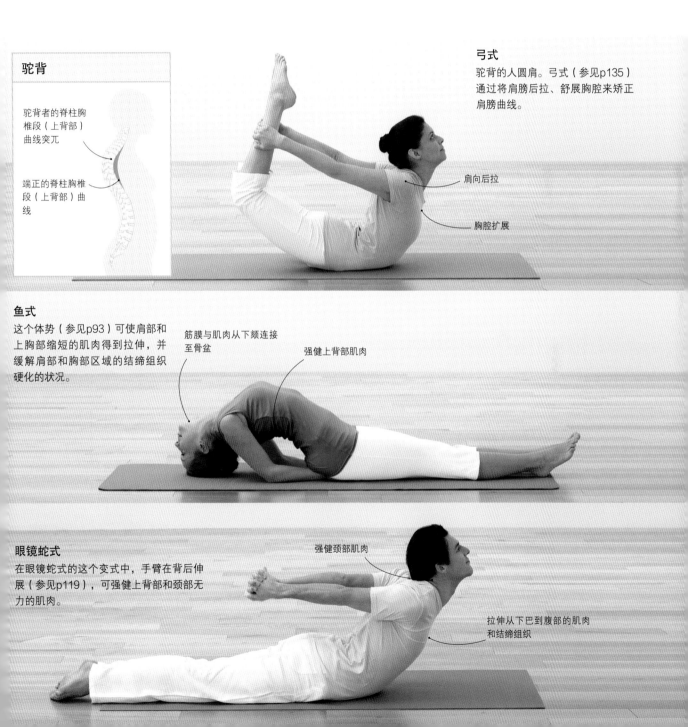

驼背

驼背者的脊柱胸椎段（上背部）曲线突兀

端正的脊柱胸椎段（上背部）曲线

弓式

驼背的人圆肩。弓式（参见p135）通过将肩膀后拉、舒展胸腔来矫正肩膀曲线。

肩向后拉

胸腔扩展

鱼式

这个体势（参见p93）可使肩部和上胸部缩短的肌肉得到拉伸，并缓解肩部和胸部区域的结缔组织硬化的状况。

筋膜与肌肉从下颏连接至骨盆

强健上背部肌肉

眼镜蛇式

在眼镜蛇式的这个变式中，手臂在背后伸展（参见p119），可强健上背部和颈部无力的肌肉。

强健颈部肌肉

拉伸从下巴到腹部的肌肉和结缔组织

矫正脊柱前凸的体式

　　脊柱前凸者的腹部肌肉往往较弱，腘绳肌和腰部肌肉缩短，沿着腿后侧和背部的结缔组织（参见p26~27）已经硬化。这些体式有助于加强和拉长这些肌肉，并软化结缔组织。

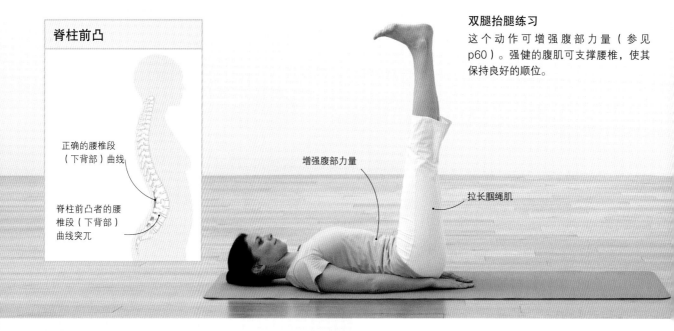

脊柱前凸

正确的腰椎段（下背部）曲线

脊柱前凸者的腰椎段（下背部）曲线突兀

双腿抬腿练习
这个动作可增强腹部力量（参见p60）。强健的腹肌可支撑腰椎，使其保持良好的顺位。

增强腹部力量

拉长腘绳肌

坐姿前屈式
坐姿前屈式（参见p99）可深度拉伸整个身体后侧缩短的肌肉。尽力保持该姿势一段时间，慢慢地逐渐拉伸。任何因自然伸展而造成的疼痛只要可以通过有节奏的腹式呼吸和放松来消除，就是这种伸展在安全范围之内，可继续保持。一旦出现任何其他疼痛，应引起重视，确保拉伸幅度不要太大。

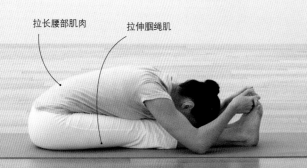

拉长腰部肌肉

拉伸腘绳肌

站立前屈式
站立前屈式（参见p163）是另一个拉长整个身体后侧的体式。练习这个体式时，应采用缓慢、有控制的呼吸，并有意识地放松。如此反复练习，可缓解背部疼痛并提升柔韧性。

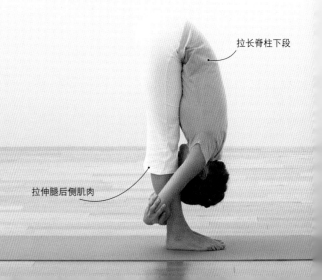

拉长脊柱下段

拉伸腿后侧肌肉

矫正脊柱侧弯的体式

　　如果脊柱两侧的肌肉一侧缩短而另一侧过度拉长，就会导致脊柱侧弯。例如，腰椎左侧和胸椎右侧的肌肉不平衡可能导致脊柱错位，练习向左向右的双侧类体式可以使肌肉恢复平衡。

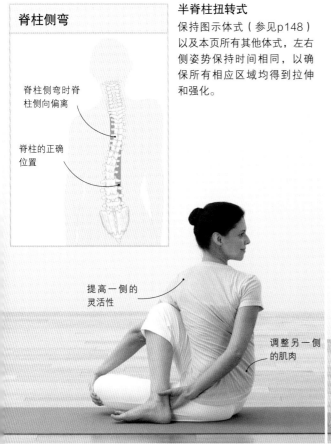

脊柱侧弯

脊柱侧弯时脊柱侧向偏离

脊柱的正确位置

提高一侧的灵活性

调整另一侧的肌肉

半脊柱扭转式

保持图示体式（参见p148）以及本页所有其他体式，左右侧姿势保持时间相同，以确保所有相应区域均得到拉伸和强化。

三角式

三角式（参见p165）是一种包括向左和向右双侧练习的体式，练习这类体式可使脊柱两侧肌肉的灵活性和力量恢复正确的平衡，还有助于硬化的结缔组织也就是筋膜变软。

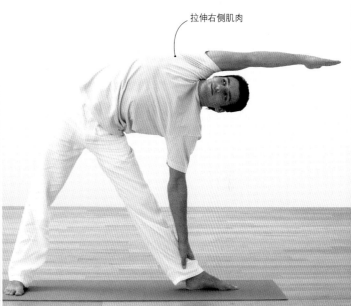

拉伸右侧肌肉

扭转侧屈式

扭转侧屈式（参见p107）是一种侧向伸展体式，这类体式有助于脊柱对侧缩短的肌肉恢复平衡。务必缓慢地进入体式，以逐渐克服肌肉中的任何内在阻力。

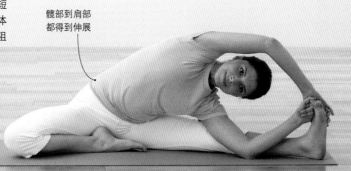

髋部到肩部都得到伸展

生命之息

呼吸与其他身体功能不同，因为它让我们与环境连接。植物吸入二氧化碳，释放氧气，而人类和动物则吸入富氧的空气，呼出二氧化碳浓度较高的空气。瑜伽呼吸练习有助于加强肺部和体内所有细胞中的气体交换。

非自主呼吸

大多数时候我们都依靠大脑中的呼吸控制中心进行非自主呼吸。在休息状态下，成人的平均呼吸频率为每分钟12～20次，每次呼吸进出肺部的空气量，即肺活量大约为0.5升。在锻炼时，成人的呼吸频率可以达到每分钟35～45次，肺活量增加到4升以上。锻炼使肌肉中的二氧化碳浓度突然增加，使得呼吸加快、加深。

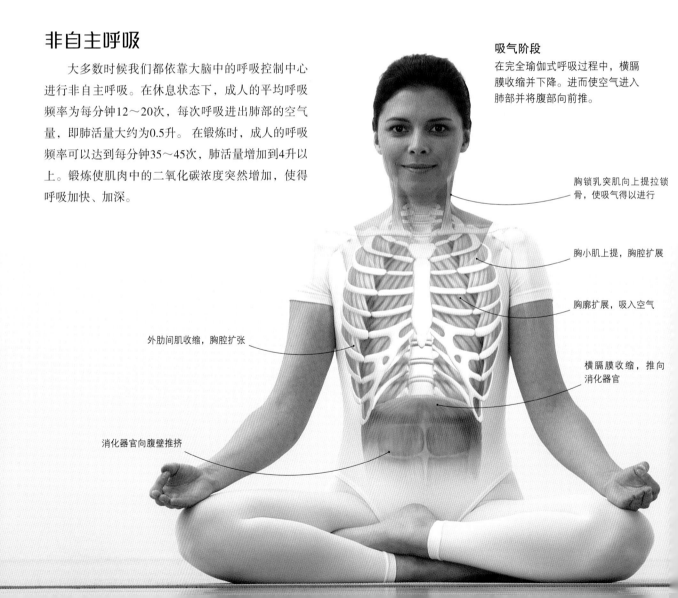

吸气阶段
在完全瑜伽式呼吸过程中，横膈膜收缩并下降。进而使空气进入肺部并将腹部向前推。

胸锁乳突肌向上提拉锁骨，使吸气得以进行

胸小肌上提，胸腔扩展

胸廓扩展，吸入空气

横膈膜收缩，推向消化器官

外肋间肌收缩，胸腔扩张

消化器官向腹壁推挤

自主呼吸控制

　　瑜伽强调呼吸控制。在体式练习中，呼吸频率减慢到每分钟10～12次。在放松和冥想时，甚至减慢到每分钟6～8次，而在交替鼻孔呼吸（参见p182～183）过程中每分钟只需呼吸3～6次。所有瑜伽呼吸训练都强调完全呼气，以最大限度地排出体内废气，从而允许吸气加深。

　　与非自主呼吸相比，这种呼吸方式残留在体内的废气更少，从而使新吸入的空气更加纯净，每个细胞在获得更多的氧气后得到滋养。在调息过程中，吸气时血液中的含氧量更高，屏息时血液中的含氧量更低。俄罗斯医学研究人员Arkadi F. Prokop博士的研究表明，含氧量高低交替可促进细胞再生，加速每个细胞中微型发电厂——线粒体的更新。许多体式会对胸部和腹部产生压力。在抵抗这种压力下进行完全瑜伽式呼吸（参见p181）可强健呼吸肌，帮助你在日常生活中更加有意识地呼吸。

呼气阶段

横膈膜放松并向上移动，将空气推出肺部，腹腔向后推挤。

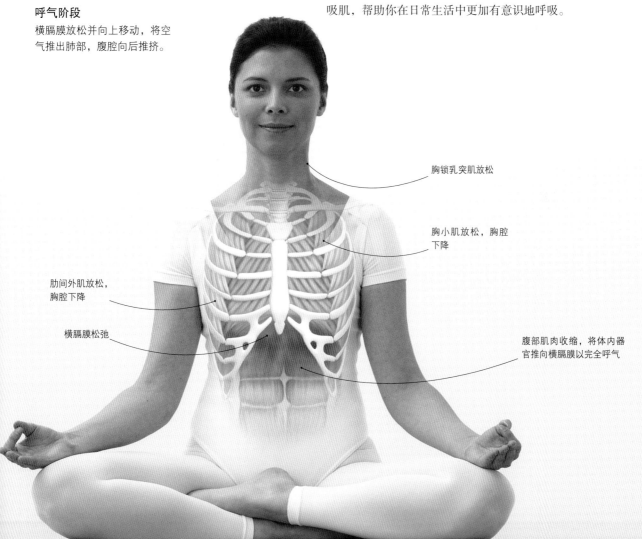

胸锁乳突肌放松

胸小肌放松，胸腔下降

肋间外肌放松，胸腔下降

横膈膜松弛

腹部肌肉收缩，将体内器官推向横膈膜以完全呼气

支持神经系统

瑜伽作用于神经系统，使之保持平衡，从而使你能够更好地应对日常生活中不可避免的压力。按12个基本体式的正确序列练习，以及在体式中对姿势及放松的关注，有利于神经系统的运作，从而带来一种全然放松及活力焕新的感觉。

什么是自主神经系统

自主神经系统能够精微调节心脏、呼吸系统、消化系统和内分泌系统等身体重要器官的活动（参见p37）。它还管理着体内平衡（参见p18）。该系统非自主运作，确保了神经通过大脑和脊髓的中枢神经系统在大脑和器官、肌肉和腺体之间的信息传递。自主神经系统分为两个分支：交感神经系统和副交感神经系统。

交感神经系统：自主神经系统的这个分支发出神经冲动，响应感知到的身体或心理危险，触发肾上腺素和去甲肾上腺素等激素的释放。这些激素刺激心率和血压升高，将血液转移到骨骼肌，消化功能和肾功能减缓，还可导致其他应激反应，使身体做好对抗危险或避险的准备（"战斗或逃跑反应"）。这些应激反应一直持续到身体"战斗或逃跑反应"或副交感神经系统成为主导。如果应激反应无法消除，长此以往会损害身心。

副交感神经系统：自主神经系统的另一个分支，可促进身体进行休息调整、能量节约和营养吸收，保持健康。它还支持心血管、消化系统和排泄系统在其他重要过程中的正常运作，并作为"战斗或逃跑反应"的"解毒剂"。

练习瑜伽体式（参见p42～169）、调息法（参见p176～185）和冥想（参见p196～207）都可激活自主神经系统的"休息和修复"分支。

交感神经和副交感神经的活动

这两个系统以互补方式工作。当大脑预测到危险时，脊髓中的交感神经元会释放化学神经递质。神经递质触发靶器官、肌肉和腺体，通过如下所示的反应来做好应激准备。当副交感神经被刺激时，这些反应逐渐被抵消。

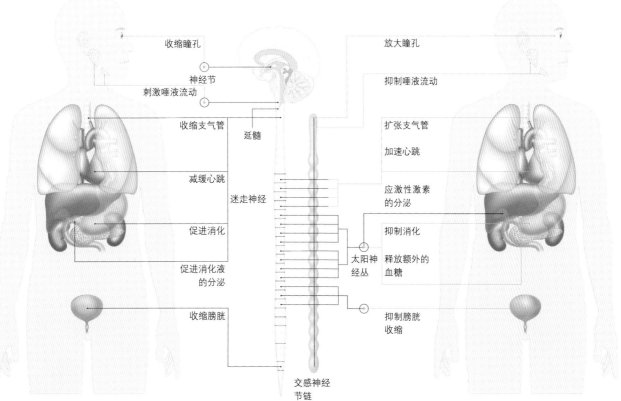

副交感神经系统

收缩瞳孔

神经节
刺激唾液流动

收缩支气管

延髓

减缓心跳

迷走神经

促进消化

促进消化液
的分泌

收缩膀胱

交感神经
节链

交感神经系统

放大瞳孔

抑制唾液流动

扩张支气管

加速心跳

应激性激素
的分泌

抑制消化

太阳神
经丛

释放额外的
血糖

抑制膀胱
收缩

自主神经系统

交感神经系统非常重要，因为它可以帮助我们应对紧急情况，提升警觉性并加快思维运转。副交感神经系统在交感神经活动一段时间后发生作用，为身体健康提供了最佳条件。

瑜伽能平衡神经系统

以下列方式编排体式练习可以帮助恢复交感神经系统和副交感神经系统之间的平衡。

拜日式：先练习拜日式（参见p50~57），以降低交感神经冲动。

肌肉拉伸和放松交替：然后练习以提升身体灵活性为主的体式（参见p58~115），之后进行适当的放松。因伸展而引起的肌肉轻微疼痛与放松交替可刺激副交感神经系统，近而促进放松。

肌肉收缩和放松交替：现在进行短促剧烈的肌肉收缩练习（参见p116~169），然后有意识地放松，以激活副交感神经系统中"休息和修复"冲动。

最后的大休息：在最后的大休息（参见p192~193）过程中，身体充满了副交感神经冲动。当回到紧张的环境时，你的交感神经冲动可能会再次被激活，但因体式练习所产生的副交感神经"休息和修复"冲动的强度很大，交感神经冲动所能产生的影响就微乎其微了。

肌肉拉伸和放松

伸展时感受到的肌肉疼痛感，在与之辅相成的放松姿势中会完全消失，如果你留意的话，你真的可以把压力拉伸掉。

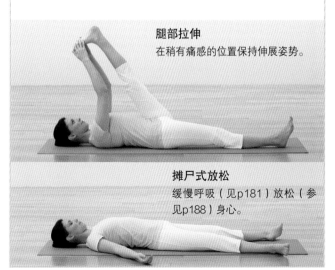

腿部拉伸
在稍有痛感的位置保持伸展姿势。

摊尸式放松
缓慢呼吸（见p181）放松（参见p188）身心。

肌肉收缩和放松

有些体式需要更多动态的肌肉练习。如果练完后立即进入适当的放松姿势，就会刺激副交感神经系统。

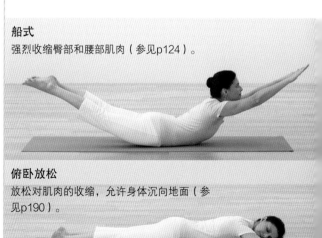

船式
强烈收缩臀部和腰部肌肉（参见p124）。

俯卧放松
放松对肌肉的收缩，允许身体沉向地面（参见p190）。

瑜伽和内分泌系统

　　内分泌腺分泌激素到血液中。这些化学"信使"到达身体的每个细胞，它们启动和调节许多身体机能。瑜伽有助于保持该系统处于良好状态。

内分泌系统有什么作用？

　　最主要的内分泌腺是脑中的垂体腺，脑中还有一个名为松果体的腺体，其产生的褪黑素可以控制睡眠周期，颈部的甲状腺释放出调节生长和新陈代谢的激素。位于甲状腺后侧的甲状旁腺分泌的激素促进钙的吸收。位于胸腔顶部的胸腺调节免疫力；两侧肾脏的上方各有一个肾上腺，监测体液平衡、脂肪分布和压力激素水平的情况。胰腺是调节血糖水平的器官，卵巢或睾丸则释放性激素。

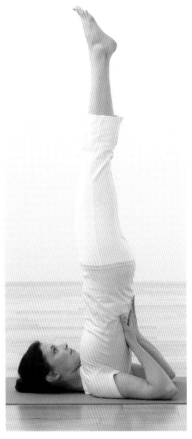

肩倒立式

保持这个姿势（参见p78）可以促进颈部甲状腺的血液循环，进而促进新陈代谢。

对大脑有益

体式练习有助于平衡大脑，并通过脑垂体使全身平衡。在练习某些体式时，如倒立时，额外的血液循环到大脑，使大脑得到更多氧气和营养物质的滋养，同时改善下丘脑功能。

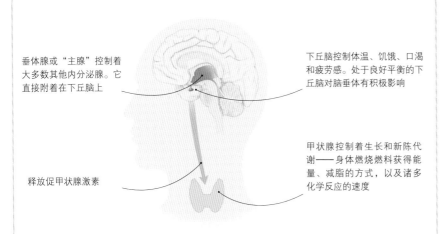

垂体腺或"主腺"控制着大多数其他内分泌腺。它直接附着在下丘脑上

释放促甲状腺激素

下丘脑控制体温、饥饿、口渴和疲劳感。处于良好平衡的下丘脑对脑垂体有积极影响

甲状腺控制着生长和新陈代谢——身体燃烧燃料获得能量、减脂的方式，以及诸多化学反应的速度

瑜伽和放松

瑜伽教你如何实现肌肉深度放松。一是通过在一个体式中肌肉收缩之后继之以相应的放松姿势,使肌肉完全放松。二是通过在最后的大休息(参见p192~194)中使用自我暗示的方式让全身的各个部位依次放松,直至体验到一种全然的放松感。

一次肌肉强烈的收缩需要大量的神经冲动给出使肌纤维缩短的指令;完全放松需要导向肌纤维的神经冲动极少。这两个过程貌似对立,但在进入体式之前越放松,你就越能有效地专注于肌肉收缩,呼吸也越深。体式之后继之以放松姿势,收缩后完全释放,配合着缓慢呼吸,带来深度放松。

使用自我暗示

为了在最后的大休息(参见p192~194)中实现肌肉深度放松,以舒适的姿势平躺,然后依次想象身体肌肉的画面,并在意念中向其发送放松的指令,这些指令是通过大脑中运动皮层的脉冲传递的。发出放松指令后身体很快就会出现放松感。

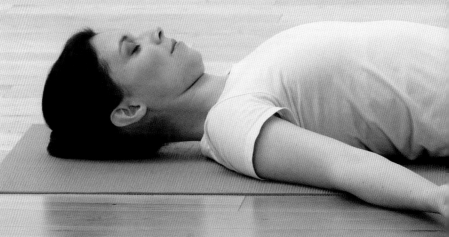

完全放松
按照从脚到头的顺序,通过自我暗示逐步放松肌肉,以达到深度放松。

皮层的位置
运动皮层和躯体感觉皮层在大脑中彼此相邻。

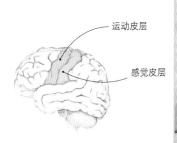

运动皮层

感觉皮层

大脑映射图

这幅关于运动皮层及躯体感觉皮层（具体位置参见p38）的图，展示了两者之间的关系。因为它们彼此如此靠近，当你暗示身体的某个部位放松时，感觉皮层对应的区域会传送神经冲动到运动皮层，对应的身体部位会立即感觉到放松。

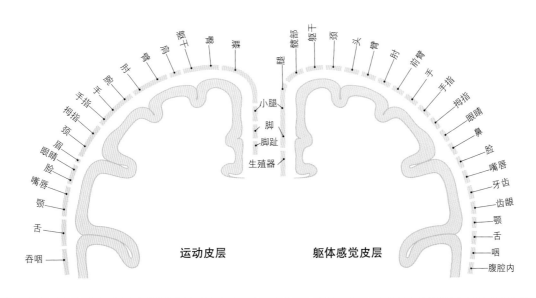

运动皮层　躯体感觉皮层

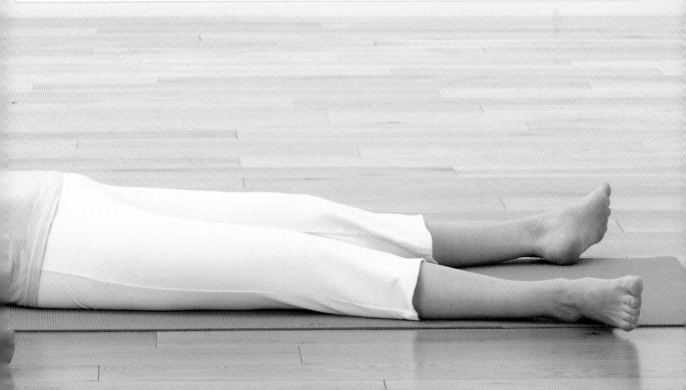

一个体式，诸多益处

体式练习对许多身体系统同时发生作用，越是理解这些益处如何相辅相成，就越能理解梵文瑜伽的含义"合"。下面我们来看看一个体式可以为身心的哪些方面带来益处。

对身体的影响

练习这个三角式变式（参见p167）可使全身从骨骼到生殖等十个身体系统受益，特别是以下系统：

肌肉系统：大腿前侧的肌肉收缩，以保持腿部稳定，而同时大腿后侧的肌肉伸展。平衡肌肉力量与长度可以保持关节的灵活性。两侧均重复该姿势，可以均匀地锻炼脊柱，从而改善体姿。

神经系统：中枢神经系统部分包含在脊柱中，脊柱得到很好地延展，利于脊神经和大脑之间的交流。小脑控制着身体顺正、运动顺畅和姿势稳定。

内分泌系统：在这个体式下，血液很容易流入大脑，对调节全身激素分泌的脑垂体（参见p37）起到支持作用。更具体地说，该体式可刺激肾上腺，有助于其在"战斗或逃跑反应"（参见p34）以及消化食物和调节能量方面更好地发挥作用。

消化系统：当躯干扭转时，对消化器官起到按摩作用，从而刺激消化系统运转。各个器官在受压时，其中滞留的血液被挤压出来。一旦从体式中退出，就会有大量新鲜的血液输送到这个区域。

心血管系统和呼吸系统：这个体式需要一定的力量，可以锻炼到心肌，增加肺活量（参见p32～33），呼吸肌也在抵抗扭转带来的挤压时获得良好的锻炼。这两者都能改善大脑供氧，从而提升专注与活力。

大脑内会发生什么

该姿势刺激小脑以保持身体平衡。它还可以按摩位于肾脏顶部的肾上腺（其功能由脑垂体控制）。

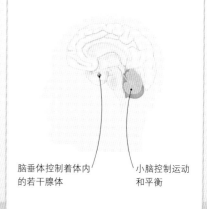

脑垂体控制着体内的若干腺体

小脑控制运动和平衡

左脚上的重量确保身体平衡

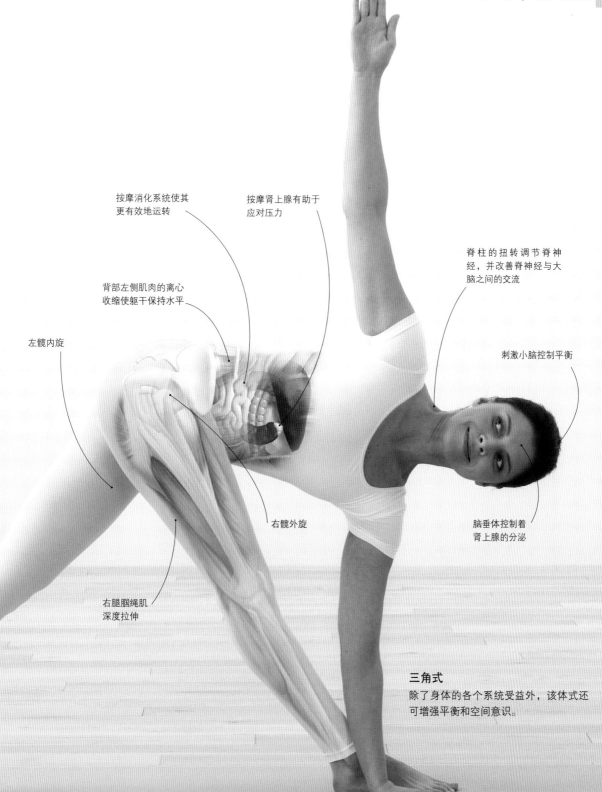

按摩消化系统使其
更有效地运转

按摩肾上腺有助于
应对压力

脊柱的扭转调节脊神
经，并改善脊神经与大
脑之间的交流

背部左侧肌肉的离心
收缩使躯干保持水平

左髋内旋

刺激小脑控制平衡

右髋外旋

脑垂体控制着
肾上腺的分泌

右腿腘绳肌
深度拉伸

三角式
除了身体的各个系统受益外，该体式还
可增强平衡和空间意识。

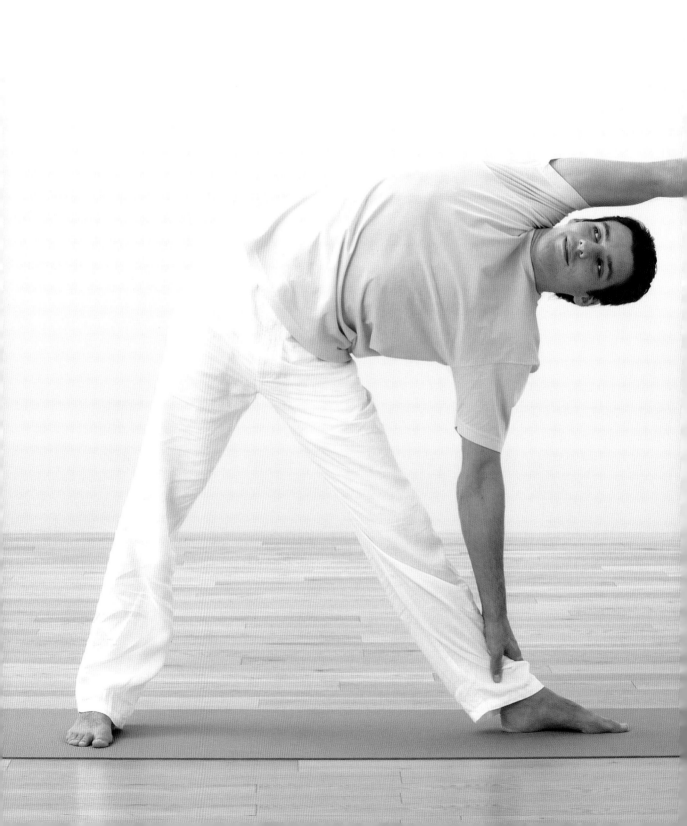

恰当的运动

什么是恰当的运动

　　这十二个基本体式应该按照特定的序列进行练习，目的是促进身体健康，唤醒体内的精微能量——生命能量（参见p178）。完成瑜伽练习后，你会感到身心极致的健康。

习练序列的逻辑

　　十二个基本体式的顺序是专门设计的，为的是使练习者的身心最大程度地受益。每次都应按照本书中给出的序列进行练习。还要注意遵循所有的呼吸指示以及体式之间的放松指引。

　　初始放松：每次练习前均以摊尸式（参见p46）进行放松，以集中注意力，防止被日常事务分心。继之以简易坐（参见p47）坐直，在这个坐姿中，身体稳定，便于进行眼部、颈部（参见p48~49）以及呼吸练习（参见p180~185）。接下来是拜日式（参见p50~57），这个体式可刺激心脏和血液循环，也可以为随后体式练习热身。

　　练习的前半部分：拜日式之后的体式主要关注肌肉拉伸，拉伸后总是伴随着放松。此外，前半部分练习中的倒立姿势可增加头部供血，从而改善大脑和甲状腺的功能。

　　练习的后半部分：眼镜蛇式（参见p116）之后的体式更多地关注肌肉的强健，这是通过肌肉的先收缩后放松来完成的。此外，诸如弓式（参见p134~143），半脊柱扭转式（参见p144~149）和孔雀式（参见p154~161）等体式对内脏器官挤压作用更强，更有助于人体各组织排毒并改善供血状态。

　　最后的大休息：以摊尸式平躺在垫子上，进行最后的大休息（参见p192~193），这是瑜伽练习中的精华部分，一定不能省略。当你以这个姿势放松时，你的随意肌和内部器官都得以完全放松。最后的大休息还有助于身体吸收刚刚练习体式的所有益处。

什么时间练习？

你可以在清晨到晚间的任何时间安排瑜伽练习。最需要注意的是：

• 练习前2~3小时不要进食。

• 除晚间外，每次练习后都应尽快吃一顿健康的食物或小食。

• 练习前洗澡更有益，不建议练习后立即洗澡，因为会抵消生命能量。

• 选择在不会被电话打扰的时间进行练习。

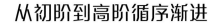

从初阶到高阶循序渐进

本书将为你分步介绍各个体式的练习方法，指导你从初阶、中阶直至高阶循序渐进，从菜鸟变为高手。如果你是初学者，你可能会发现，刚开始接触瑜伽时，你无法做到最终体式。如果遇到这种情况，请不要灰心，也不要强迫自己进入下一步。要知道，你不是在参加比赛。瑜伽中，每一步都对身心有益。当你练到最终体式时，请对照"常见错误"插图查看自己做的这个体式是否存在相应的错误，尽力在练习中觉知到自己的错误，并加以改正。

体式及其反式

许多体式都有一个与其对应的反式——也就是将脊柱和其他关节向相反方向移动的体式。因此，在完成身体向前弯曲的肩倒立式（参见p76～78）之后，应继之以另一个后弯的基本体式——鱼式（参见p92～93）。

服饰和装备

以宽松的棉质衣服为宜，以让你活动自如。还需要一张橡胶瑜伽垫，便于进行体式练习，还需要一个坐垫，在练习简易坐（参见p47）时使用。最好还有一条薄毯，在最后的大休息（参见p192～193）的过程中盖住身体。

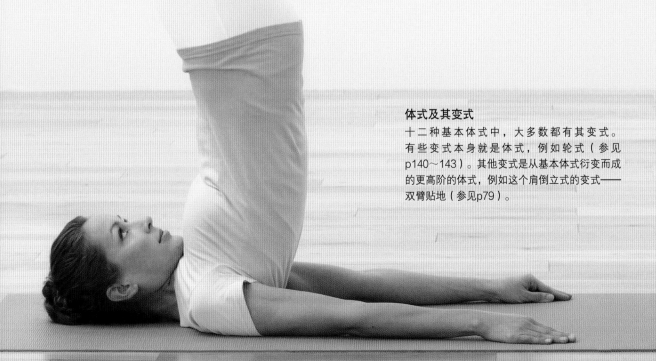

体式及其变式

十二种基本体式中，大多数都有其变式。有些变式本身就是体式，例如轮式（参见p140～143）。其他变式是从基本体式衍变而成的更高阶的体式，例如这个肩倒立式的变式——双臂贴地（参见p79）。

初始放松

瑜伽课堂的每一步都需要你对神经系统进行微调。因此，每次进行体式练习之前都要让自己的身体做好准备，至少用5分钟通过摊尸式彻底放松，

摊尸式

仰面平躺，双臂和双腿分开，闭上眼睛。抖动双肩，释放肩部紧张感。缓慢转动头部，头转到左侧时将左耳贴向地面，头转到右侧时将右耳贴向地面，如此反复若干次后，头部恢复中正，后脑勺贴地。平躺不动，采用下文所述的深腹式呼吸，将注意力放在呼吸上。

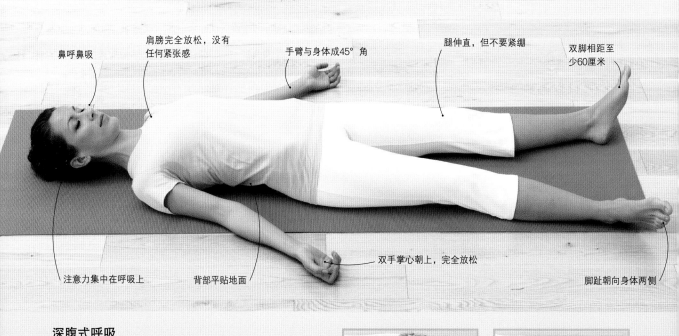

鼻呼鼻吸

肩膀完全放松，没有任何紧张感

手臂与身体成45°角

腿伸直，但不要紧绷

双脚相距至少60厘米

注意力集中在呼吸上

背部平贴地面

双手掌心朝上，完全放松

脚趾朝向身体两侧

深腹式呼吸

双手手指分开放在腹部。尝试有节奏地呼吸，一次吸气持续3～5秒，一次呼气持续时间与吸气相同。每次呼气都会感觉身体变重、得到放松。

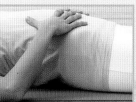

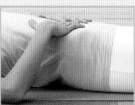

吸气时，感觉腹部和手上升。

呼气时，感觉腹部和手下降。

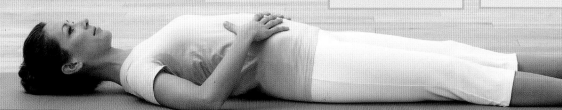

放松过程中使用深长的腹式呼吸。然后，以简易坐姿势坐2分钟，准备进行眼部和颈部练习（参见p48～49）。

简易坐

用简单的盘腿姿势坐直，为眼部和颈部练习做准备。
这个坐姿使身体非常稳定，有助于集中精力。

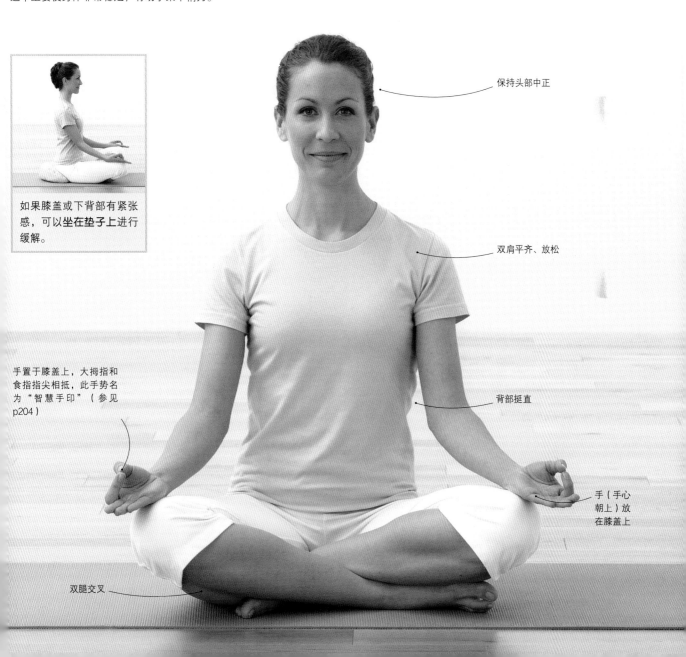

如果膝盖或下背部有紧张感，可以坐在垫子上进行缓解。

保持头部中正

双肩平齐、放松

手置于膝盖上，大拇指和食指指尖相抵，此手势名为"智慧手印"（参见p204）

背部挺直

手（手心朝上）放在膝盖上

双腿交叉

眼部练习

在现代社会中，我们的眼睛每天都受到电脑等屏幕、飞驰的车辆和人造光线的影响。眼部瑜伽练习既可放松眼睛，又可增强视力。

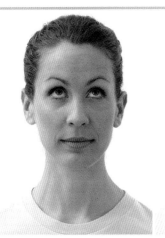 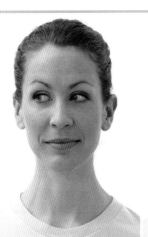 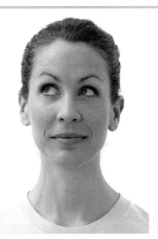 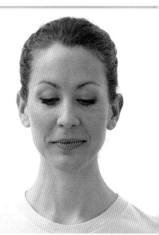

1 保持背部和颈部挺直，头部不动，尽可能向上看，然后向下看。重复至少10次，然后闭上眼睛放松约30秒。

2 睁大眼睛，尽可能向右看，然后向左看。重复至少10次，然后闭上眼睛放松约30秒。

3 眼球沿眼睛的对角线移动，视线从右上角移到左下角，然后再从左下角移回右上角，重复10次。然后视线从左上角移到右下角进行同样的练习。闭上眼睛放松。

4 顺时针大幅度转动眼球。开始慢，然后逐渐加快，直到眼球再也不能转得更快。至少转10圈，然后闭上眼睛片刻。逆时针转动眼球，方法同上。然后闭上眼睛放松。

放松眼睛

做完眼部练习后要舒缓和放松眼睛，将手心搓热罩住眼睛，使眼睛处于温热、黑暗的环境中。

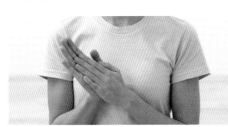 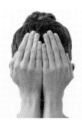

搓热双手
做完眼部练习后，用力搓手，直到掌心温热。

罩住眼睛
闭上眼睛，用搓热的双手轻轻地罩住，不要触碰眼睑。保持该姿势约30秒。

颈部练习

这些练习旨在缓解颈部、肩部和上背部的紧张感。在进行这些练习时，只有头部和颈部动，背部和肩部不动。

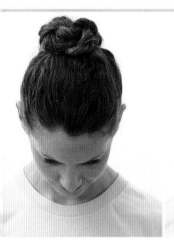 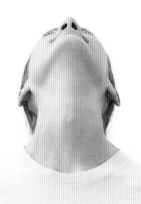 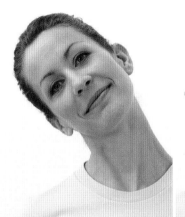 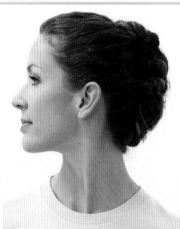

1 以简易坐（参见p47）开始，背部直立，挺胸，缓慢向前低头，使后颈部得到最大幅度的拉伸。

2 片刻之后，缓慢抬头，脖子尽量后仰。

3 头向右侧下压，使右耳尽量贴近右肩，然后向左侧下压，左耳尽量贴近左肩。注意：整个过程只有头部动，双肩始终保持水平。重复练习5～10次。

4 头向右侧转，颈部右侧肌肉收缩，左侧肌肉伸展。然后将头转向左侧，颈部左侧肌肉收缩，右侧肌肉伸展。如此重复练习5～10次。

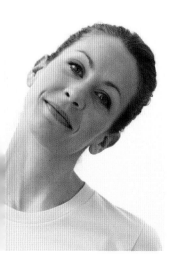

5 垂头，下巴贴近胸部，顺时针旋转头部2～3次。然后头部恢复中正，再次垂头，将下巴贴近胸部，逆时针旋转头部2～3次。

> **注意**：在做颈部练习时，如果感到头晕或颈部压力过大，可以减小伸展幅度，直至感觉舒适为止。重复练习5～10次。

拜日式
（所有级别）

在拜日式的开始，要站在垫子的前端，为后续步骤留出空间。注意观察反向伸展动作——向后弯曲之后向前弯曲，然后再向后弯曲。这几个动作可

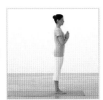 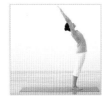 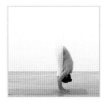 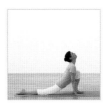 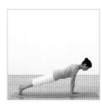 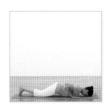

益处

生理益处
- 温和地促进血液循环。
- 既能锻炼身体，又彻底地为太阳神经丛充电。
- 使全身多处肌肉得到拉伸和强化。
- 快速增强脊柱和四肢灵活性。
- 调节呼吸。
- 提高肺活量。

心理益处
- 由于动作的对称性和循环顺序，给人一种身处当下的清晰感觉。
- 俯仰之间让心灵扩展。
- 身体意识的增强和细化使精神更加超然，从而认识到身体是思想与灵魂的载体。

1 祈祷式姿势，双手合十置于胸前，呼气。

保持头、颈和背部在一条直线上

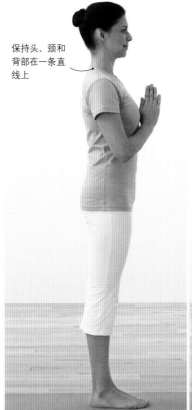

过渡到第 2 步
双臂上伸，掌心朝前，至手臂贴于耳侧时，开始吸气。注意抬肩时颈部保持放松。

手臂贴在耳侧

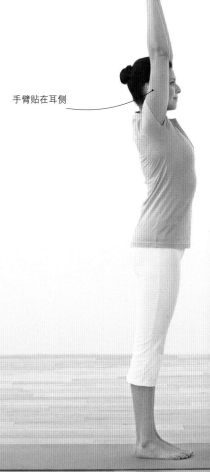

大大改善脊柱的灵活性，不论是哪个级别的练习者都
能从中受益。

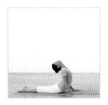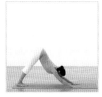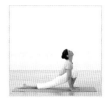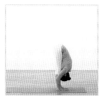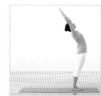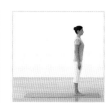

2 继续吸气，将重量放在脚后跟上，向上看，然后将手臂向后摆，头后仰，胸向前送、使手臂、头和胸呈弓形后弯。舒展胸部和腹部。

过渡到第 3 步

身体开始从髋部向前弯曲，呼气，双腿伸直。靠背部肌肉带动脊柱、头和手臂置于水平线位置。

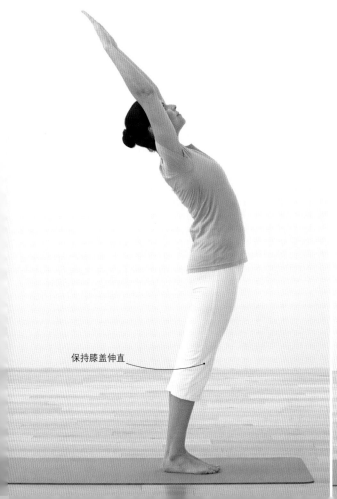

保持膝盖伸直

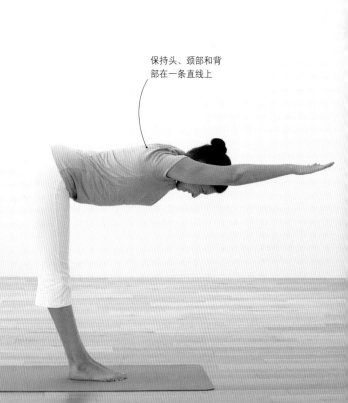

保持头、颈部和背部在一条直线上

拜日式

（所有级别）

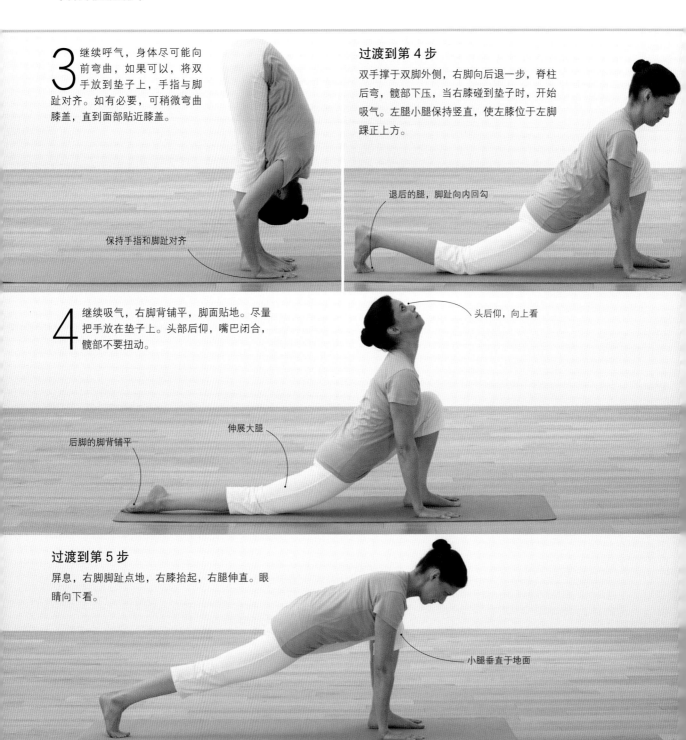

3 继续呼气，身体尽可能向前弯曲，如果可以，将双手放到垫子上，手指与脚趾对齐。如有必要，可稍微弯曲膝盖，直到面部贴近膝盖。

保持手指和脚趾对齐

过渡到第 4 步

双手撑于双脚外侧，右脚向后退一步，脊柱后弯，髋部下压，当右膝碰到垫子时，开始吸气。左腿小腿保持竖直，使左膝位于左脚踝正上方。

退后的腿，脚趾向内回勾

4 继续吸气，右脚背铺平，脚面贴地。尽量把手放在垫子上。头部后仰，嘴巴闭合，髋部不要扭动。

头后仰，向上看

后脚的脚背铺平

伸展大腿

过渡到第 5 步

屏息，右脚脚趾点地，右膝抬起，右腿伸直。眼睛向下看。

小腿垂直于地面

5 继续屏息，左腿后退与右腿并拢。头、背、臀和腿在一条直线上。伸直双腿，眼睛看向垫子。

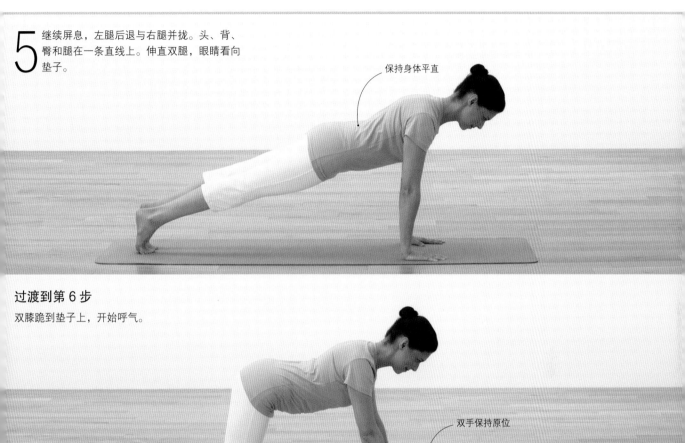

保持身体平直

过渡到第 6 步

双膝跪到垫子上，开始呼气。

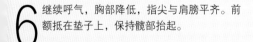

双手保持原位

6 继续呼气，胸部降低，指尖与肩膀平齐。前额抵在垫子上，保持髋部抬起。

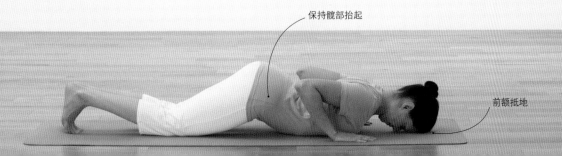

保持髋部抬起

前额抵地

拜日式
（所有级别）

过渡（a）到第7步

开始吸气，胸、手和前额保持原位，髋部放低到垫子上，双腿双脚伸直。

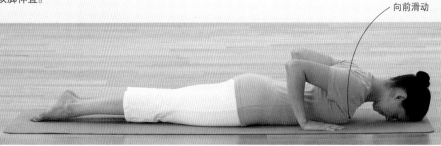

头部和胸部
向前滑动

过渡（b）到第7步

继续吸气，抬起头和肩膀。胸部继续贴地，肘部靠近身体，肩胛骨向身体后侧拉，头后仰。

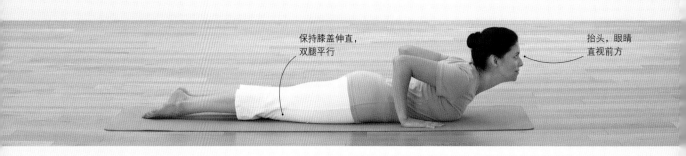

保持膝盖伸直，
双腿平行

抬头，眼睛
直视前方

7 继续吸气，头和脊柱上段向后仰，髋部仍贴在垫子上，沉肩，使肩膀远离耳朵。

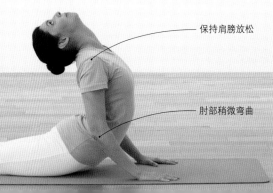

保持肩膀放松

肘部稍微弯曲

过渡到第 8 步

颈部和上背部放松，开始呼气。脚趾点地，双腿伸直，膝盖抬离地面。

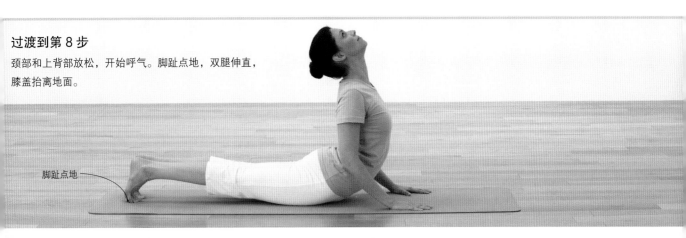

脚趾点地

8 继续吸气，抬起髋部，伸直双臂，将身体向后推。眼睛看向垫子。

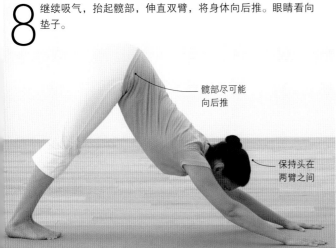

髋部尽可能向后推

保持头在两臂之间

过渡到第 9 步

右腿向前迈一步，开始吸气，将右脚放在双手之间，右小腿垂直于地面，使右膝与右脚踝成一条直线，左膝压低跪在垫子上。

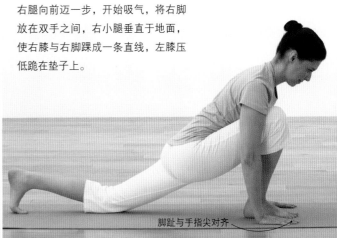

脚趾与手指尖对齐

9 继续吸气，左脚脚背铺平。尽量保持双手平放在垫子上，头后仰，伸展颈部和上背部，保持髋部水平。嘴巴闭合。

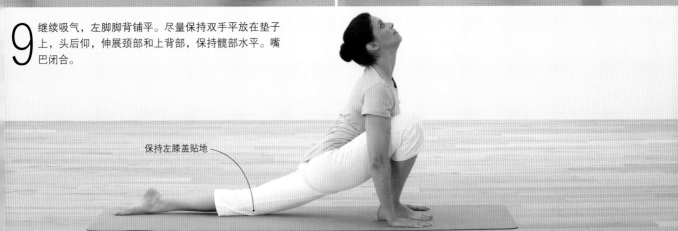

保持左膝盖贴地

拜日式
（所有级别）

过渡到第 10 步

左腿向前至双腿并拢，脚趾和手指尖对齐，膝盖绷直，开始呼气。身体以腰为轴向前弯曲，但尽量不要弯曲上背部。眼睛看向身体前方的垫子。

10

继续呼气，身体尽可能向前弯曲，伸展腿部和腰部肌肉。如有必要，膝盖可稍微弯曲，使面部贴在膝盖上。

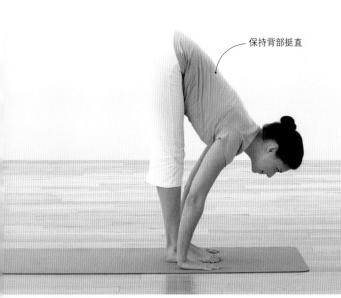

保持背部挺直

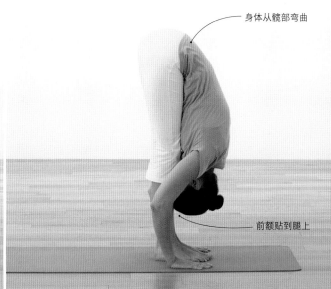

身体从髋部弯曲

前额贴到腿上

过渡（a）到第 11 步

开始吸气，同时以腰为轴抬起脊柱，双腿伸直，双臂贴于耳侧。依靠背部、肩部和颈部肌肉力量使脊柱、头和手臂在一条水平线上。

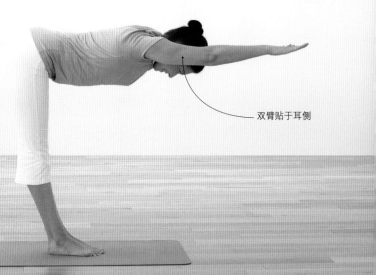

双臂贴于耳侧

过渡（b）到第11步

继续吸气，双臂向上伸展，贴于耳侧，掌心朝前。抬肩时，避免颈部有任何紧张。

11 继续吸气，脚后跟承重，手臂、头和胸向后弯曲，眼睛看向上方。拉伸胸部和腹部肌肉。

12 呼气，双臂落于身体两侧，保持脊柱竖直，眼睛看向正前方。深吸气，然后从第1步开始再做一遍拜日式。这次在第4步中将左膝跪在垫子上，第9步中右膝跪在垫子上。

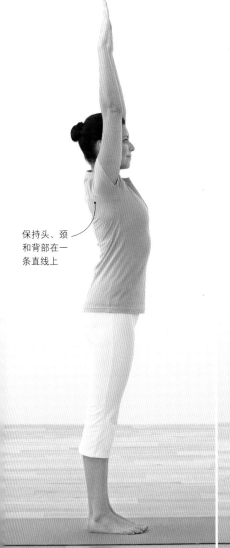

保持头、颈和背部在一条直线上

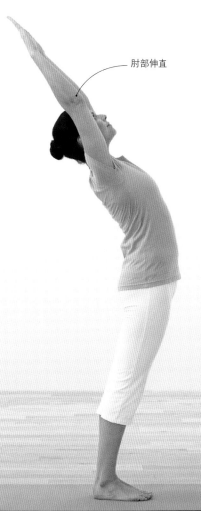

肘部伸直

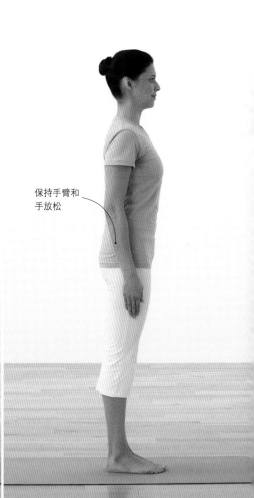

保持手臂和手放松

单腿抬腿
（所有级别）

单腿抬腿可提高腘绳肌和小腿肌肉的灵活性，从而为练习需要伸展背部肌肉的各种前屈体式奠定基础。

单腿抬腿（初阶）

1 平躺在垫子上，双腿并拢，双臂放在身体两侧，掌心朝下。

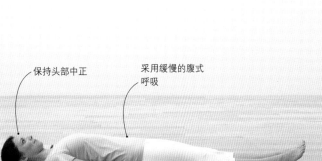

保持头部中正

采用缓慢的腹式呼吸

2 吸气，抬左腿，保持膝盖伸直，脚趾朝向头部。呼气，左腿放下回到起始位置。每侧重复5次，然后继续卧姿头碰膝式或加强单腿抬腿伸展式。

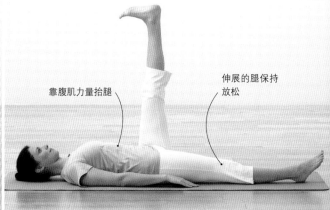

靠腹肌力量抬腿

伸展的腿保持放松

卧姿头碰膝（初阶）

1 从单腿抬腿第2步（见上文）开始，呼气，弯曲左腿，双手环抱左膝，将左大腿紧紧地压向腹部。

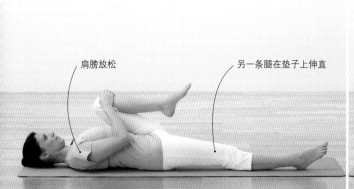

肩膀放松

另一条腿在垫子上伸直

2 吸气，抬起头，前额触及左膝。呼气，头、手臂和左腿回到起始位置。换右侧重复。每侧最多3次。

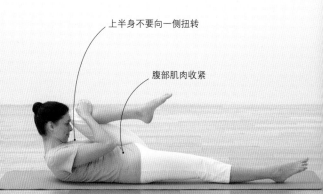

上半身不要向一侧扭转

腹部肌肉收紧

加强单腿抬腿伸展（中阶）

1 从单腿抬腿第2步（参见p58）开
始，呼气，双手握住左腿或左
脚，将背部抬离垫子，尽可
能将胸和头靠近抬起的腿。

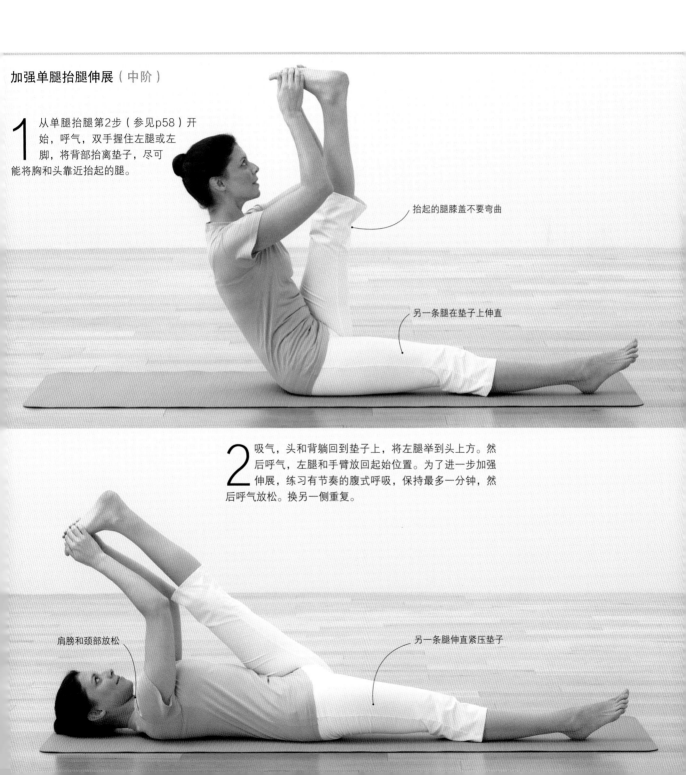

抬起的腿膝盖不要弯曲

另一条腿在垫子上伸直

2 吸气，头和背躺回到垫子上，将左腿举到头上方。然
后呼气，左腿和手臂放回起始位置。为了进一步加强
伸展，练习有节奏的腹式呼吸，保持最多一分钟，然
后呼气放松。换另一侧重复。

肩膀和颈部放松

另一条腿伸直紧压垫子

双腿抬腿
（中阶和高阶）

练习双腿抬腿式可加强腹部力量，这是练习诸如头倒立式（参见p62～71）等许多体式所必需的。先练单腿抬腿，再练双腿抬腿，然后以摊尸式（参见p188）放松。

双臂置于身体两侧（中阶）

1 平躺在垫子上，双腿并拢，双臂紧贴身体，掌心朝下。缓慢、有节奏地呼吸。

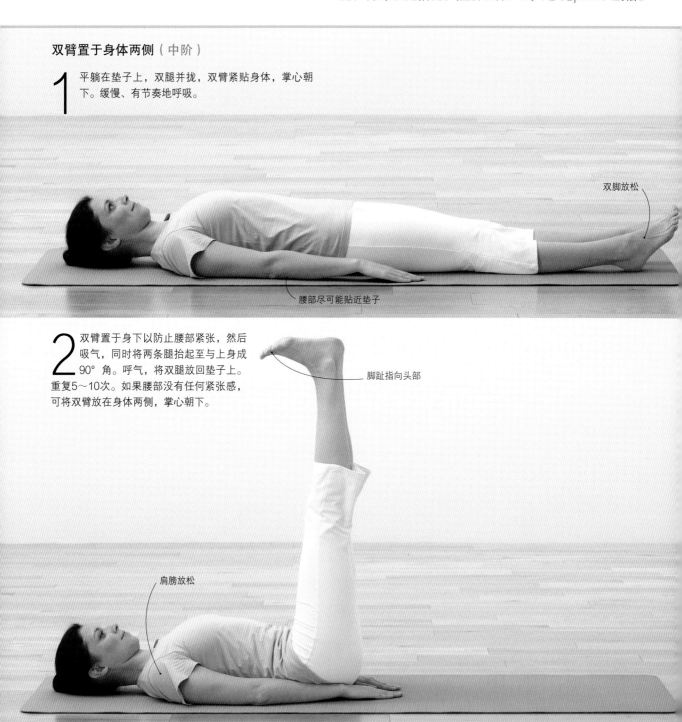

双脚放松

腰部尽可能贴近垫子

2 双臂置于身下以防止腰部紧张，然后吸气，同时将两条腿抬起至与上身成90°角。呼气，将双腿放回垫子上。重复5～10次。如果腰部没有任何紧张感，可将双臂放在身体两侧，掌心朝下。

脚趾指向头部

肩膀放松

双臂抱头（高阶）

1 平躺，双臂向后伸过头顶，双手分别抓住另一只手臂的肘部。缓慢、有节奏地呼吸。

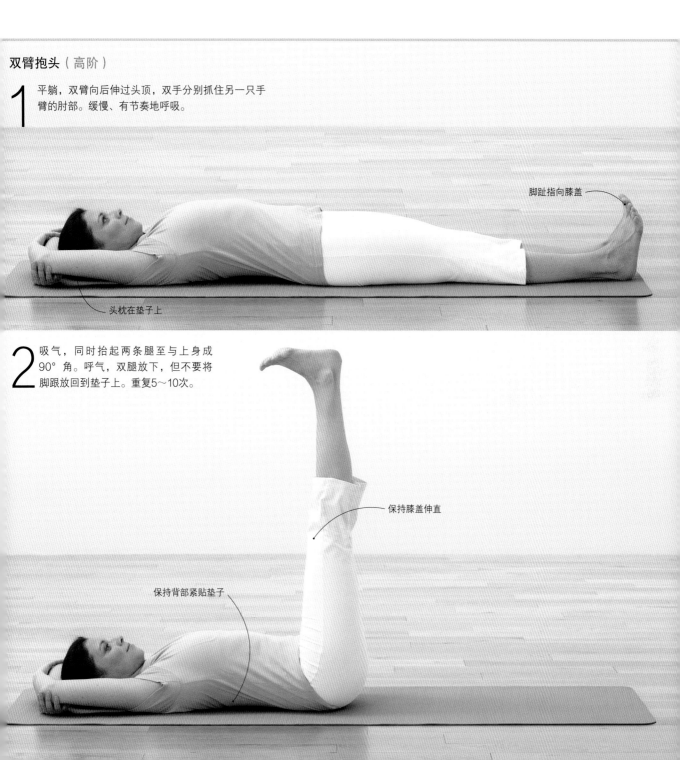

脚趾指向膝盖

头枕在垫子上

2 吸气，同时抬起两条腿至与上身成90°角。呼气，双腿放下，但不要将脚跟放回到垫子上。重复5～10次。

保持膝盖伸直

保持背部紧贴垫子

1 头倒立式
(Sirshasana)

头倒立式是增强身心力量的体式。在头倒立过程中保持平衡需要协调大脑从内耳、手臂和手部皮肤、眼睛以及各种肌肉和关节接收到的冲动。练完头倒立式之后以婴儿式（参见p191）放松。

益处

生理益处
- 增强体能。
- 强健心脏。
- 缓解静脉曲张。
- 减少腰部压力。
- 有助于增强肩胛带的肌肉力量。
- 促进身体自主和非自主功能的运转。

心理益处
- 提高记忆力和注意力。
- 改善身心协调。
- 提高智力水平。

注意：如果有以下情况，请不要练习头倒立式：高血压患者；月经期间；患有视网膜脱离或青光眼等眼部疾病；头部有任何炎症；因意外或其他原因引起的颈部疼痛。如有疑问，请咨询医生。

海豚式（预备练习）

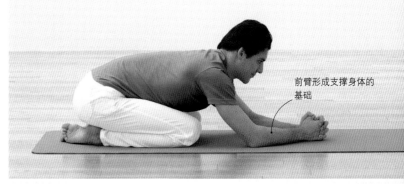

1 通过本练习，可以在身体和精神方面为练习头倒立式做好准备。从跪姿开始，身体向前倾斜，将手臂放在身体前方距离膝盖约20厘米的垫子上。双手十指紧扣，合掌。

前臂形成支撑身体的基础

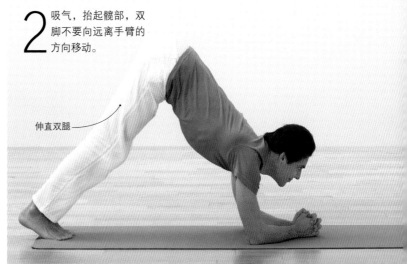

2 吸气，抬起髋部，双脚不要向远离手臂的方向移动。

伸直双腿

3 呼气，整个身体向前摇摆，头和肩膀向下压。此时髋部也会降低。

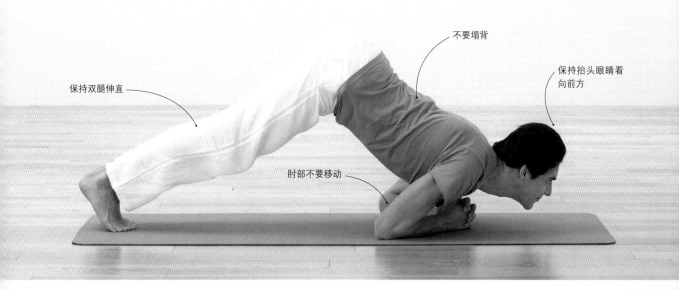

保持双腿伸直

不要塌背

保持抬头眼睛看向前方

肘部不要移动

4 吸气，头、肩膀及髋部抬高。重复步骤1~4共5~10次，然后双膝跪地。以婴儿式（参见p191）放松。

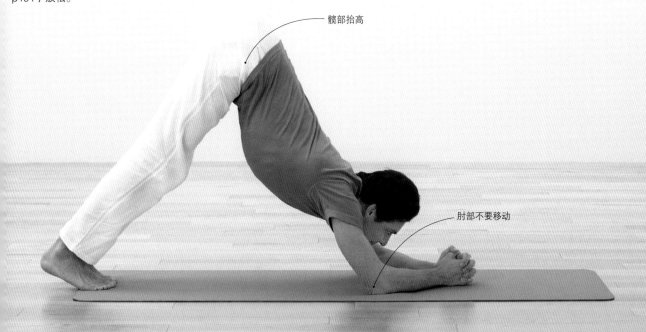

髋部抬高

肘部不要移动

头倒立式
（初阶）

想象："我的手臂就是我的腿"。在练习头倒立式时，斯瓦米·威斯奴帝瓦南达指导他的学生用这种想象来将注意力集中于由肘部和手形成的三角形支撑。

起始姿势：在练习头倒立式之前，先以婴儿式（参见p191）放松片刻。

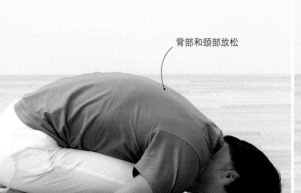

背部和颈部放松

1 身体向前倾斜，双手互握另一只手臂的肘部，将手臂放在身体前方距离膝盖前侧20厘米的地方。

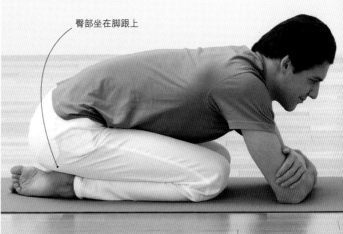

臀部坐在脚跟上

2 不改变肘部位置，十指紧扣，但不合掌。双手和肘部为头倒立提供坚固的三角形支撑。

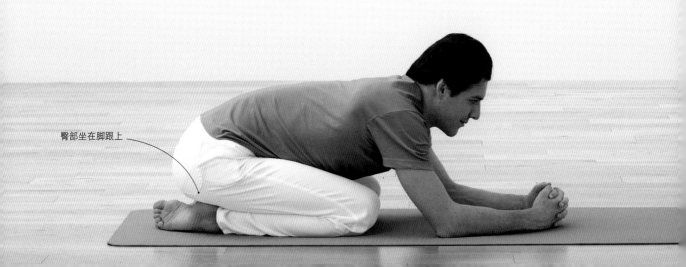

臀部坐在脚跟上

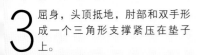

3 屈身，头顶抵地，肘部和双手形成一个三角形支撑紧压在垫子上。

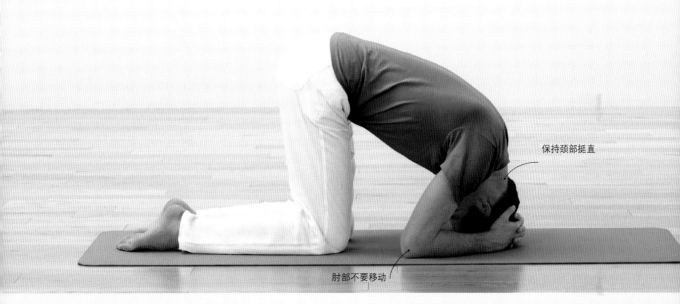

保持颈部挺直

肘部不要移动

4 将膝盖抬离垫子，髋部上推。保持有节奏的呼吸，然后回到婴儿式（参见p191）。如果腿部僵硬或肘部开始离地，请不要继续练习第5步，可以练习海豚式（参见p62~63）和单腿抬腿式（参见p58）。

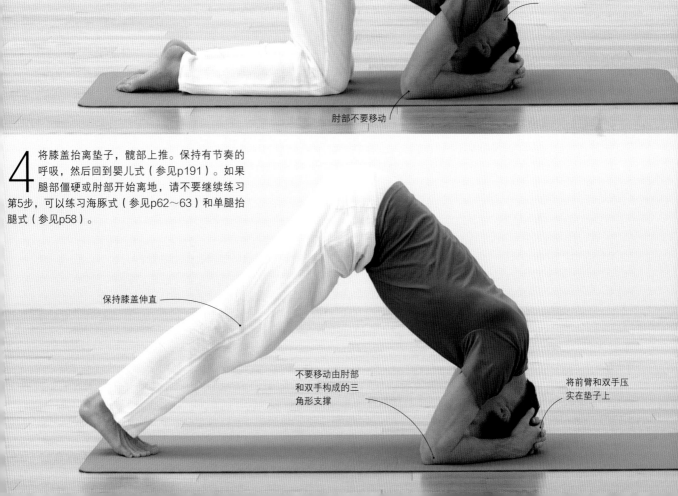

保持膝盖伸直

不要移动由肘部和双手构成的三角形支撑

将前臂和双手压实在垫子上

头倒立式
（中阶和高阶）

不要靠着墙壁练习头倒立。这个姿势成功的秘诀在于将注意力集中在由肘部和手部形成的三角形支撑和下背部的平衡点上。

起始姿势（p64）

从这里开始

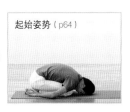 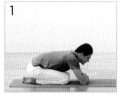 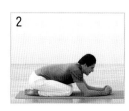 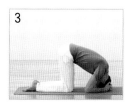 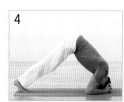

5 从头倒立式第4步开始，保持双腿伸直，脚趾走到离头部尽可能近的地方。不要塌背。

6 缓慢而有节奏地呼吸，弯曲双腿，利用下背部肌肉力量将双腿和骨盆向上拉，直到身体在三角形支撑上保持平衡。腹肌适当收缩可防止跌落。

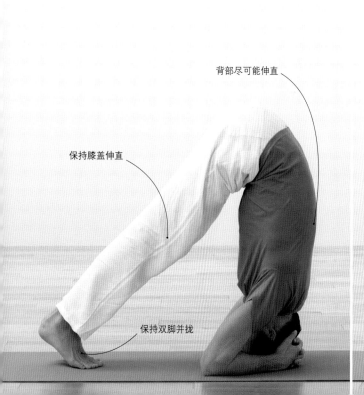

保持膝盖伸直

背部尽可能伸直

保持双脚并拢

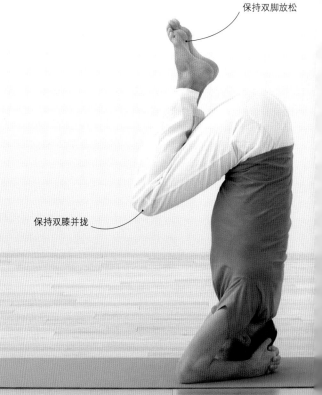

保持双脚放松

保持双膝并拢

"头倒立式（Sirshasana）可使人精力充沛、焕发活力、富有生机。它是真正的祝福和甘露。这个体式可让你真正获得精神上的愉悦和兴奋。"

——斯瓦米·悉瓦南达

7 继续有节奏地呼吸。肘部和双手组成一个三角形支撑紧压在垫子上。将注意力集中在下背部的平衡点上，然后慢慢抬起膝盖，直到大腿垂直于地面，双脚垂于身后。

8 要将这个姿势全部做到位，伸展膝盖，双腿向上伸直。双腿和双脚不要有任何紧张。保持1~5分钟，然后按照从第7步到第1步的顺序将身体放下来。以婴儿式（参见p191）放松，至少6次深呼吸，然后以摊尸式（参见p188）平躺1分钟。

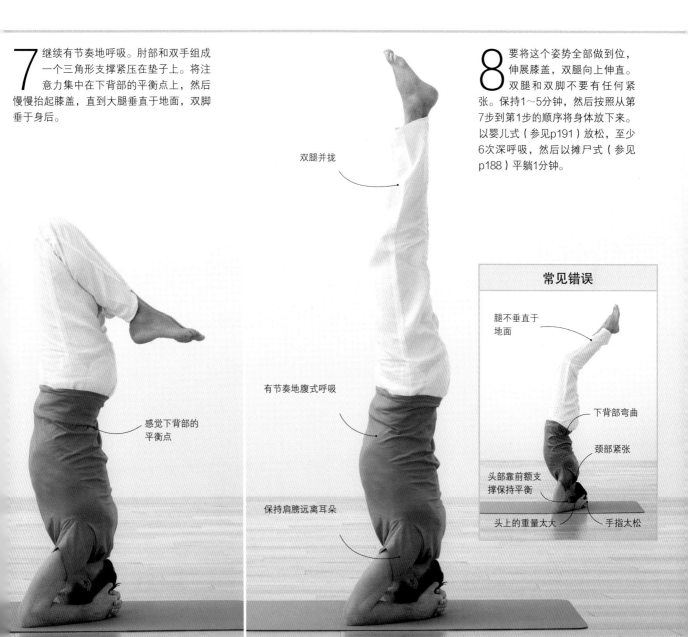

双腿并拢

感觉下背部的平衡点

有节奏地腹式呼吸

保持肩膀远离耳朵

常见错误

腿不垂直于地面

下背部弯曲

颈部紧张

头部靠前额支撑保持平衡

头上的重量太大

手指太松

头倒立式
（第1组变式）

这些头倒立式变式中的每一个体式都可以帮助你增强平衡、协调性和注意力。缓缓地移动，直到你的腿像胳膊一样自由地移动。

从这里开始

起始姿势（p64）	1	2	3	4
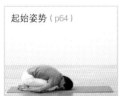	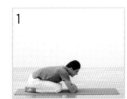	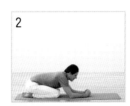	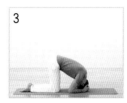	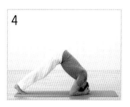

双腿左右打开（高阶）

从头倒立第8步开始，呼气，将双腿向两侧打开，让重力将它们拉向垫子。有节奏地深呼吸，保持1分钟。

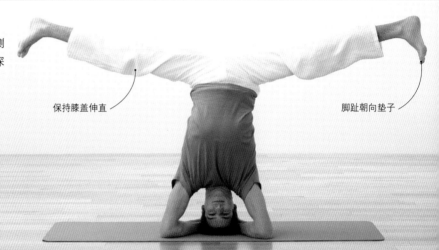

保持膝盖伸直

脚趾朝向垫子

双腿前后打开（高阶）

从头倒立第8步开始，呼气，两条腿缓慢分开，一条腿向前，另一条腿向后。然后交替换腿。如果头倒立平衡良好，双腿可以以流畅的节奏前后交叉变换，有节奏地深呼吸，保持1分钟。

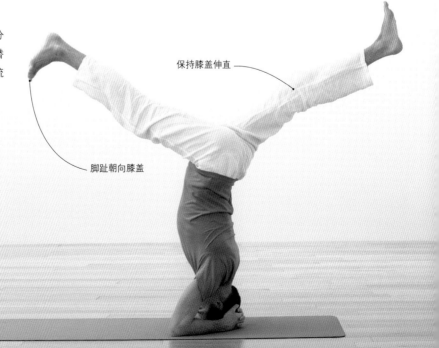

保持膝盖伸直

脚趾朝向膝盖

在做完每个变式之后，双腿收回并拢，回到头倒立式第8步，然后练习另一种变式，或按照从第7步到第1步的顺序将身体放下。之后以婴儿式（参见p191）放松。

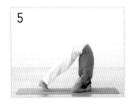 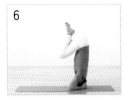 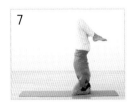 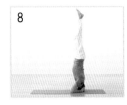

双腿呈束角式（高阶）

从头倒立式第8步开始，呼气，双腿向两侧屈膝，并小心地将双脚脚掌相合。有节奏地深呼吸，保持1分钟。

单腿触地（高阶）

从头倒立式第8步开始，呼气，尽力将右腿向地面降低，吸气，抬起右腿。然后换另一侧重复。继续交替换腿，持续1分钟，有节奏地深呼吸。

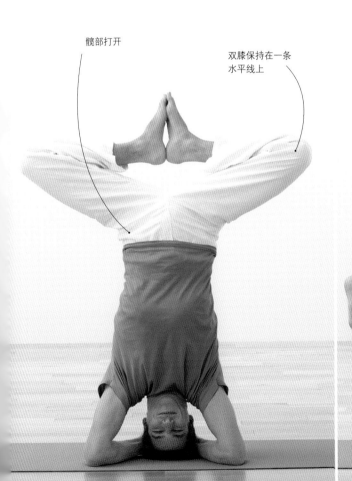

髋部打开

双膝保持在一条水平线上

上面这条腿垂直于地面

不要塌背

头倒立式
（第2组变式）

这些高阶变式教你在头倒立时如何弯曲和扭转脊柱。像这样的脊柱运动可以让背部得到很好的锻炼——即使你只是在用头倒立。

起始姿势（p64）

 从这里开始

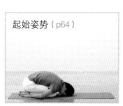 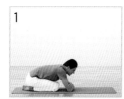 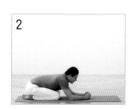 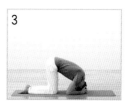 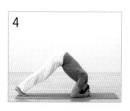

1　　2　　3　　4

双腿触地（高阶）

从头倒立式第8步开始，呼气，双腿并拢，尽可能有控制地将双腿向垫子放低。再次吸气，将双腿抬起。重复该动作最多5分钟。

莲花头倒立式（高阶）

从头倒立式第8步开始，呼气，双腿交叉成莲花式（参见p114）。保持1分钟，有节奏地呼吸，然后打开双腿，换方向交叉，再坚持1分钟。

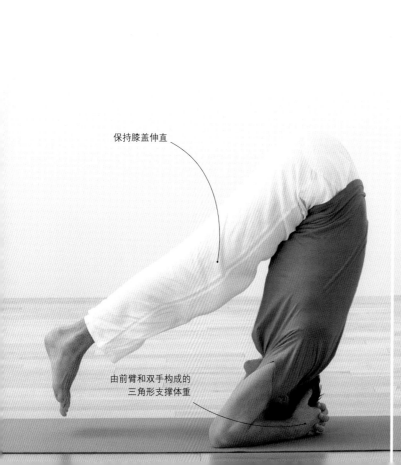

保持膝盖伸直

由前臂和双手构成的三角形支撑体重

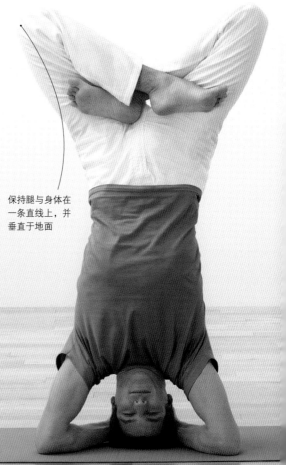

保持腿与身体在一条直线上，并垂直于地面

在做完每个变式之后，双腿收回并拢，回到头倒立式第8步，然后练习另一种变式，或按照从第7步到第1步的顺序结束该体式。之后以婴儿式（参见p191）放松。

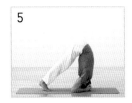

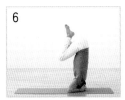

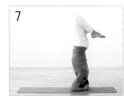

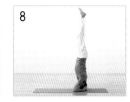

扭转莲花头倒立式（高阶）

从莲花头倒立式（参见p70）开始，呼气，将脊柱向一侧扭转。几次呼吸后，向另一侧缓慢扭转。打开双腿，换一种方式交叉，然后重复。

前屈莲花头倒立式（高阶）

从莲花头倒立式（参见p70）开始，呼气，从髋部开始向前弯曲。保持3次呼吸，每次呼气都努力将双腿压得更低一些。吸气，回到莲花头倒立式。再重复两次。

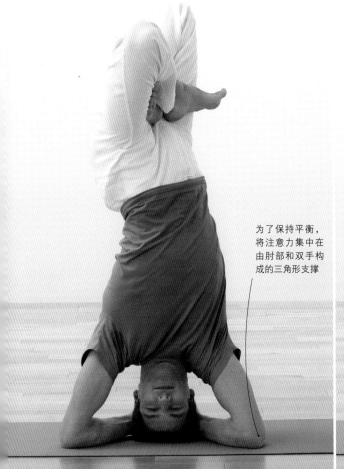

为了保持平衡，将注意力集中在由肘部和双手构成的三角形支撑

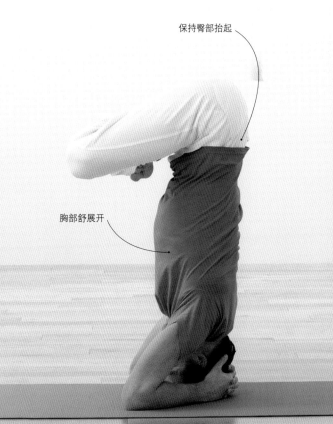

保持臀部抬起

胸部舒展开

蝎子式
（高阶）

当感觉自己的头倒立式可以做得很安全，并至少能保持2分钟后，就可以尝试蝎子式。习惯身体向后弯曲后，很快就能在蝎子式中保持平衡。

从这里开始

起始姿势（p64）

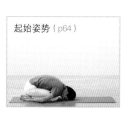

1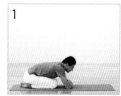

2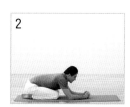

3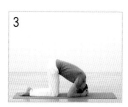

4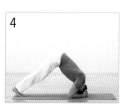

9 从头倒立第8步开始，肘部和双手组成一个三角形支撑向下压。呼气，髋部向前推，身体向后弯曲。

10 用前臂和双肩保持平衡，有节奏地深呼吸，将双手分开，距离与肩膀同宽。双手掌心朝下平放在头两侧的垫子上。

11 要将这个姿势完全做到位时，需吸气，抬起头，在前臂上找到平衡点。保持姿势30秒。

保持膝盖打开

双脚放松

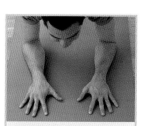

稳定根基： 保持两前臂几乎平行，十指张开。

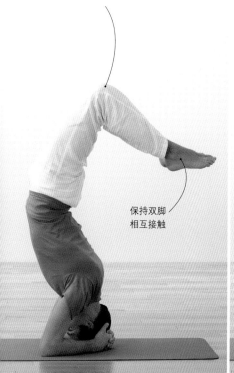

保持双脚相互接触

双腿在重力作用下降低

肘部保持不动

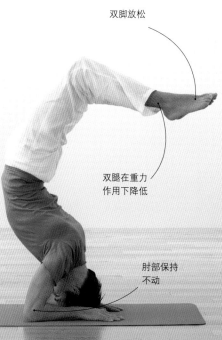

保持上臂和前臂呈90°角。

向上看

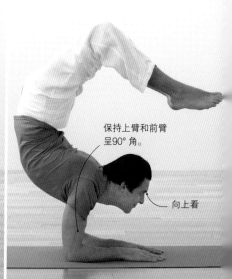

在练完蝎子式或其变式之后，回到头倒立式第8步，
练习另一个变式，或按照从第7步到第1步的顺序结束该
体式。之后以婴儿式（参见p191）放松。

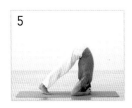 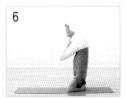 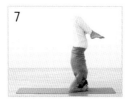 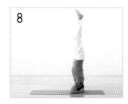

双腿伸直（变式）

从蝎子式第11步（参见p72）开始，吸气，伸直双腿。
双腿越向前移，头和眼睛就越向上移。保持30秒。

双脚触头（变式）

从蝎子式第11步（参见p72）开始，强有
力呼气若干次，弯曲脊柱和双腿，直到双
脚触头。保持双膝打开，以减轻腰部压
力。保持30秒。

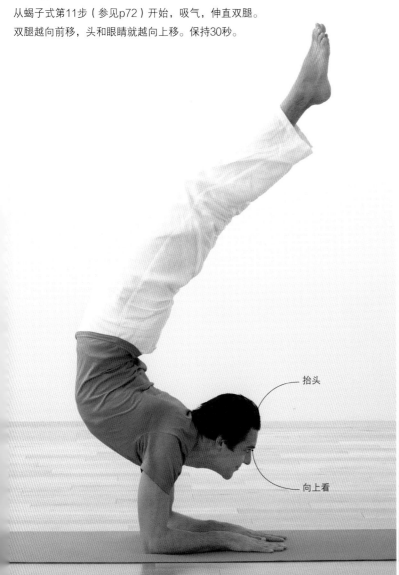

抬头

向上看

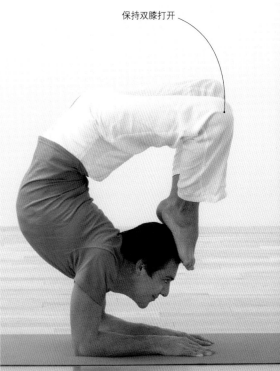

保持双膝打开

手倒立式
（高阶）

手倒立式具有头倒立式的所有优点。在没有足够的信心能够靠双手和手臂的支撑平衡自己的身体之前，先靠墙练习。练完后以婴儿式（参见p191）放松。

1 一只脚向前迈一步，然后身体前屈并将双手牢牢地放在垫子上，双手分开，相距与肩同宽。保持背部挺直，抬头。

2 呼气，左腿向上抬，然后抬右腿。向上抬腿时大腿受到拉力，逐渐进入到体式时小腿受到推力。双臂和双手保持稳定。

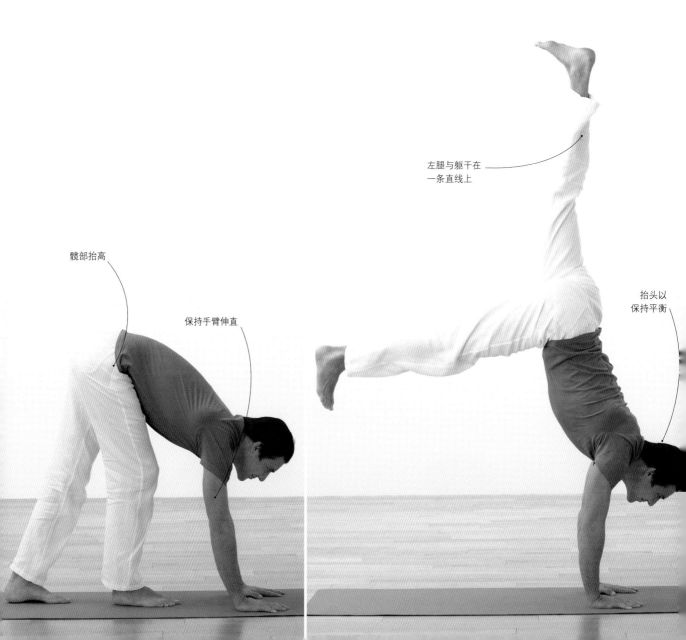

左腿与躯干在一条直线上

髋部抬高

保持手臂伸直

抬头以保持平衡

3 当你在体式练习中保持平衡时，可以将双腿并拢。保持几次呼吸，然后双脚先后依次落回垫子上。以婴儿式（参见p191）放松。

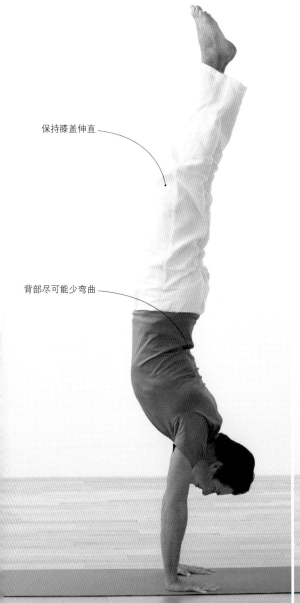

保持膝盖伸直

背部尽可能少弯曲

手倒立蝎子式（变式）

从手倒立式第3步（参见p74）开始，脊柱和双腿弯曲，使双脚朝向头部。如果身体柔韧性较好，双脚或能够触及头部。然后双脚抬起，回到手倒立姿势，双脚先后依次落回垫子上。以婴儿式（参见p191）放松。

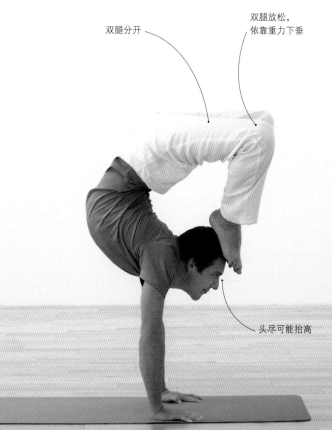

双腿分开

双腿放松，依靠重力下垂

头尽可能抬高

2 肩倒立式 (Sarvangasana)

在练习肩倒立式时,下巴对胸部的压力以及身体的倒置形成了哈他瑜伽的能量流——自太阳神经丛上升的太阳能量"Ha"与下降的月亮能量"Tha"结合。做完肩倒立式后,一定要练习反向体式——鱼式(参见p92~93),然后以摊尸式(参见p188)放松。

益处

生理益处
• 调理甲状腺和甲状旁腺,使其焕发活力,从而改善并平衡体内每个细胞的新陈代谢。

• 改善脊髓神经根的供血状态。

• 拉伸肩颈部,舒减肩颈部压力。

• 缓解由静脉曲张引起的疼痛。

心理益处
• 激发快乐情绪,有助于治疗抑郁症。

• 有助于舒缓精神萎靡,促进思维清晰。

> **注意:** 如果你患有高血压,请不要保持该姿势超过30秒。如果你有椎间盘突出或其他颈部疼痛症状,练习体式时只能进行到第3步。

肩倒立式 (初阶)

1 背朝下平躺,双腿并拢,双臂紧贴身体,掌心朝下放在垫子上。有节奏地腹式呼吸。

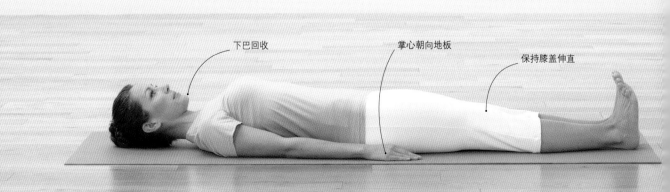

下巴回收

掌心朝向地板

保持膝盖伸直

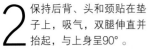

2 保持后背、头和颈贴在垫子上，吸气，双腿伸直并抬起，与上身呈90°。

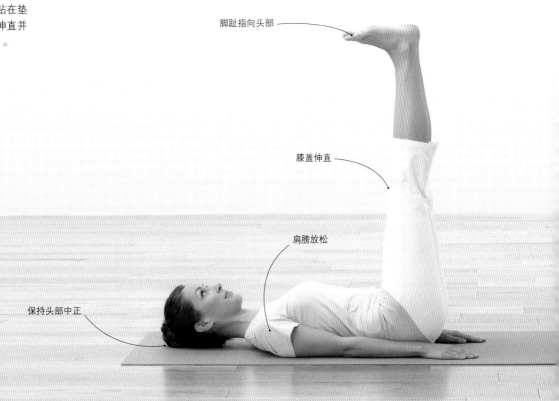

脚趾指向头部

膝盖伸直

肩膀放松

保持头部中正

3 再次吸气，轻轻抬起双腿和髋部，直到可以将双手和手指平贴在腰部。有节奏地呼吸几次，然后按照p79所述将身体放下来。以摊尸式（参见p188）放松，停留至少8次呼吸。

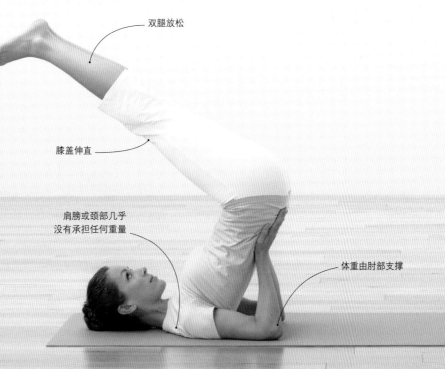

双腿放松

膝盖伸直

肩膀或颈部几乎没有承担任何重量

体重由肘部支撑

肩倒立式

（中阶和高阶）

肩倒立式做得越熟练，腿部、髋部和背部就越能直立，也就更容易保持姿势，因为背部肌肉不再需要努力对抗重力。

从这里开始

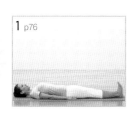
1 p76

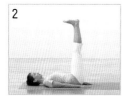
2

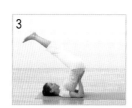
3

4 要做到最后一步的姿势，从肩倒立第3步开始。继续抬起身体，直到双腿与身体在一条直线上，下巴尽量靠近胸部。保持3分钟。

确保双脚放松

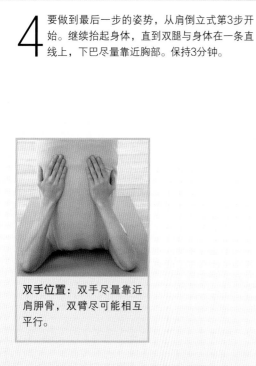

双手位置：双手尽量靠近肩胛骨，双臂尽可能相互平行。

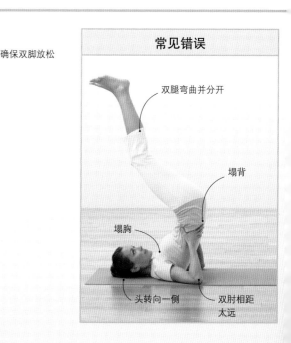

常见错误

双腿弯曲并分开

塌背

塌胸

头转向一侧

双肘相距太远

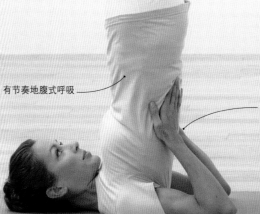

有节奏地腹式呼吸

双手和手臂对上背部的压力保持不变

接下来，慢慢将双臂平放在垫子上，掌心朝下，髋部弯曲，双腿慢慢向手指所指的方向移动。用手臂控制身体，使椎脊一椎节一椎节地卷落退出，直至整个后背平躺在垫子上，靠腹肌力量将双腿落下。以摊尸式（参见p188）放松，停留至少8次呼吸。

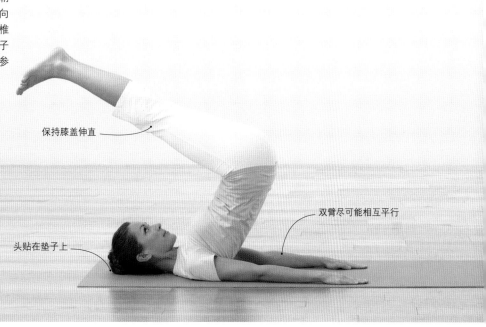

保持膝盖伸直

头贴在垫子上

双臂尽可能相互平行

双臂贴地（高阶变式）

从肩倒立式第4步开始，慢慢将双臂平放在垫子上，掌心朝下。让你的身体直立。保持最多1分钟，然后按照上述步骤将身体放下来。以摊尸式（参见p188）放松，停留至少8次呼吸。

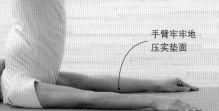

双腿尽可能竖直

手臂牢牢地压实垫面

双手贴大腿（高阶变式）

从肩倒立式第4步开始，慢慢抬起手臂，一次抬起一只，并将其放在大腿稍前侧。保持肩膀、颈部和头部稳定。保持最多1分钟，然后按照上述步骤将身体放下来。以摊尸式（参见p188）放松，停留至少8次呼吸。

双腿并拢

通过有节奏的腹式呼吸来控制平衡

3 犁式
（Halasana）

犁式是肩倒立式（参见p76～79）体前屈动作的自然延续。双脚和双手放在垫子上，整个身体姿势就像犁一样。这个体式有助于保持整条脊柱年轻有活力。之后以摊尸式（参见p188）放松至少8次呼吸。

益处

生理益处
- 后背完全伸展，整条脊柱都得到活动。
- 放松紧绷的腘绳肌。
- 伸展背部深层和浅层肌肉。
- 增加脊柱神经的供血状态。
- 缓解肩颈部肌肉的紧张。
- 有助于提高肩关节的灵活性。
- 通过施压于腹部区域，以促进消化，改善便秘。

心理益处
- 犁式教你如何在身体前侧有压力的情况下进行呼吸和放松，帮助你更好地应对幽闭恐惧症、压力或因日常生活缺乏空间而导致的不堪重负感。

> **注意**：如果你患有急性椎间盘突出症，应在开始练习本体式之前咨询医生或理疗师。

犁式（初阶）

1 背部着地平躺，双腿并拢，手臂紧挨身体，掌心朝下放在垫子上。

双腿并拢

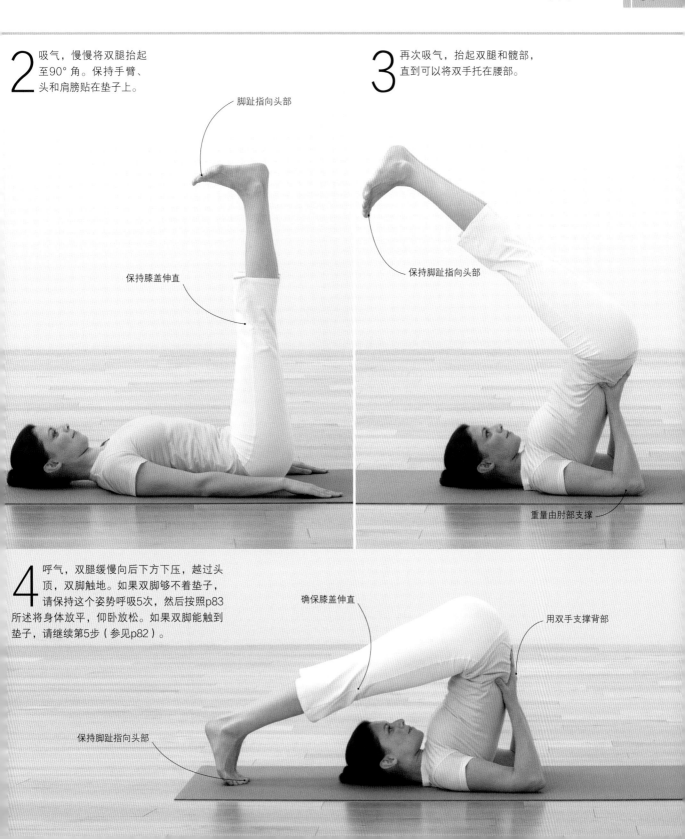

2 吸气，慢慢将双腿抬起
至90°角。保持手臂、
头和肩膀贴在垫子上。

脚趾指向头部

保持膝盖伸直

3 再次吸气，抬起双腿和髋部，
直到可以将双手托在腰部。

保持脚趾指向头部

重量由肘部支撑

4 呼气，双腿缓慢向后下方下压，越过头
顶，双脚触地。如果双脚够不着垫子，
请保持这个姿势呼吸5次，然后按照p83
所述将身体放平，仰卧放松。如果双脚能触到
垫子，请继续第5步（参见p82）。

确保膝盖伸直

用双手支撑背部

保持脚趾指向头部

犁式
（中阶和高阶）

在练习犁式的中阶体式时，双臂平放于垫子上可以伸展你的双臂。它不仅可以提高髋部和背部灵活性，还可以改善肩胛带的柔韧性。

从这里开始

| 1 p80 | 2 | 3 | 4 |

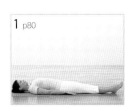 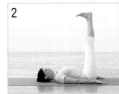 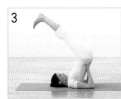 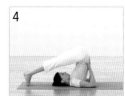

5 从犁式第4步开始，脚趾触地，手臂伸展，平放在背后的垫子上，掌心朝下。

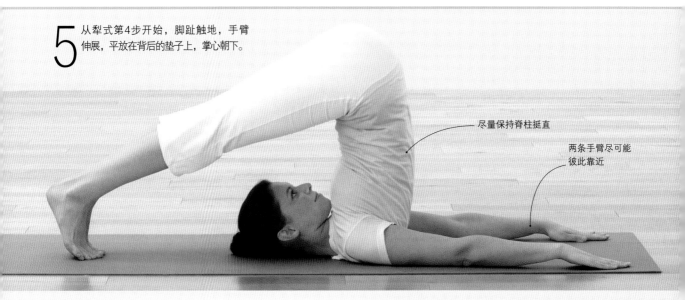

尽量保持脊柱挺直

两条手臂尽可能彼此靠近

6 要将这个姿势完全做到位，可双手十指相扣，紧紧合掌。保持最多1分钟。

专注于缓慢有节奏的腹式呼吸

感觉肩胛骨彼此靠得更近

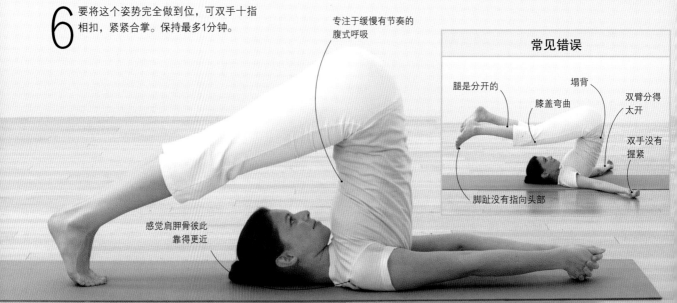

常见错误

腿是分开的

塌背

膝盖弯曲

双臂分得太开

双手没有握紧

脚趾没有指向头部

"永远不要仅仅以物质的眼光看待生命。要从心理上理解它，从灵性上领悟它。"

——斯瓦米 · 悉瓦南达

退出这个姿势时，松开双手，将双臂平放在垫子上，抬起双腿，直到平行于地面。呼气，后背慢慢向下卷落，脊椎逐节着地。

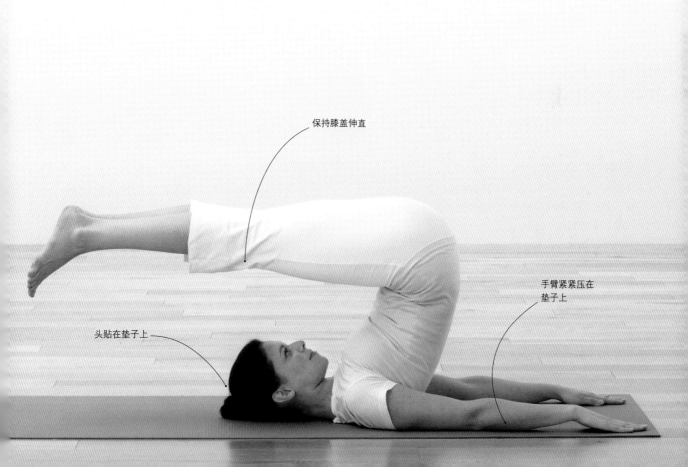

保持膝盖伸直

手臂紧紧压在垫子上

头贴在垫子上

犁式
（变式）

除了能够锻炼髋部及深度拉伸上背部，如果你保持有节奏的呼吸，这些犁式变式还能很好地按摩太阳神经丛。

从这里开始

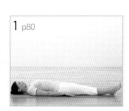 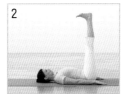 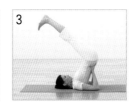 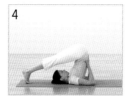

1 p80　　2　　3　　4

双脚分开（初阶）

从犁式第4步开始，双腿尽可能分开。将双手平放在身后的垫子上，掌心朝下。保持长达1分钟，然后将双腿抬起直至平行于垫子。按照p83所述退出该体式。

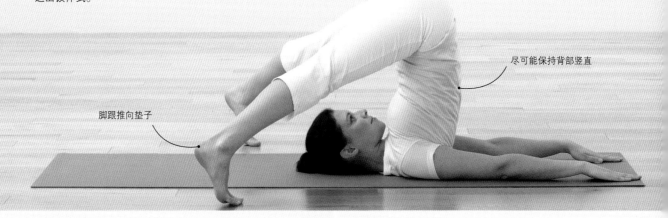

脚跟推向垫子

尽可能保持背部竖直

手臂抱膝（中阶）

从双脚分开（见上文）开始，双膝落下靠向耳朵。双臂绕过膝盖，双手触碰耳朵。保持最多1分钟，缓慢地呼吸，然后按照p83所述退出该体式。

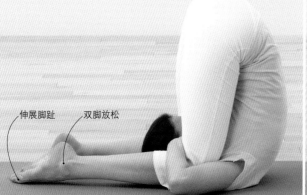

伸展脚趾　　双脚放松

手碰脚（中阶）

从犁式第4步开始，双臂紧贴耳朵，双手努力触碰到脚趾。保持1分钟，缓慢地呼吸。按照p83所述退出该体式。

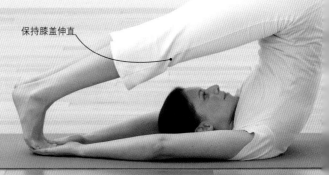

保持膝盖伸直

"今天的自我努力成就明天的命运。自我努力与命运一脉相承。"

——斯瓦米 · 悉瓦南达

双膝头后落地（高阶）

从犁式第4步开始，双脚尽可能远离头部。然后弯曲膝盖，慢慢放到头后垫子上。保持30秒，然后双腿抬起，直至平行于垫子。按照p83所述退出该体式。

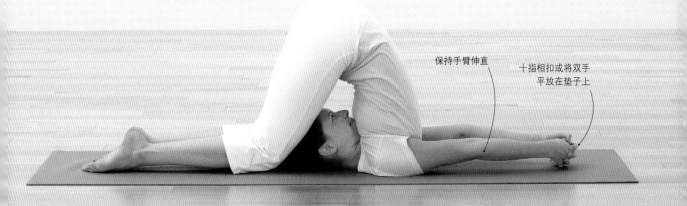

保持手臂伸直

十指相扣或将双手平放在垫子上

双膝触肩（高阶）

1 从犁式第4步开始，用双手牢牢支撑背部。双腿向左侧移动。

保持肩膀和肘部触地

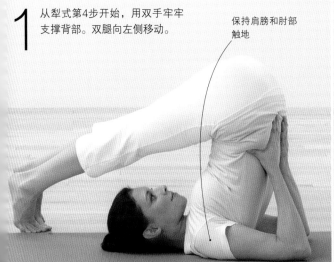

2 将双膝放在左耳旁边的垫子上。保持30秒，缓慢呼吸，然后伸直双腿，双脚回到中正。换另一侧重复。然后按照p83所述退出该体式。

放松双脚和脚趾

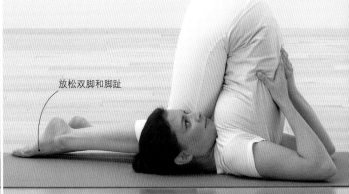

桥式

（所有级别）

桥式可提高脊柱的灵活性和力量。第2~4步还是一个极好的腕部强化训练过程。

初阶

1 仰卧，双脚和双腿分开约50厘米，屈膝，双脚平放在垫子上。双臂放在身体两侧，掌心朝下。

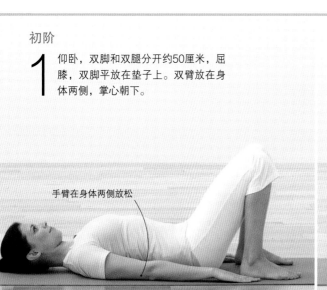

手臂在身体两侧放松

2 牢牢抓住脚踝，吸气，髋部向上推。

头、颈和肩不要离开垫子

双脚分开

3 松开双手，平放在背部，尽可能靠近肩胛骨。将手指指向腰部，拇指放在身体两侧。缓慢深长地呼吸。继续第4步或松开双手，落下髋部，然后以摊尸式（参见p188）放松。

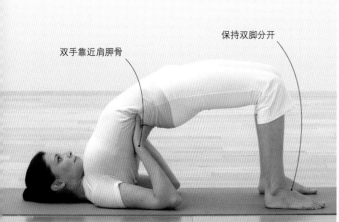

双手靠近肩胛骨

保持双脚分开

中阶

4 双脚走得更远一些，将姿势完全做到位。保持30秒，深长地呼吸。双脚还原，然后松开双手，落下髋部以退出体式，摊尸式（参见p188）放松。

常见错误

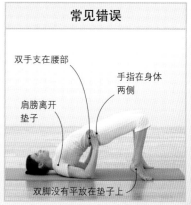

双手支在腰部

手指在身体两侧

肩膀离开垫子

双脚没有平放在垫子上

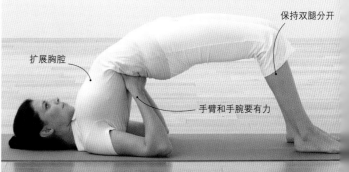

扩展胸腔

保持双腿分开

手臂和手腕要有力

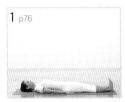 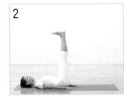 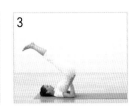 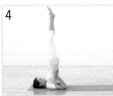

从这里开始

1 p76

2

3

4

肩倒立到桥式
（中阶变式）

5 掌握了桥式的技巧之后，尝试从肩倒立式第4步进入桥式。双手紧紧地贴在背上，弯曲双膝，一条腿举到头上方，另一条腿放低，直至双脚触到垫子上，髋部保持向上。保持桥式姿势，呼吸几次后，双脚向身体走近，吸气，抬起一条腿，然后抬起另一条腿，回到肩倒立式。按照p79所述退出该体式，然后放松。

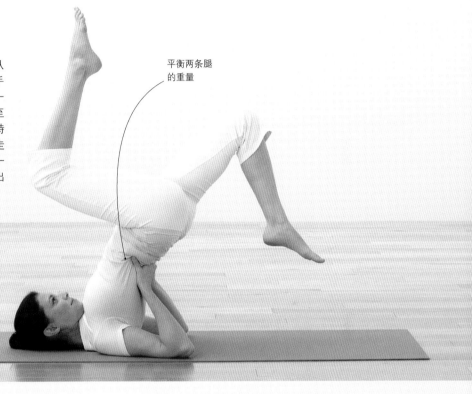

平衡两条腿的重量

肩倒立到桥式
（高阶变式）

5 从肩倒立式第4步开始，然后屈膝，同时将双脚放到垫子上。保持桥式姿势，呼吸几次后，双脚移近身体，吸气，抬起一条腿，然后抬起另一条腿，回到肩倒立式。按照p79所述退出该体式，然后放松。

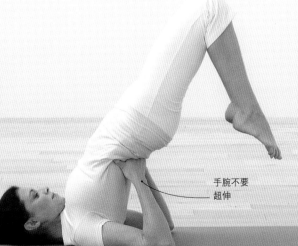

手腕不要超伸

桥式
（变式）

在练完这些高阶桥式变式之后，应回到肩倒立式（参见p76～79），保持30秒，然后以摊尸式（参见p188）放松。

从这里开始

 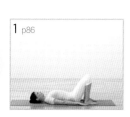 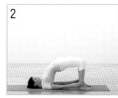 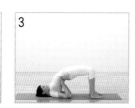 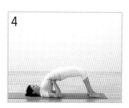

1 p86　2　3　4

单腿抬起（高阶）

从桥式第4步开始，吸气时抬起左腿。深呼吸几次后，呼气时放下左腿。然后右腿重复。松开双手，落下髋部，退出该体式。

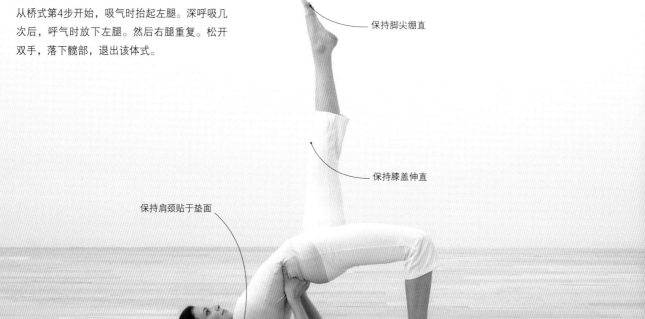

保持脚尖绷直

保持膝盖伸直

保持肩颈贴于垫面

双腿伸直（高阶）

从桥式第4步开始，双腿双脚并拢，然后双脚向远走，直到双腿完全伸直。保持30秒，深长地呼吸。双脚移近身体，松开双手，落下髋部，退出该姿势。以摊尸式（参见p188）放松。

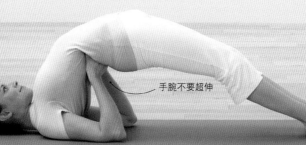

手腕不要超伸

从这里开始

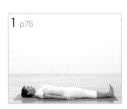
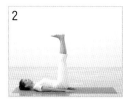
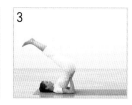
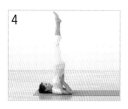

半莲花桥式（高阶）

5 从肩倒立式第4步开始，弯曲左腿，用右手将左脚拉近髋部。

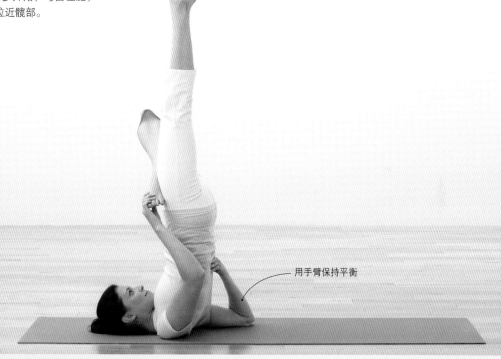

用手臂保持平衡

6 用双手支撑背部，慢慢将右脚放在垫子上。保持30秒，然后努力向上踢，回到肩倒立式。如果做不到，将左脚放到垫子上；松开双手，落下髋部，然后吸气，回到肩倒立式第4步。换另一侧重复。如果能够向上，回到肩倒立式，请按照p79所述退出该体式。否则松开双手，落下髋部。以摊尸式（参见p188）放松。

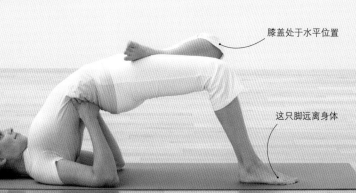

膝盖处于水平位置

这只脚远离身体

肩倒立式序列

（中阶）

肩倒立式序列是极佳的练习，可增强手臂、背部、腹部和手腕肌肉的力量，还有助于提高身体协调性。

从这里开始

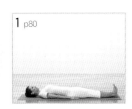

1 p80

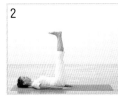

2

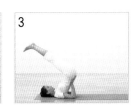

3

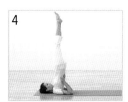

4

5 从肩倒立式第4步开始，手臂和双手放稳。

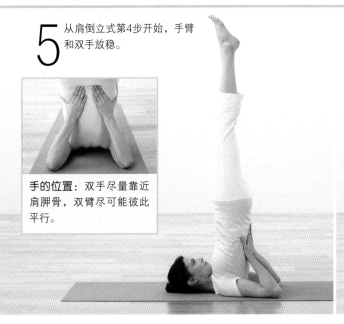

手的位置：双手尽量靠近肩胛骨，双臂尽可能彼此平行。

6 呼气，左腿向下，越过头顶，脚趾触地，进入单腿犁式。吸气，左腿抬回。右腿按同样步骤重复。

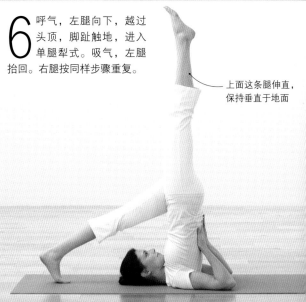

上面这条腿伸直，保持垂直于地面

7 呼气，双腿同时向下，越过头顶，直到脚趾触地，过渡到犁式。

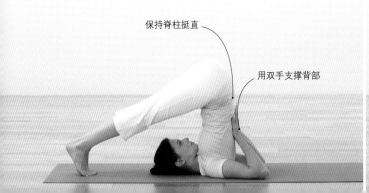

保持脊柱挺直

用双手支撑背部

8 吸气，将两条腿同时抬起，回到肩倒立式。如果觉得这样困难，可以将髋部稍向前移，然后抬起双腿。这样可以减轻腿部重量对背部肌肉的影响。

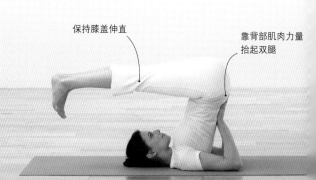

保持膝盖伸直

靠背部肌肉力量抬起双腿

"健康是财富，心灵平静是幸福，
习练瑜伽，找到健康幸福之道。"

——斯瓦米 · 威斯努帝瓦南达

9 进入肩倒立式姿势后，深呼吸，肘部靠近，并让双手尽可能靠近肩胛骨。

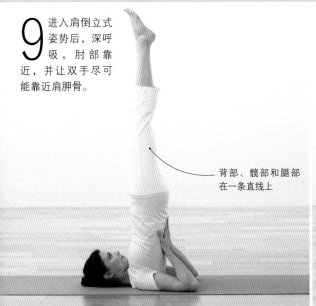

背部、髋部和腿部在一条直线上

10 弯曲双膝，一条腿保持在头上方，另一条腿落到地上，过渡到桥式。

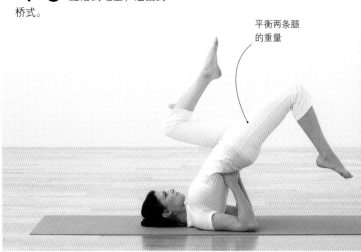

平衡两条腿的重量

11 在桥式姿势下，继续用双手支撑背部。双腿分开，双脚走远一些。有节奏地呼吸。

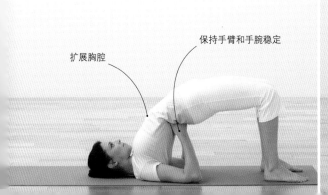

扩展胸腔

保持手臂和手腕稳定

12 双脚走近身体，吸气，将一条腿向上抬起，用力推动另一条腿，然后将身体抬起，回到肩倒立式。有节奏地缓慢呼吸。再重复1~2次，然后按照p79所述退出该体式并放松。

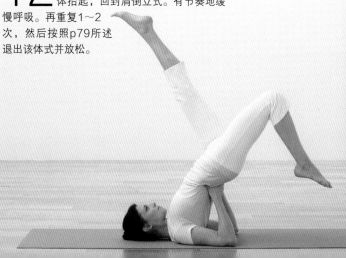

4 鱼式
(Matsyasana)

鱼式以与肩倒立式（参见p76~79）相反的方向弯曲脊柱，是肩倒立式序列的反式。鱼式的练习时间至少为肩倒立式的一半。练完鱼式之后，再以摊尸式（参见p188）体验更深层次的放松。

益处

生理益处

• 缓解颈部和肩部的僵硬。

• 改善肩周问题。

• 增强手臂肌肉力量。

• 扩展胸腔。

• 有助于调理颈部和背部的神经。

• 与肩倒立式一起改善甲状腺和甲状旁腺的功能。

• 改善肺功能。

• 减轻肺部负担。

• 缓解哮喘。

心理益处

• 胸腔的扩展减少了腹部压力，并为太阳神经丛补充能量。有助于治疗抑郁症。

注意：如果颈部过度伸展导致任何不适或头晕，请不要继续练习该姿势或只练习几个呼吸。

鱼式（初阶和中阶）

1 平躺，背部着地，双腿并拢，双臂紧贴身体，掌心朝下放在垫子上。

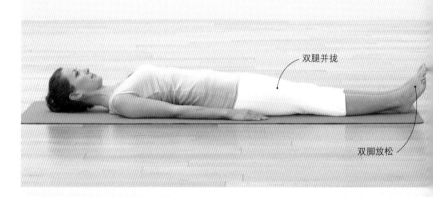

双腿并拢

双脚放松

2 将双臂放在身体下面，双手掌心朝下，尽可能靠近大腿。继续保持双腿并拢。如果颈部和肩膀僵硬，请继续练习第1步和第2步。

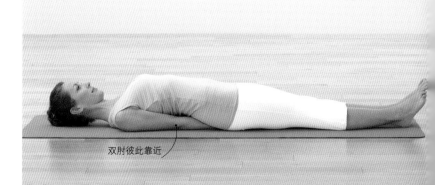

双肘彼此靠近

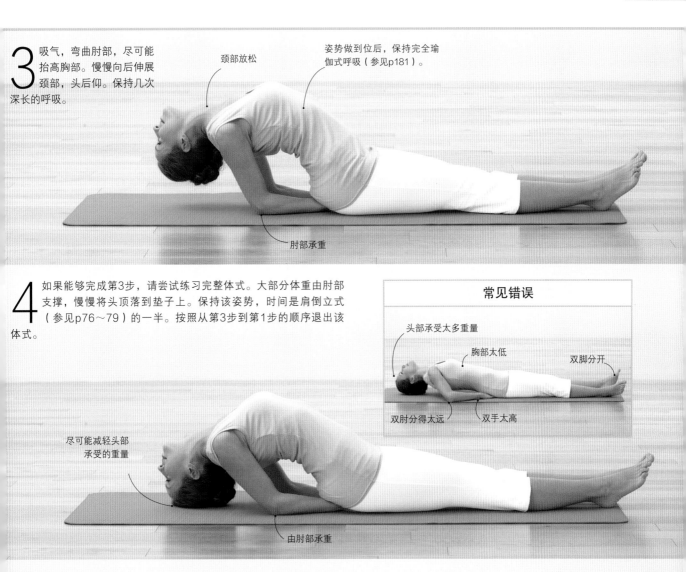

3 吸气，弯曲肘部，尽可能抬高胸部。慢慢向后伸展颈部，头后仰。保持几次深长的呼吸。

颈部放松

姿势做到位后，保持完全瑜伽式呼吸（参见p181）。

肘部承重

4 如果能够完成第3步，请尝试练习完整体式。大部分体重由肘部支撑，慢慢将头顶落到垫子上。保持该姿势，时间是肩倒立式（参见p76~79）的一半。按照从第3步到第1步的顺序退出该体式。

尽可能减轻头部承受的重量

由肘部承重

常见错误

头部承受太多重量

胸部太低

双脚分开

双肘分得太远

双手太高

颈部伸展： 练完鱼式后，练习下面这个姿势以放松颈部。十指在头后相扣，前臂靠近耳朵，吸气，抬起头，将下巴贴向胸部。呼气，头慢慢放回到垫子上。重复2次。以摊尸式（参见p188）放松1~2分钟。

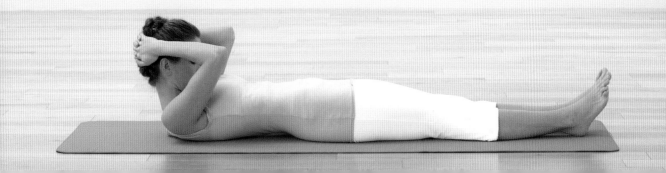

鱼式
（变式）

盘腿鱼式可使大腿得到深度拉伸，而莲花鱼式则可提供稳定的基础，使你能够加强向后弯曲。每个姿势都以颈部伸展（参见p93）结束。

盘腿鱼式（中阶）

1 仰卧，双腿交叉，双手抓住双脚。头贴在垫子上。

2 继续抓握住双脚，伸展大腿，尽可能慢慢地将膝盖放在垫子上。

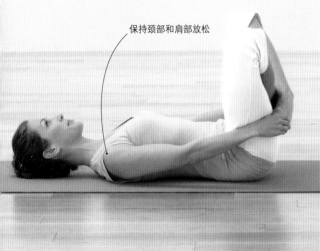

保持颈部和肩部放松

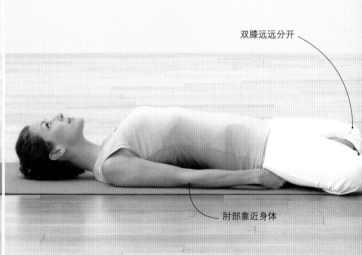

双膝远远分开

肘部靠近身体

3 吸气，用力推动肘部，髋部向上、向前移动，膝盖尽可能靠近垫子。再次吸气，抬起胸部，头顶触地。保持1分钟，然后吸气，胸部向上提，伸展颈部。呼气，背部落到垫子上，解开双腿。做颈部伸展（参见p93），然后以摊尸式（参见p188）放松1~2分钟。下次练习这个姿势时，请换方向交叉双腿。

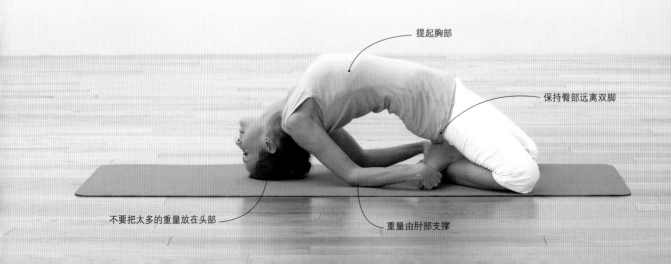

提起胸部

保持臀部远离双脚

不要把太多的重量放在头部

重量由肘部支撑

从这里开始

1 p114
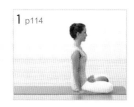

莲花鱼式（高阶）

2 从莲花式最终姿势开始，慢慢地躺在垫子上。将肘部放在靠近身体的位置，尽量抓住脚趾。或者，将手放在髋部上方。

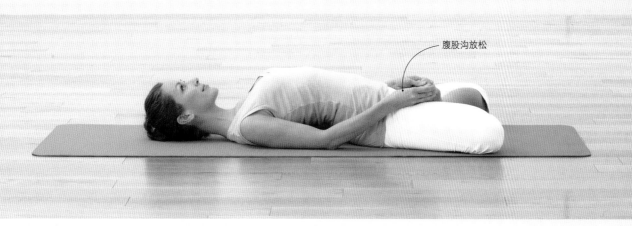

腹股沟放松

3 吸气，弯曲肘部并向上推胸部。慢慢伸展颈部，直到头顶触地。保持1分钟，然后吸气，继续将胸部向上提，伸展颈部。呼气，背部落到垫子上，解开双腿。做颈部伸展（参见p93），然后以摊尸式（参见p188）放松1～2分钟。下次练习这个姿势时，请换方向交叉双腿盘成莲花式。

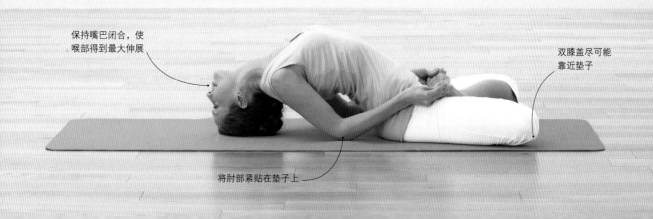

保持嘴巴闭合，使喉部得到最大伸展

双膝盖尽可能靠近垫子

将肘部紧贴在垫子上

5 坐姿前屈式
（Paschimotanasana）

这个体式可引人进入冥想状态。如果你对姿势、呼吸和放松予以同等重视，肌肉伸展所产生的刺激就可以与身体对重力的感知平衡。将反斜板式（参见p100）作为反式练习，然后以摊尸式（参见p188）放松。

益处

生理益处
• 从脚趾到颈部的身体后侧肌肉得到完全拉伸。

• 腹部受到挤压，可起到减脂的作用。

• 按摩肝脏、肾脏和胰腺。

• 缓解便秘。

• 放松背部肌肉。

• 有助于控制糖尿病。

• 镇静和舒缓整个神经系统。

心理益处
• 这个体式需要有意识的控制，使脚趾、膝盖和颈部在一条直线上，通过重力将脊柱拉入姿势且有意识地释放。可以应用于日常生活以及冥想练习。

坐姿前屈式

（初阶）

1 背部伸展平躺在垫子上，双腿并拢，掌心朝下放在大腿上。双脚放松。

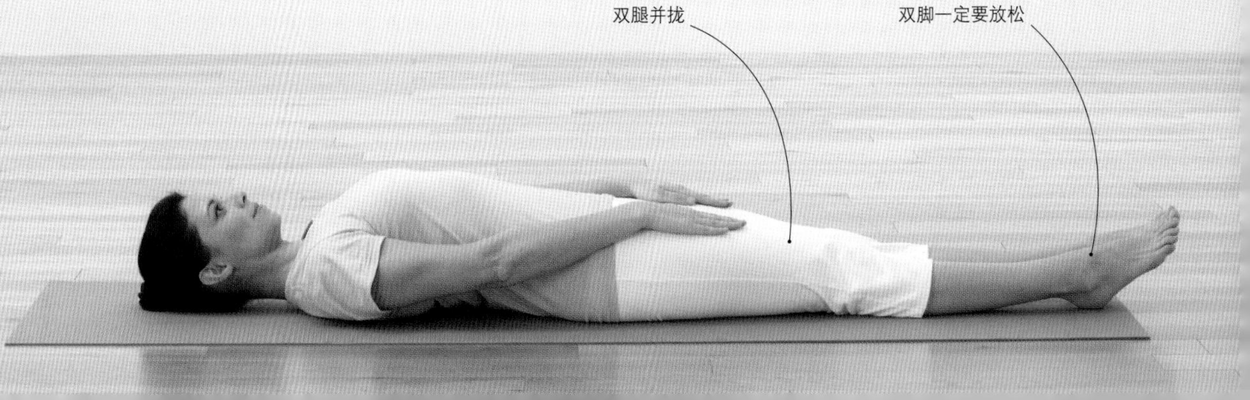

双腿并拢

双脚一定要放松

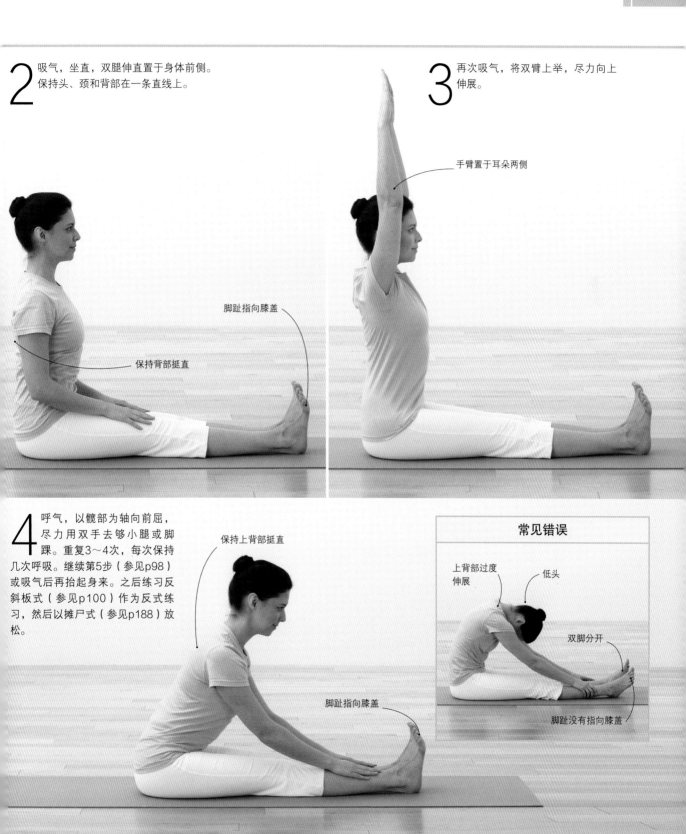

2 吸气，坐直，双腿伸直置于身体前侧。保持头、颈和背部在一条直线上。

脚趾指向膝盖

保持背部挺直

3 再次吸气，将双臂上举，尽力向上伸展。

手臂置于耳朵两侧

4 呼气，以髋部为轴向前屈，尽力用双手去够小腿或脚踝。重复3～4次，每次保持几次呼吸。继续第5步（参见p98）或吸气后再抬起身来。之后练习反斜板式（参见p100）作为反式练习，然后以摊尸式（参见p188）放松。

保持上背部挺直

脚趾指向膝盖

常见错误

上背部过度伸展

低头

双脚分开

脚趾没有指向膝盖

坐姿前屈式
（中阶和高阶）

前屈程度取决于腿部后侧的腘绳肌伸展的程度，腘绳肌的伸展使骨盆能够在髋关节处向前倾斜。

从这里开始

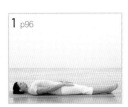 1 p96

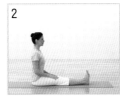 2

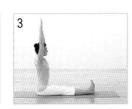 3

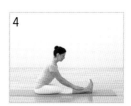 4

中阶

5 从前屈式第4步开始，如果你的手能够到脚，就抓住大脚趾，成经典手抓脚趾式（见右图）。

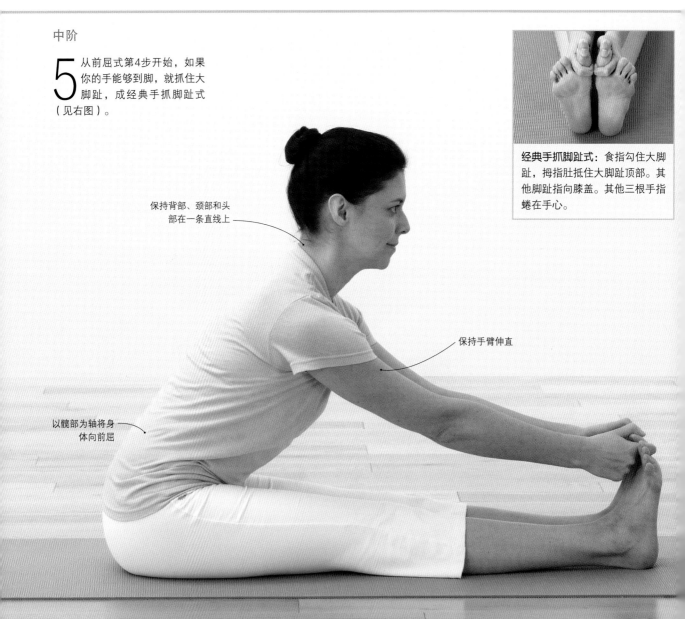

经典手抓脚趾式：食指勾住大脚趾，拇指肚抵住大脚趾顶部。其他脚趾指向膝盖。其他三根手指蜷在手心。

保持背部、颈部和头部在一条直线上

保持手臂伸直

以髋部为轴将身体向前屈

6 呼气，脊柱向前延伸。肘部弯曲以帮助延展脊柱。重复3～4次，每次保持几次呼吸。继续保持该姿势，再呼吸几次。继续第7步或吸气抬起背部。练习反斜板式（参见p100～101），然后以摊尸式（参见p188）放松。

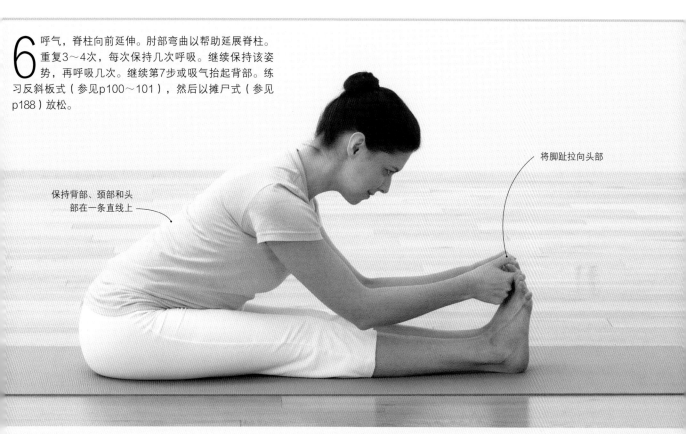

保持背部、颈部和头部在一条直线上

将脚趾拉向头部

高阶

7 如果还能够向前伸展，就将这个姿势完全做到位。呼气，上身向前倾斜，直到肘部触地，前额贴到腿上，然后再吸气。保持1～5分钟。接下来，练习反斜板式（参见p100），然后以摊尸式（参见p188）放松，深腹式呼吸（参见p46）1～2分钟。

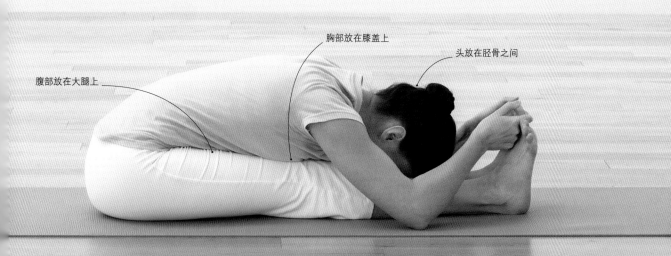

腹部放在大腿上

胸部放在膝盖上

头放在胫骨之间

反斜板式
（所有级别）

练完坐姿前屈式（参见p96~99）后，将反斜板式作为反式练习。该体式有助于增强手臂、腿部和背部的肌肉力量。练习之后以摊尸式（参见p188）放松。

1 坐姿，双腿向前伸直，双手放在臀部后侧约30厘米处的垫子上。向后仰头。保持颈部和喉咙放松。双手支撑垫面。

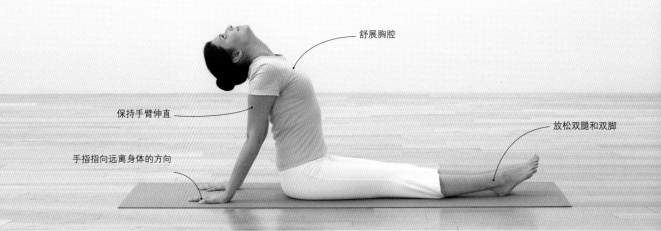

舒展胸腔

保持手臂伸直

手指指向远离身体的方向

放松双腿和双脚

2 吸气，髋部尽量抬高。屏息，双脚脚掌轻轻贴向垫子。呼气并返回第1步。重复两次。当你习惯了这个姿势时，尝试保持，并有节奏地呼吸30秒。之后髋部回到垫子上。然后以摊尸式（参见p188）放松。

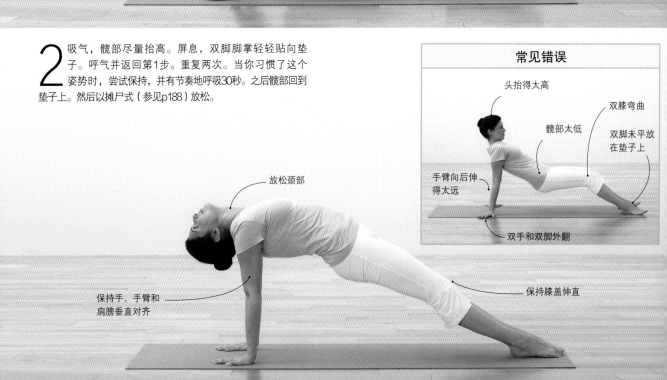

放松颈部

保持手、手臂和肩膀垂直对齐

常见错误

头抬得太高

髋部太低

双膝弯曲

双脚未平放在垫子上

手臂向后伸得太远

双手和双脚外翻

保持膝盖伸直

单腿向上（中阶变式）

从反斜板式第2步（参见p100）开始。吸气，并将左腿向上抬起，伸直。呼气，左腿放下，然后再重复两次。换另一侧重复3次。然后以摊尸式（参见p188）放松。

单臂上举（中阶变式）

从反斜板式第2步（参见p100）开始，将重量转移到右臂，吸气，并将左臂向上举起伸直。呼气，放下手臂，然后再重复两次。换另一侧重复3次。然后以摊尸式（参见p188）放松。

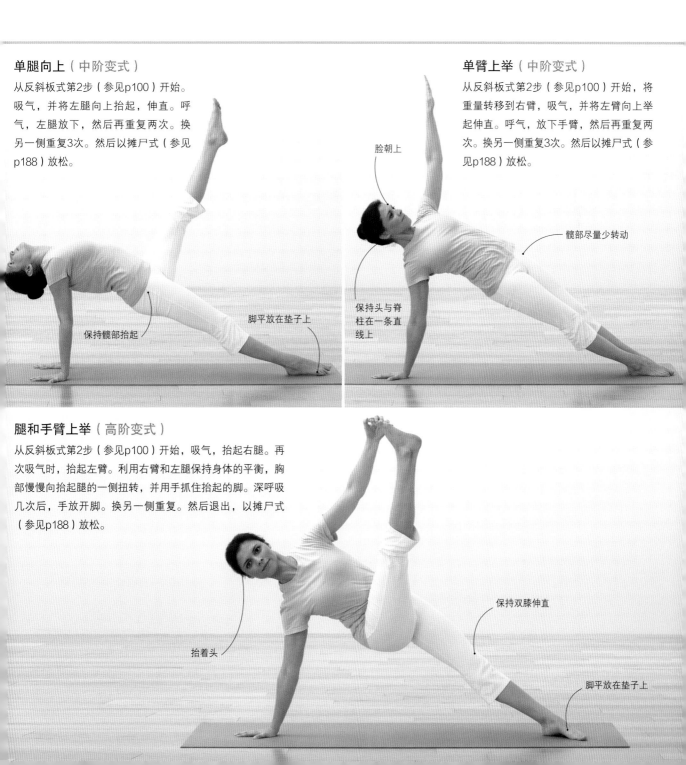

保持髋部抬起

脚平放在垫子上

脸朝上

髋部尽量少转动

保持头与脊柱在一条直线上

腿和手臂上举（高阶变式）

从反斜板式第2步（参见p100）开始，吸气，抬起右腿。再次吸气时，抬起左臂。利用右臂和左腿保持身体的平衡，胸部慢慢向抬起腿的一侧扭转，并用手抓住抬起的脚。深呼吸几次后，手放开脚。换另一侧重复。然后退出，以摊尸式（参见p188）放松。

抬着头

保持双膝伸直

脚平放在垫子上

坐姿前屈式
（第1组变式）

练习前屈式（变式）时，应在每个变式之间及最后一个变式之后练习其反向体式——反斜板式（参见p100）。

单腿前屈式（初阶）

1 坐直，双腿向前伸展，然后屈右膝，右脚掌抵左大腿。吸气，双臂举过头顶。

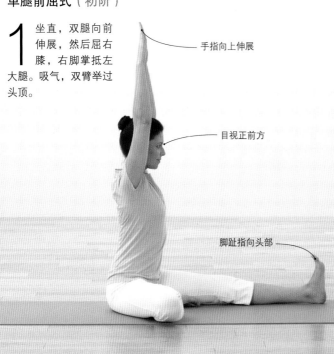

手指向上伸展

目视正前方

脚趾指向头部

2 呼气，上身从髋部向左腿前屈，将双手放在腿部、脚踝或脚上。每次呼气，脊柱向前延展一些。最终腹部压在大腿上，胸部放在膝盖上，头放在小腿上。保持该姿势1~3分钟。放松，换另一侧重复。

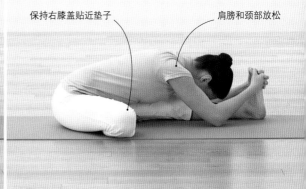

保持右膝盖贴近垫子

肩膀和颈部放松

蝴蝶式（初阶）

1 坐直，双腿向前伸展，然后屈膝，用手抓住双脚移近身体。

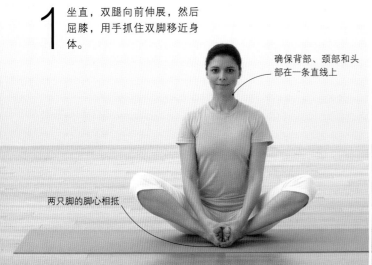

确保背部、颈部和头部在一条直线上

两只脚的脚心相抵

2 膝盖有节奏地向垫子下压，然后放松，让膝盖回到初始姿势。重复10~20次。松开，然后以摊尸式（参见p188）放松。

保持胸部展开

目标是双膝触地

半莲花前屈式（中阶）

1 坐直，双腿向前伸展，然后屈左膝，左脚背抵右大腿上侧，靠近髋部。这就是半莲花式。吸气，双臂举过头顶。如果左膝无法贴地，应只练习单腿前屈式（参见p102）。

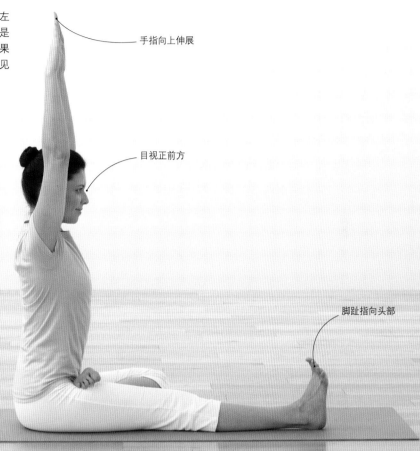

手指向上伸展

目视正前方

脚趾指向头部

2 呼气，上身从髋部向右腿前屈，将双手放在腿部、脚踝或脚上。每次呼气，脊柱向前延展一些。保持该姿势1～3分钟。放松，换另一侧重复。练习反斜板式（参见p100），然后以摊尸式（参见p188）放松。

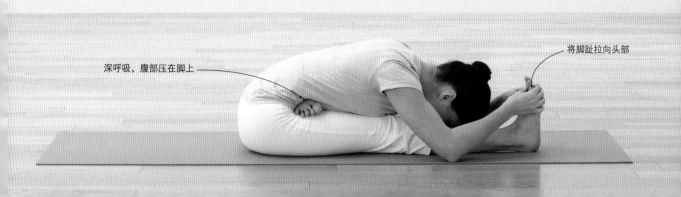

深呼吸，腹部压在脚上

将脚趾拉向头部

坐姿前屈式
（第2组变式）

这些前屈变式可以使髋关节弯曲、外展和外旋。经常练习这些变式，可使你每天的坐、立、行走更加矫健自如。

坐角式（中阶）

1 坐直，双腿向左右两侧展开，分开角度尽可能大，双脚脚尖指向天花板。吸气，双臂举过头顶。

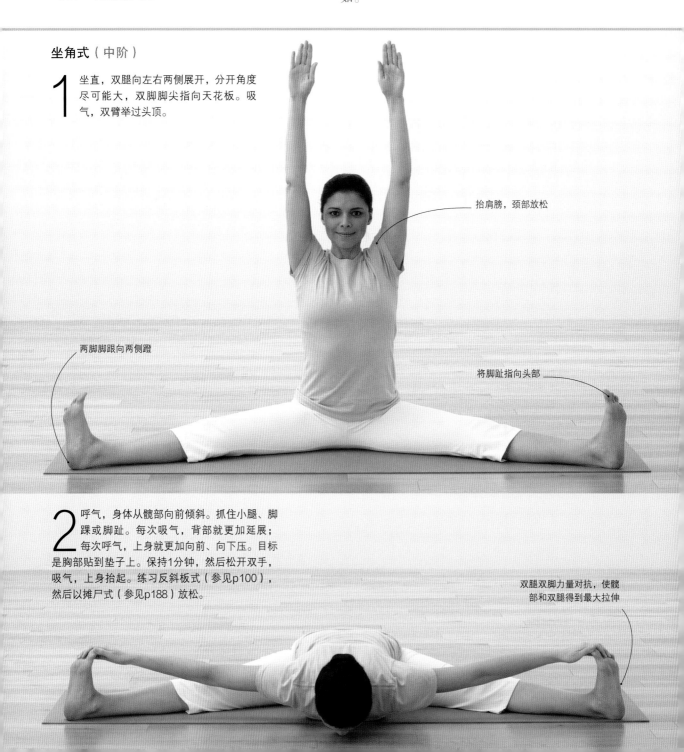

抬肩膀，颈部放松

两脚脚跟向两侧蹬

将脚趾指向头部

2 呼气，身体从髋部向前倾斜。抓住小腿、脚踝或脚趾。每次吸气，背部就更加延展；每次呼气，上身就更向前、向下压。目标是胸部贴到垫子上。保持1分钟，然后松开双手，吸气，上身抬起。练习反斜板式（参见p100），然后以摊尸式（参见p188）放松。

双腿双脚力量对抗，使髋部和双腿得到最大拉伸

从这里开始

1 p103

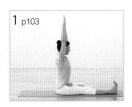

半莲花结合前屈式（高阶）

2 从半莲花前屈式第1步开始，左臂从背后绕过抓住左脚。呼气，弯腰，右手向前伸，抓住右脚脚趾。保持该姿势1分钟。放松，换另一侧重复。练习反斜板式（参见p100），然后以摊尸式（参见p188）放松。

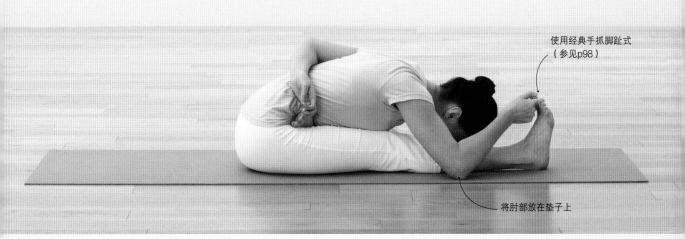

使用经典手抓脚趾式
（参见p98）

将肘部放在垫子上

直臂前屈式（高阶）

1 坐直，双腿伸直。吸气，举起双臂，然后呼气，上身向前前屈。双手合十呈祈祷式（参见p50），并将双手、手腕或前臂放在脚趾上。保持1分钟，然后放松。练习反斜板式（参见p100），然后以摊尸式（参见p188）放松。

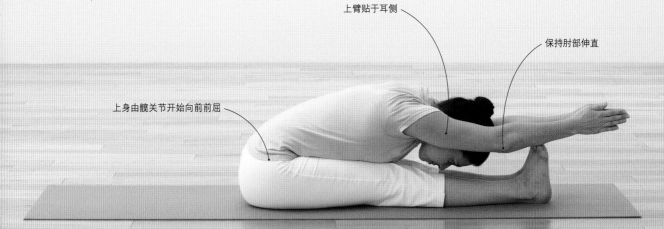

上臂贴于耳侧

保持肘部伸直

上身由髋关节开始向前前屈

坐姿前屈式
（第3组变式）

这些前屈式变式是典型的冥想坐姿（参见p203）的预备体式。它们有助提高身体的灵活性、力量和平衡性。

龟式（高阶）

1 坐直，双腿分开，屈双膝，双脚平放在垫子上，尽可能靠近身体。上身向前倾斜，将双臂从弯曲的膝盖下穿过，并尽力向后伸展。

2 呼气，上身从髋部向前前屈，直到下巴、前额或胸部接触垫子。脚跟向前蹬，膝盖尽量伸直。保持该姿势，有节奏地呼吸，保持1分钟，然后将双腿向靠近身体的方向移动，直到手臂可以从膝盖下方抽出。练习反斜板式（参见p100），然后以摊尸式（参见p188）放松。

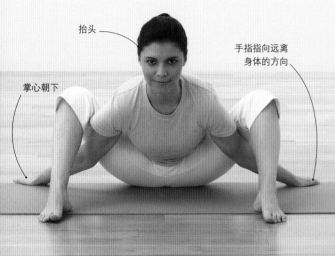

抬头

手指指向远离身体的方向

掌心朝下

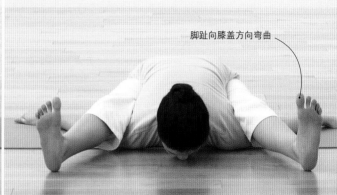

脚趾向膝盖方向弯曲

坐姿单腿抬高（高阶）

坐直，双腿向前伸展，然后屈右腿，将右脚放在身体前侧。上身向前弯曲，双手握住小腿、脚踝或脚趾将左腿向上拉。有节奏地呼吸，保持1分钟。放松，换另一侧重复。练习反斜板式（参见p100），然后以摊尸式（参见p188）放松。

尽量把腿拉高

保持背部挺直

从这里开始

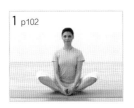

1 p102

坐姿双腿抬高（高阶）

2 在开始之前，确保身后有足够的空间，以防身体失去平衡向后跌倒。从蝴蝶式第1步开始，吸气，双手握紧小腿、脚踝或脚趾将两条腿在身前向上抬起。有节奏地呼吸，保持30秒，然后放松。练习反斜板式（参见p100），然后以摊尸式（参见p188）放松。

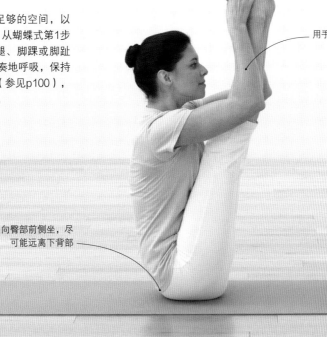

用手臂将上身拉高

向臀部前侧坐，尽可能远离下背部

扭转侧屈式（高阶）

坐姿，双腿分开，脚尖指向上方。将右脚放在腹股沟前或左大腿上。吸气，双臂向上伸展，将身体向右扭转。呼气，身体向左侧倾斜。以经典手抓脚趾式（参见p98）抓住左脚大脚趾，右手放在左脚外侧。有节奏地呼吸，保持1分钟。然后放松，换另一侧重复。练习反斜板式（参见p100），然后以摊尸式（参见p188）放松。

转头，面向前方

臀部两侧都应接触垫子

将肘部放在膝盖或垫子上

单脚碰头式
（所有级别）

根据自己的能力水平尝试这些具有挑战性的姿势。之后以摊尸式（参见p188）休息，使骨盆和腰部肌肉完全放松。

初阶

1 从坐姿开始，将左脚拉近身体。抬起右腿，抱住右膝和脚。有节奏地呼吸，轻轻地前后摇摆扭动脊柱，打开髋关节。重复4次，然后换另一侧重复。继续第2步或以摊尸式（参见p188）放松。

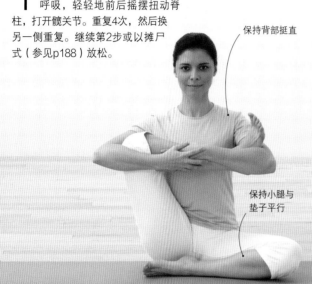

保持背部挺直

保持小腿与垫子平行

中阶

2 如前所述回到坐姿，然后将右脚拉到胸部正中。吸气，伸直背部，呼气，让脚离身体更近一些。有节奏地呼吸，保持1分钟。换另一侧重复。继续第3步或以摊尸式（参见p188）放松。

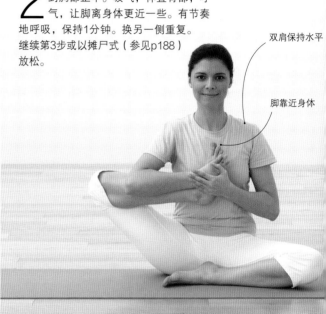

双肩保持水平

脚靠近身体

高阶

3 如前所述回到坐姿。用双手将右膝拉过右肩。深呼吸，保持1分钟。换另一侧重复。

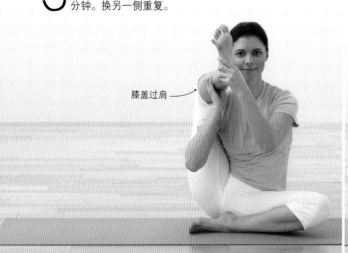

膝盖过肩

4 如前所述回到坐姿。抬起左臂将右脚举高。右手放在垫子上。有节奏地呼吸，保持30秒。换另一侧重复。

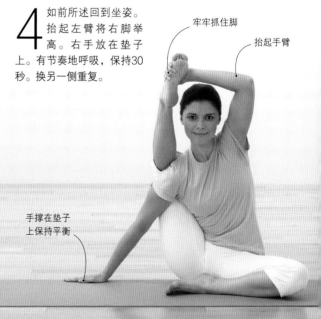

牢牢抓住脚

抬起手臂

手撑在垫子上保持平衡

5 要将这个姿势完全做到位，应从坐姿开始向前低头，并用左手将右脚拉到脑后。头靠在右脚脚踝上，双手胸前合十呈祈祷式（参见p50）。保持该姿势，有节奏地呼吸几次，然后按从第4步到第3步的顺序退出该体式。换另一侧重复将头靠在左脚上，然后以摊尸式（参见p188）放松。

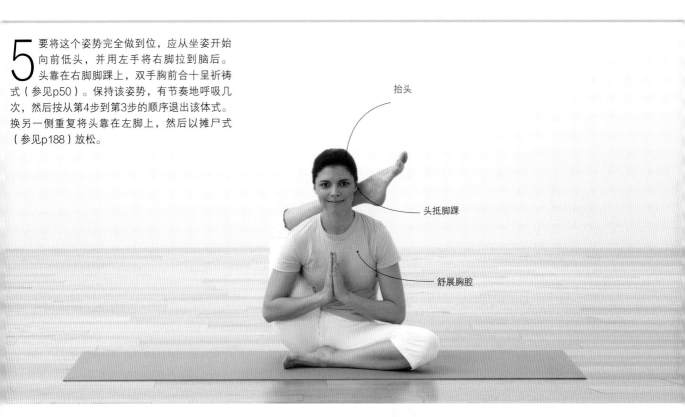

抬头

头抵脚踝

舒展胸腔

卧姿单腿碰头式（高阶变式）

从单脚碰头式第5步（见上）开始，左腿伸展，慢慢躺在垫子上。保持右脚在头后方，双手呈祈祷式（参见p50）保持该姿势，有节奏地呼吸几次，然后用右手握住右脚，小心地收回右腿。换另一侧重复。然后以摊尸式（参见p188）放松。

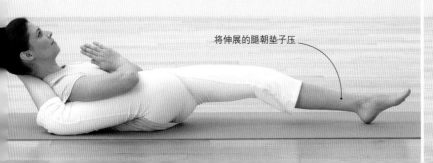

将伸展的腿朝垫子压

双腿碰头式（高阶变式）

从卧姿单腿碰头式（见左）开始，将左脚也放在头部后侧。左右脚相扣。双手在下背部相扣。保持该姿势，有节奏地呼吸几次，然后双脚分开，退出该姿势。换另一侧重复。然后以摊尸式（参见p188）放松。

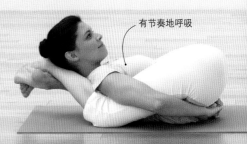

有节奏地呼吸

拉弓式
（高阶）

经常练习这些变式，可使坐姿前屈式（参见p96～99）做得更加完美。练完拉弓式后，回到坐姿前屈式第5步，练习反斜板式（参见p100），最后以摊尸式（参见p188）放松。

从这里开始

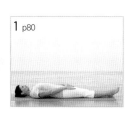 1 p80
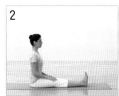 2
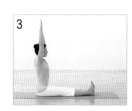 3
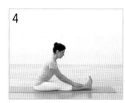 4
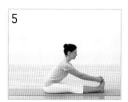 5

6 从坐姿前屈式第5步开始，吸气，屈右膝，抬起右臂将右脚向后拉，尽可能靠近右耳。右臂肘部尽量抬高。几次呼吸后，松开右脚，然后换另一侧重复。回到前屈式第5步，然后练习反斜板式（参见p100），最后以摊尸式（参见p188）放松。

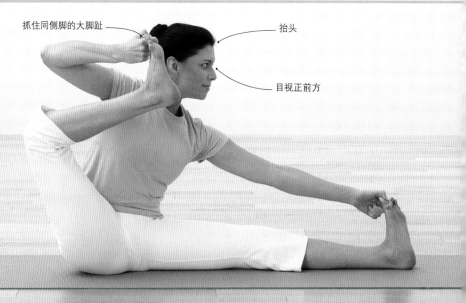

抓住同侧脚的大脚趾

抬头

目视正前方

对角线拉弓式（高阶）

从坐姿前屈式第5步开始，双臂交叉，左臂在上右臂在下，左手抓右脚，右手抓左脚。吸气，将左脚拉向右耳。几次呼吸后，左腿松开，然后重复，右臂在上左臂在下交叉双臂，左手抓右脚，右手抓左脚。吸气，将右脚拉向左耳。回到坐姿前屈式第5步，然后练习反斜板式（参见p100），最后以摊尸式（参见p188）放松。

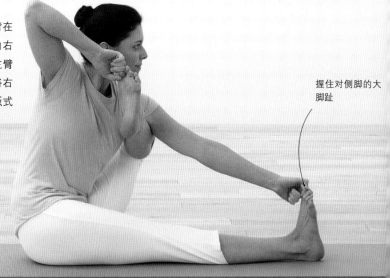

握住对侧脚的大脚趾

"体式练习给予身体力量，调息使身体轻盈。冥想令人觉悟自我，引领我们通向自由获得终极幸福。"

——斯瓦米 · 悉瓦南达

直腿拉弓式（高阶）

从坐姿前屈式第5步开始，吸气，右手将右腿向上拉，右腿保持腿伸直。左手抓住左脚。几次呼吸后，放松，换另一侧重复。回到前屈式第5步，然后练习反斜板式（参见p100），最后以摊尸式（参见p188）放松。

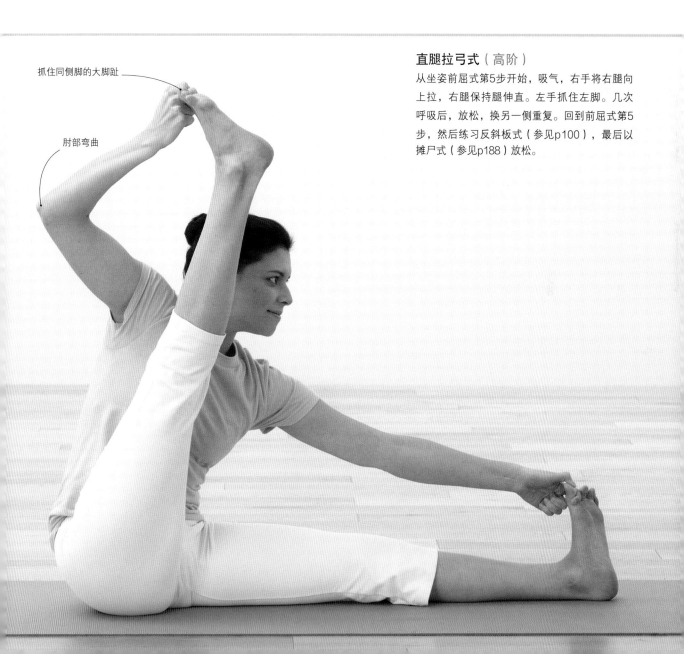

抓住同侧脚的大脚趾

肘部弯曲

劈叉式
（高阶）

劈叉式及其变式可打开髋部和肩关节，以及腹部的太阳神经丛区域，使得生命能量可以在体内流动。练习完毕以摊尸式（参见p188）放松。

劈叉式

跪姿，左腿向前伸展。缓慢呼吸，双手放在身体两侧以保持平衡，右腿向后伸展，然后将左脚跟向前推，使劈叉幅度更大。如果身体足够柔韧，臀部可以坐在垫子上（双腿呈180°），双手胸前合十，呈祈祷式（参见p50）。保持几次呼吸，然后双手按住垫子。双腿弯曲，退出该姿势。换另一侧重复。然后以摊尸式（参见p188）放松。

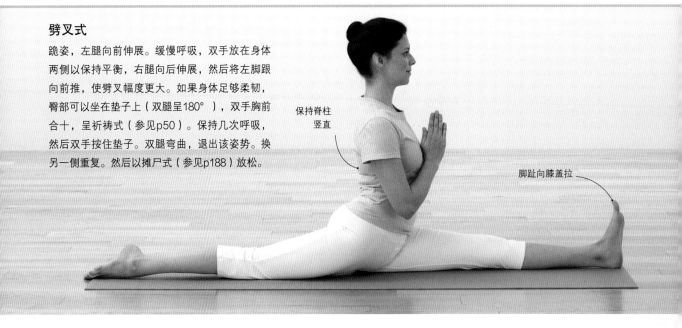

保持脊柱竖直

脚趾向膝盖拉

新月劈叉式（变式）

1 从劈叉式（见上）开始，吸气，双臂贴耳侧上举。通过有节奏的呼吸和注视身体前方的某一点来保持平衡。

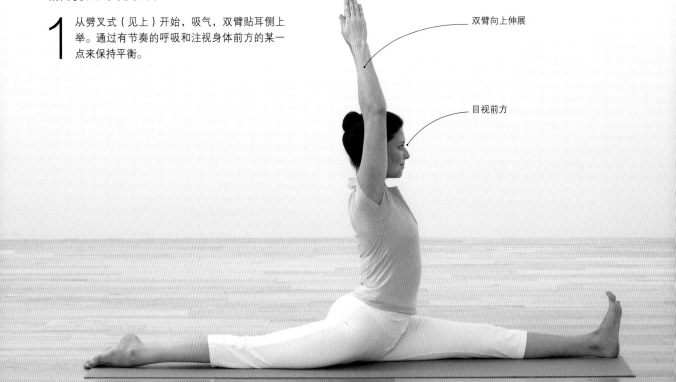

双臂向上伸展

目视前方

2 仍然保持双臂伸直，吸气，上半身向后弯曲。保持几次呼吸，然后将双臂放下，按照与劈叉式相同的步骤（参见p112）退出该姿势。换另一侧重复，退出然后以摊尸式（参见p188）放松。

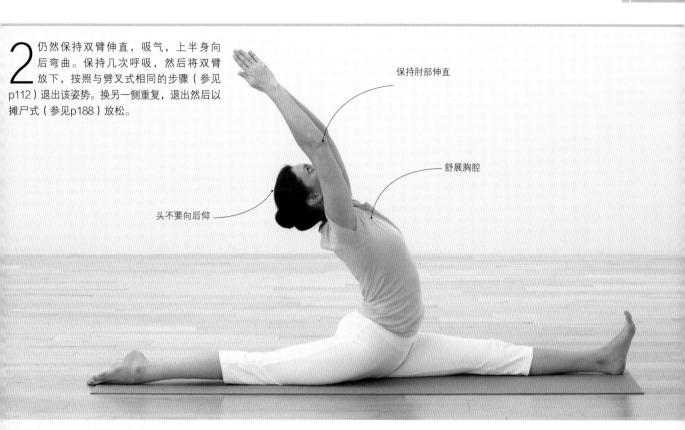

保持肘部伸直

舒展胸腔

头不要向后仰

鸽子劈叉式（变式）

从新月劈叉式第2步（见上）开始，有节奏地呼吸，屈右膝，双手同时抓住右脚。保持几次呼吸，然后松开，按照与劈叉式相同的步骤（参见p112）退出该姿势。换另一侧重复。退出然后以摊尸式（参见p188）放松。

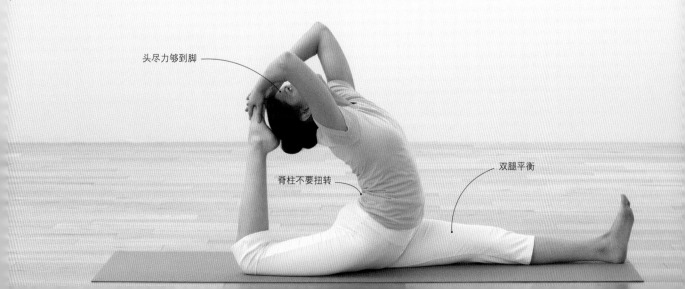

头尽力够到脚

脊柱不要扭转

双腿平衡

莲花式
（高阶）

莲花式坐姿稳定，可使你毫不费力地保持背部端正。在莲花式的各个姿势下体内的生命能量（参见p178）都能够自由流动，然后以摊尸式（参见p188）放松。

1 盘腿坐，然后将左脚抬起放在右大腿上尽可能靠近右髋部。如有必要，可在你的坐骨下放一个小垫子。采用缓慢冥想式呼吸。

2 抬起左脚放在右大腿上，双手持智慧手印。保持姿势，缓慢冥想式呼吸1分钟，然后先放开右脚，再放开左脚 。重复时右腿在下，左腿在上盘腿。保持一分钟，然后退出并以摊尸式（参见p188）放松。

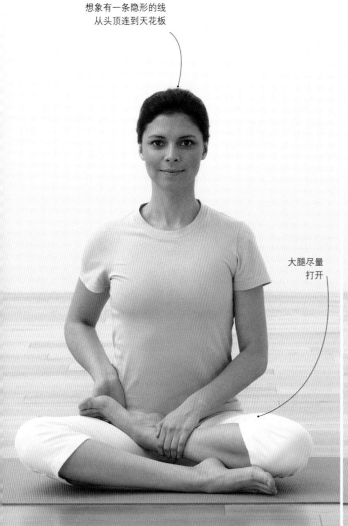

想象有一条隐形的线
从头顶连到天花板

大腿尽量
打开

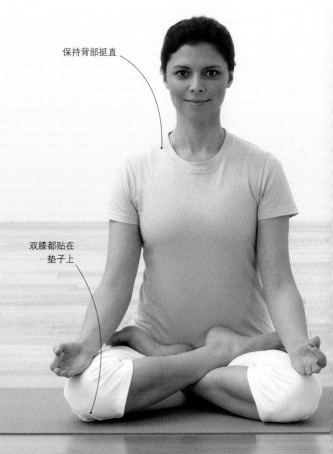

保持背部挺直

双膝都贴在
垫子上

莲花平衡式（变式）

从莲花式第2步开始（参见p114）。仰卧，双臂放在身体下方，手置于臀部下方，掌心向下，手指半蜷。吸气，收缩腹部肌肉，先抬高头部和胸部，然后抬起膝盖。保持该姿势，深呼吸30秒。放下膝盖，慢慢将手臂从身体下方抽出，然后仰卧。双腿解开，交换上下位置盘腿，重复。然后退出并以摊尸式（参见p188）放松。

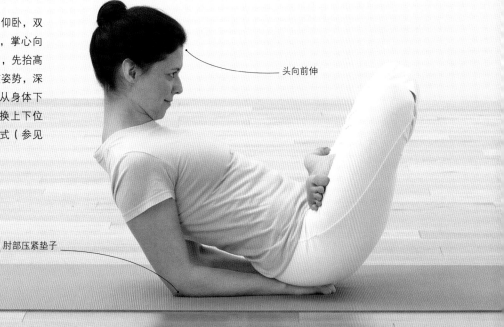

头向前伸

肘部压紧垫子

卧鱼式（变式）

从莲花式第2步（参见p114）开始，俯卧。前额放在交叉的双臂上。保持1分钟，非常缓慢且安静地呼吸。通过推动肘部并向前摆腿来退出该体式，回到莲花式第2步。双腿解开，交换上下位置盘腿，重复。退出该体式后，以婴儿式（参见p191）放松。

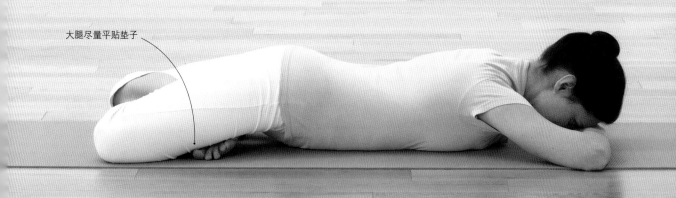

大腿尽量平贴垫子

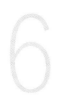 眼镜蛇式
（Bujangasana）

就像抬起头的眼镜蛇一样，头和躯干向上抬起，身体克服重力作用向后弯曲，这是强健背部最有效的方式。练完眼镜蛇式之后，俯卧放松（参见p190）或以婴儿式（参见p191）放松。

益处

生理益处

- 调理背部浅层和深层肌肉。
- 增加脊柱和椎骨韧带的血液供应。
- 消除因过度劳累而导致的背部肌肉紧张。
- 改善脊柱后凸——驼背（参见p29）。
- 按摩腹部器官。
- 预防便秘。
- 调理卵巢和子宫，缓解经期问题。

心理益处

- 因为眼镜蛇式需要全神贯注于收缩颈部和上背部肌肉，所以有助于培养专注力。

眼镜蛇式（初阶和中阶）

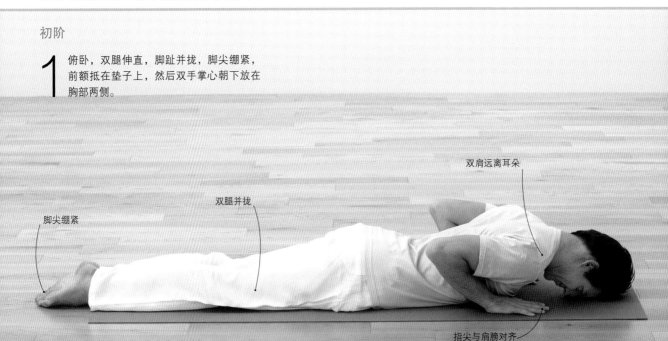

初阶

1 俯卧，双腿伸直，脚趾并拢，脚尖绷紧，前额抵在垫子上，然后双手掌心朝下放在胸部两侧。

双肩远离耳朵

双腿并拢

脚尖绷紧

指尖与肩膀对齐

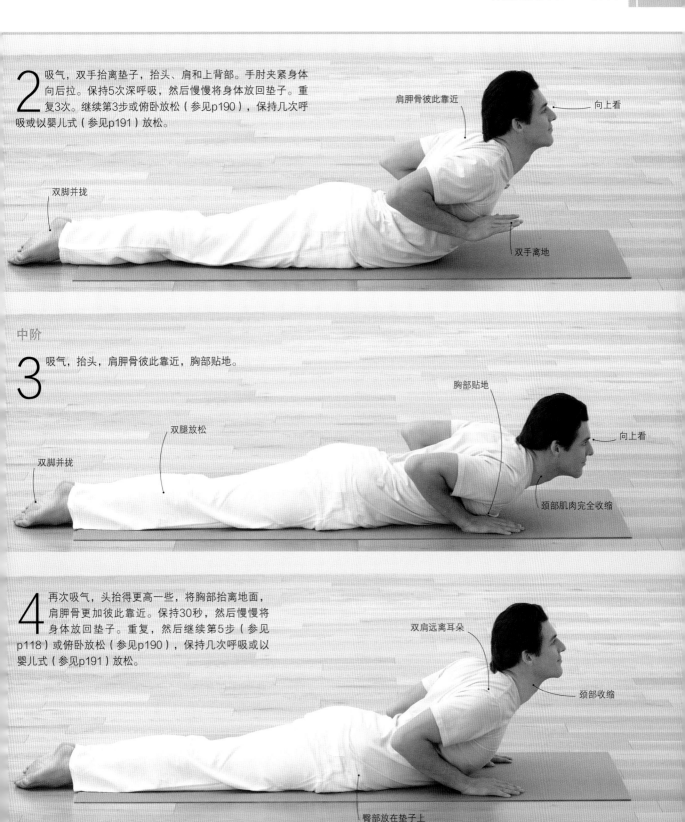

2 吸气，双手抬离垫子，抬头、肩和上背部。手肘夹紧身体向后拉。保持5次深呼吸，然后慢慢将身体放回垫子。重复3次。继续第3步或俯卧放松（参见p190），保持几次呼吸或以婴儿式（参见p191）放松。

肩胛骨彼此靠近

向上看

双脚并拢

双手离地

中阶

3 吸气，抬头，肩胛骨彼此靠近，胸部贴地。

胸部贴地

双腿放松

双脚并拢

向上看

颈部肌肉完全收缩

4 再次吸气，头抬得更高一些，将胸部抬离地面，肩胛骨更加彼此靠近。保持30秒，然后慢慢将身体放回垫子。重复，然后继续第5步（参见p118）或俯卧放松（参见p190），保持几次呼吸或以婴儿式（参见p191）放松。

双肩远离耳朵

颈部收缩

臀部放在垫子上

眼镜蛇式
（高阶）

长期伏案工作会导致圆肩和塌胸，这会影响呼吸，使情绪低落。每天练习眼镜蛇式，不论任何级别，都可以帮助你改善这些问题。

从这里开始

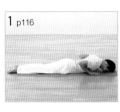
1 p116

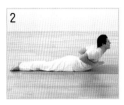
2

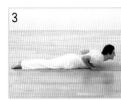
3

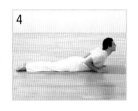
4

5 要将这个姿势完全做到位，从眼镜蛇式第4步开始。吸气，尽力将头、颈和上背部抬起。双腿并拢，双臂下沉，尽可能将肩胛骨向后拉，保持1分钟，然后身体落回垫子。深呼吸几次，然后重复。俯卧放松（参见p190），保持几次呼吸或以婴儿式（参见p191）放松。

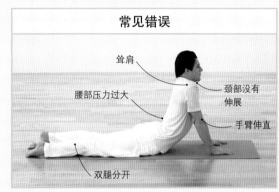

常见错误

耸肩

腰部压力过大

颈部没有伸展

手臂伸直

双腿分开

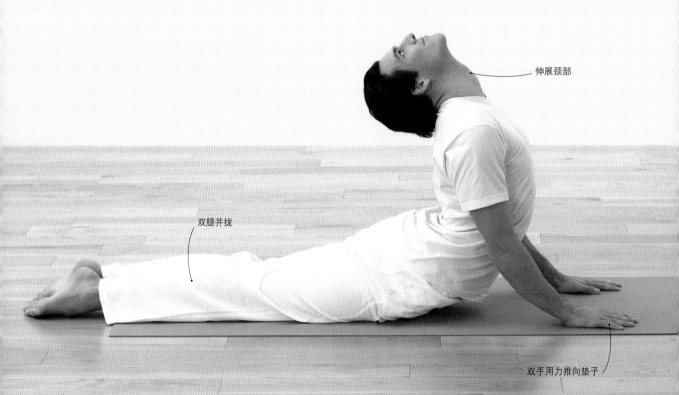

伸展颈部

双腿并拢

双手用力推向垫子

从
这
里
开
始

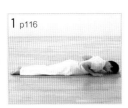

1 p116

双手十指相扣（中阶变式）

2 从眼镜蛇式第1步开始，将双臂放在背后，伸直，双手十指相扣。然后将身体放回垫子。深呼吸几次，然后重复。

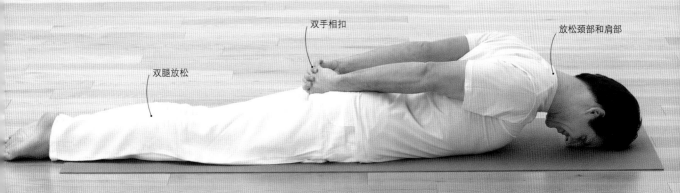

双腿放松

双手相扣

放松颈部和肩部

3 吸气，将头、手臂和胸部抬离地面。保持30秒，然后将身体放回垫子。深呼吸几次，然后重复。俯卧放松（参见p190），保持几次呼吸或以婴儿式（参见p191）放松。

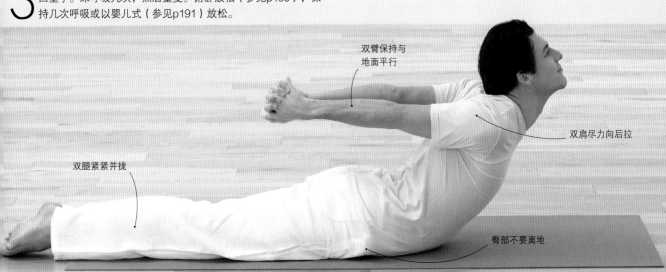

双臂保持与地面平行

双肩尽力向后拉

双腿紧紧并拢

臀部不要离地

眼镜蛇式
（变式）

蛇王式通过整条脊柱的后弯，同时使颈部及上背部肌肉很大程度地收缩，同时还能够提高肺活量。

从这里开始

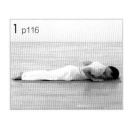

1 p116

蛇王式（高阶）

2 从眼镜蛇式第1步开始，将双手放在肋骨旁侧，然后双腿分开，向上弯曲，双脚并拢。

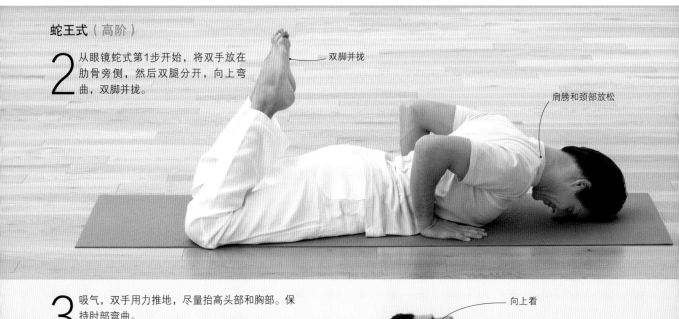

双脚并拢

肩膀和颈部放松

3 吸气，双手用力推地，尽量抬高头部和胸部。保持肘部弯曲。

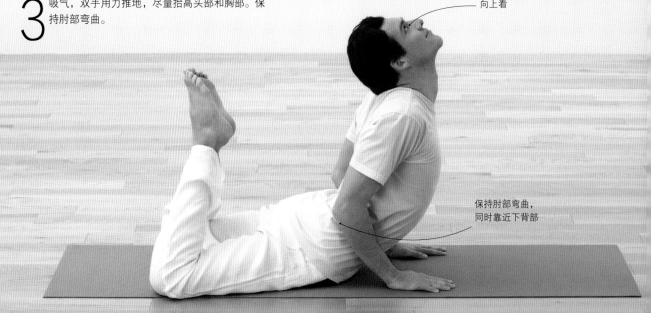

向上看

保持肘部弯曲，同时靠近下背部

4 再次吸气，继续抬高头部和胸部。双臂完全伸直，双脚抵头。保持30秒，然后双脚离开头，将身体放回垫子。深呼吸几次，然后重复。俯卧放松（参见p190），保持几次呼吸或以婴儿式（参见p191）放松。

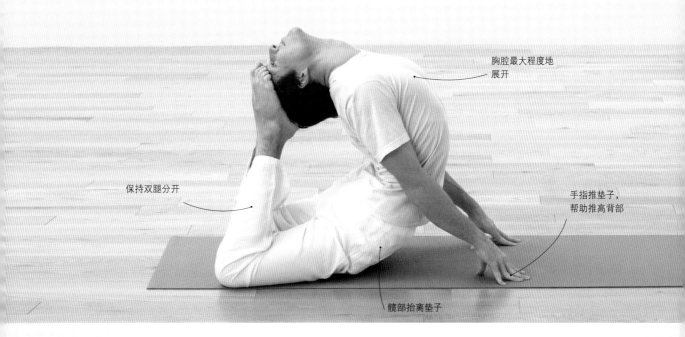

胸腔最大程度地展开

保持双腿分开

手指推垫子，帮助推高背部

髋部抬离垫子

抱膝蛇王式（高阶）

从蛇王式第4步开始（见上），抬起一只手抓住同侧膝盖。找到平衡后，用另一只手抓住另一侧膝盖。保持几次呼吸，将双手放回身前，回到蛇王式第4步，然后将身体放回垫子。深呼吸几次，然后重复。俯卧放松（参见p190），保持几次呼吸或以婴儿式（参见p191）放松。

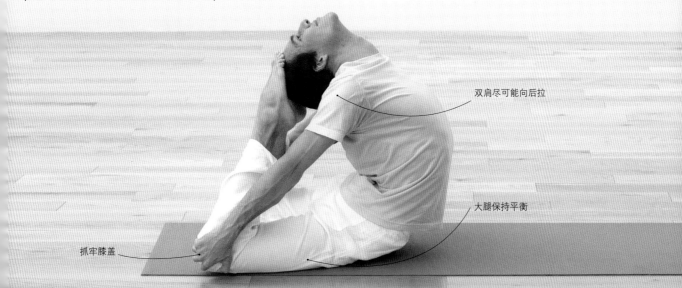

双肩尽可能向后拉

大腿保持平衡

抓牢膝盖

7 蝗虫式

蝗虫式

(Salabhasana)

与其他动作缓慢的体式相比，蝗虫式只需一次强有力的肌肉收缩就可做到位，犹如蝗虫跳跃。该体式将思想、呼吸、运动和生命能量结合在一起。练完蝗虫式之后，回到婴儿式（参见p191）或俯卧（参见p190）放松。

益处

生理益处

• 加强手臂、肩膀、腹部、腰部、大腿和小腿的肌肉力量。

• 调理肝脏、胰腺和肾脏。

• 增进食欲。

• 缓解便秘。

心理益处

• 在所有体式中，该体式最能锻炼意志力。根据斯瓦米·威斯奴帝瓦南达的理念，意志力的锻炼可使一个人的思想更纯粹、更强大，这正是体式练习的主要目标。强大的意志力也可将你的能量水平从惰性（Tamas，参见p212）提升到悦性（Sattva，参见p212）。

蝗虫式（所有级别）

初阶

1 俯卧，双腿伸直，脚跟并在一起，双臂放在身体下方，面向前方，下巴放在垫子上。双手手位如右图所示A、B两种，练习者可任选自己感觉最舒适的手位。一般来说，A手位比较常用。

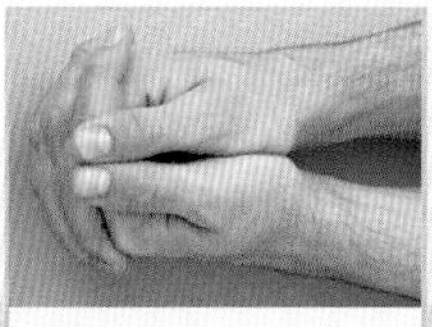

手位 A
两手大拇指并拢，其他手指相扣

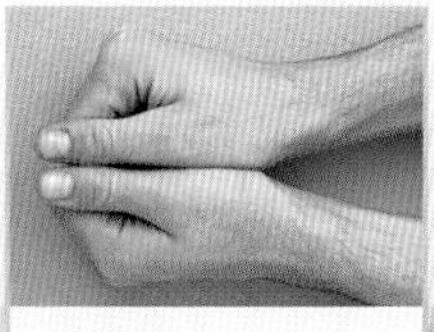

手位 B
握紧双拳，两手大拇指并拢

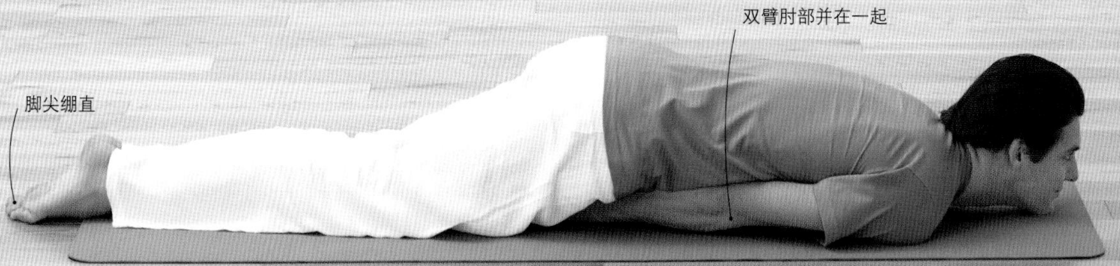

双臂肘部并在一起

脚尖绷直

2 初学者应动作缓慢。长吸一口气，下背部收缩，逐渐抬高左腿。屏住呼吸并保持该姿势，时长以自己感觉舒适为宜。然后呼气，左腿落回垫子，重复2次。再换另一侧重复3次。继续第3步或婴儿式（参见p191）或俯卧放松（参见p190）。

脚尖绷紧

膝盖伸直

小腿放松

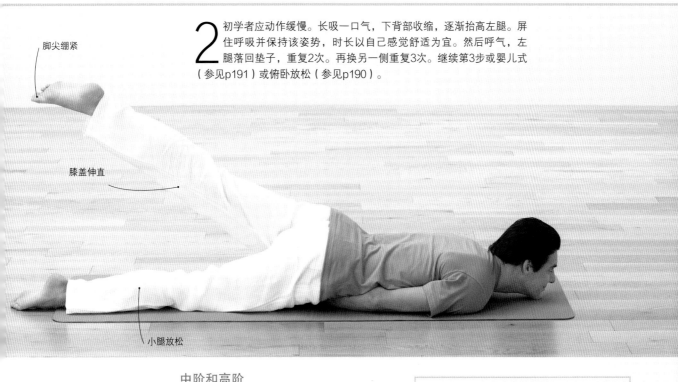

中阶和高阶

3 要将这个姿势完全做到位，可快速而有力地吸一口气，下背部收缩，双臂向下推，双腿尽量向上摆。屏住呼吸，时长以自己感觉舒适为宜，然后呼气，双腿落回垫子。再重复2次。然后以婴儿式（参见p191）或俯卧放松（参见p190）。

脚尖绷紧

双腿并拢伸直

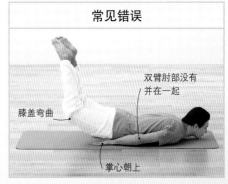

常见错误

双臂肘部没有并在一起

膝盖弯曲

掌心朝上

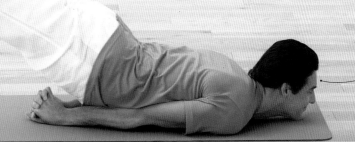

面部放松

蝗虫式
（第1组变式）

船式可以强烈收缩背部肌肉，而不会对椎骨施加太大压力。为了获得最大练习益处，请慢慢进入和退出体式。

船式（初阶）

1 面朝下趴在垫子上，双臂向前伸展，双脚向后伸展。前额抵地，吸气将气息带到腹部深处。完全呼气。

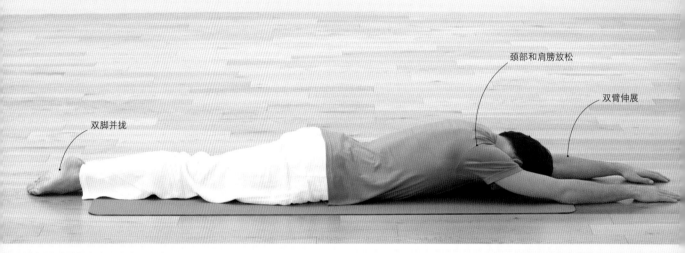

双脚并拢

颈部和肩膀放松

双臂伸展

2 吸气，双臂和双腿同时抬起，尽可能抬高。可以屏住呼吸，也可进行几次深长的腹式呼吸。然后呼气时放松。重复3次，然后以婴儿式（参见p191）或俯卧放松（参见p190）。

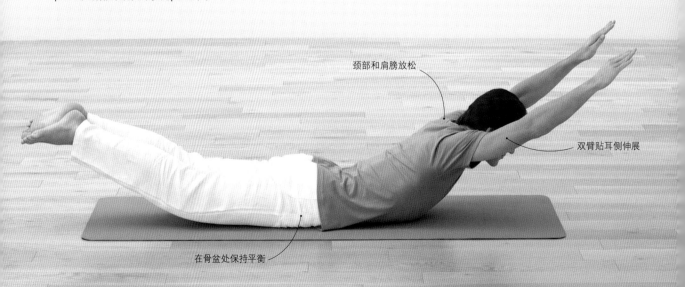

颈部和肩膀放松

双臂贴耳侧伸展

在骨盆处保持平衡

手臂互锁船式（高阶）

1 面朝下趴在垫子上，双脚向后伸展，前额抵地。双臂放在背后，双手紧抓对侧手臂肘部。完全呼气。

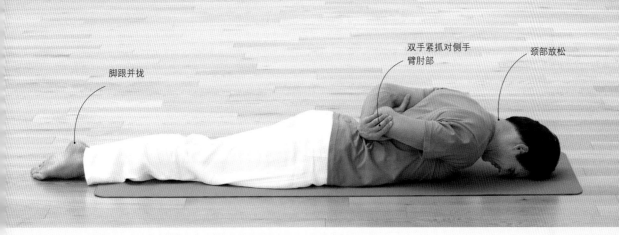

脚跟并拢

双手紧抓对侧手臂肘部

颈部放松

2 吸气，尽可能抬高双腿、头和胸部。可以屏住呼吸或进行几次深呼吸。呼气时放松。重复3次。然后以婴儿式（参见p191）或俯卧放松（参见p190）。

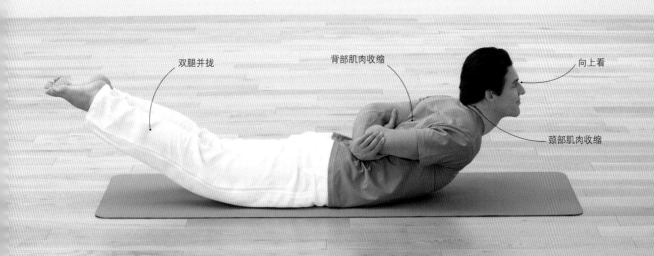

双腿并拢

背部肌肉收缩

向上看

颈部肌肉收缩

蝗虫式
（第2组变式）

经常练习这些蝗虫式变式，可以使你能够快速有力地收缩下背部，双腿比中阶蝗虫式抬得更高。

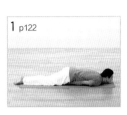 1 p122
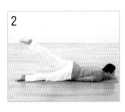 2
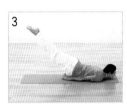 3

双腿抬起（高阶）

3 从蝗虫式第3步开始，吸气，双腿尽可能快地向上摆，双臂用力推向垫子。保持几次呼吸，然后缓慢放松背部肌肉，手臂用力压向垫子，放下双腿，退出该体式。深呼吸几次，然后重复。继续头足式（见右）或以婴儿式（参见p191）或俯卧放松（参见p190）。

头足式（高阶）

从双腿抬起（见左）开始，深长呼气，屈双膝，双脚尽可能靠近头部。保持几次呼吸，然后缓慢放松背部肌肉，手臂用力压向垫子，结束该体式。深呼吸几次后重复。以婴儿式（参见p191）或俯卧放松（参见p190）。

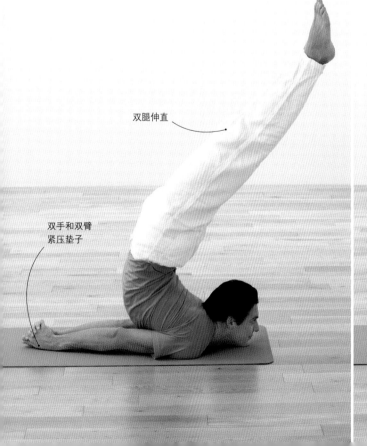

双腿伸直

双手和双臂紧压垫子

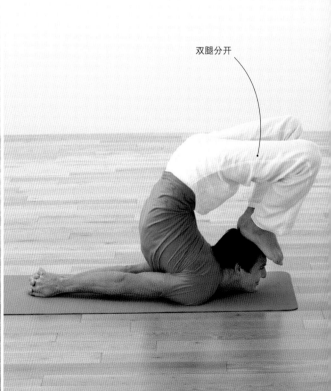

双腿分开

莲花蝗虫式（高阶）

1 莲花式坐姿（参见p114）。完全瑜伽式呼吸（参见p181）几次。

2 上身向前倾斜，双手放在身体前面的垫子上，双膝支撑身体。双手向前走，直到双手到达肩膀下方。缓慢、有节奏地呼吸。

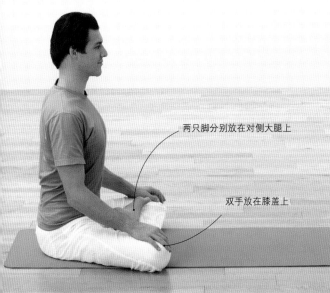

两只脚分别放在对侧大腿上

双手放在膝盖上

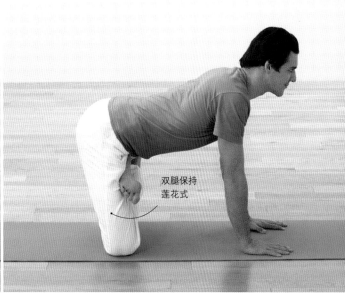

双腿保持莲花式

3 双腿不要松开，上身缓缓伏地，将手臂放在身体下方。双手呈p122所示的A、B两种手位之一，以自己感觉舒适为宜。完全呼气。

4 吸气，双腿尽可能快地上摆。靠手臂和腰部力量将双腿抬高。保持该姿势，呼吸几次，然后缓慢放松背部肌肉，并以手臂用力压向垫子，退出该体式。换一种方式交叉双腿重复。以婴儿式（参见p191）或俯卧放松（参见p190）。

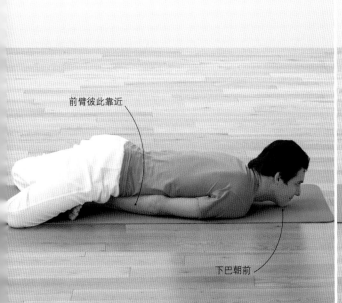

前臂彼此靠近

下巴朝前

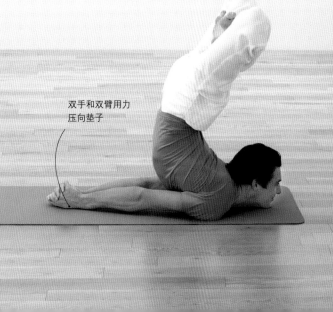

双手和双臂用力压向垫子

骆驼式
（初阶和中阶）

骆驼式可拉伸胸部和喉部肌肉，同时也能够加强腘绳肌和臀部肌肉力量。练习之后以婴儿式（参见p191）放松，至少保持8次呼吸。

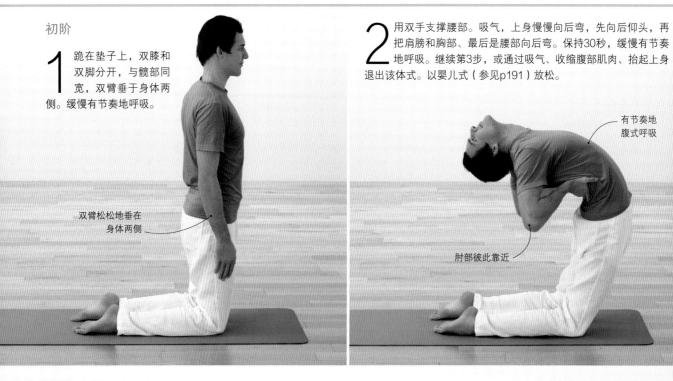

初阶

1 跪在垫子上，双膝和双脚分开，与髋部同宽，双臂垂于身体两侧。缓慢有节奏地呼吸。

双臂松松地垂在身体两侧

2 用双手支撑腰部。吸气，上身慢慢向后弯，先向后仰头，再把肩膀和胸部、最后是腰部向后弯。保持30秒，缓慢有节奏地呼吸。继续第3步，或通过吸气、收缩腹部肌肉、抬起上身退出该体式。以婴儿式（参见p191）放松。

有节奏地腹式呼吸

肘部彼此靠近

中阶

3 要将这个姿势完全做到位，先缓慢呼吸，两只手先后从背部移到脚踝，通过收缩臀部和大腿后侧肌肉将骨盆向前推。缓慢而有节奏的腹式呼吸，保持30秒。吸气，收缩腹肌，抬起上身，然后重复。

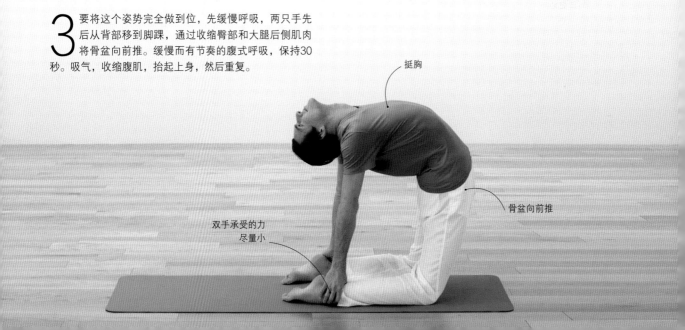

挺胸

骨盆向前推

双手承受的力尽量小

钻石式
（中阶和高阶）

钻石式是一个完全后弯的体式，是通过双臂的有力辅助来进入的。它使身体的前侧得到充分的拉伸，使太阳神经丛恢复活力。练习之后以婴儿式（参见p191）放松。

中阶

1 跪姿，臀部坐在两脚跟之间，双臂放在背后。上身慢慢向后降低，以肘部支撑，然后躺下，双手抱紧对侧肘部放在头顶后侧。缓慢而有节奏地腹式呼吸，保持30秒。继续第2步或将肘部放在腰两旁把上身推起来，退出该体式。然后双腿向前伸展。以婴儿式（参见p191）放松。

中阶

2 将手掌平放在垫子上尽可能靠近肩膀的位置。吸气，双臂用力推，使头顶着地。

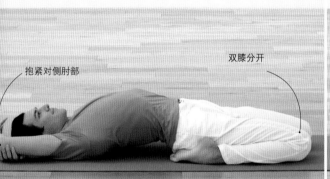

抱紧对侧肘部

双膝分开

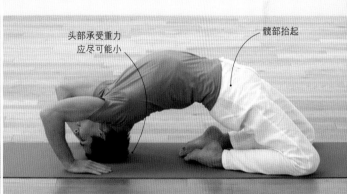

头部承受重力应尽可能小

髋部抬起

3 要将这个姿势完全做到位，先深吸气，双臂再用力推，使头离双脚更近。双手抓住双脚，肘部牢牢撑地，保持30秒，然后双手向远离身体方向移动，并将颈部放到垫子上。重复1次，然后将肘部放在腰两旁将上身推起来。双腿向前伸展。以婴儿式（参见p191）放松。

双手放在大腿上（高阶变式）

从钻石式第2步开始，吸气，一次缓慢抬起一只手，将双手放在大腿上，这样就可以保持头部和腿部平衡。保持几次呼吸，然后返回钻石式第2步，将颈部放到垫子上。重复1次，然后肘部放在腰两旁将上身推起来。双腿向前伸展。以婴儿式（参见p191）放松。

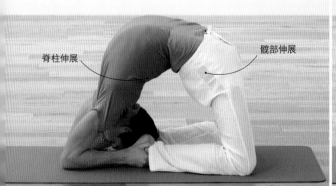

脊柱伸展

髋部伸展

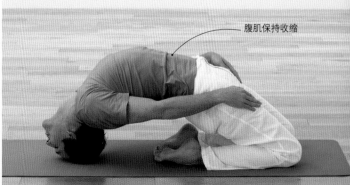

腹肌保持收缩

鸽子式
（所有级别）

坐姿，双臂向后越过头抱住脚是一种令人激动的体验。这种姿势可使脊柱得到彻底伸展。练习之后以婴儿式（参见p191）放松。

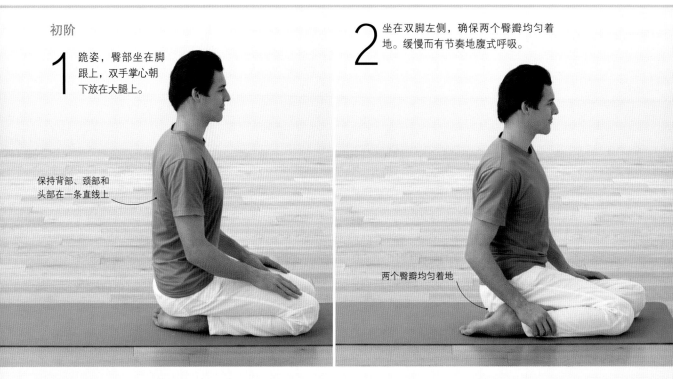

初阶

1 跪姿，臀部坐在脚跟上，双手掌心朝下放在大腿上。

保持背部、颈部和头部在一条直线上

2 坐在双脚左侧，确保两个臀瓣均匀着地。缓慢而有节奏地腹式呼吸。

两个臀瓣均匀着地

3 继续保持有节奏的腹式呼吸，将右腿沿着垫子向后伸，脚尖绷紧。用双手支撑身体，帮助脊柱保持竖直。将左脚放在右髋前侧。保持几次呼吸，然后继续第4步或松开腿，换另一侧重复，然后以婴儿式（参见p191）放松。

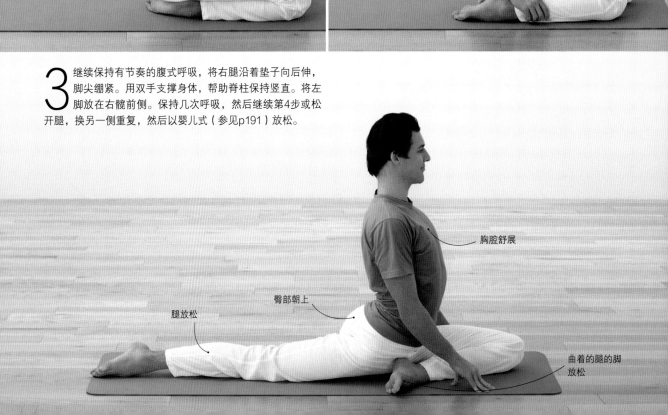

胸腔舒展

腿放松

臀部朝上

曲着的腿的脚放松

中阶

4 右腿向后伸，屈右膝，右手握住右脚，将右脚跟抵在右侧臀部。保持几次呼吸，然后继续第5步或者换另一侧重复，然后以婴儿式（参见p191）放松。

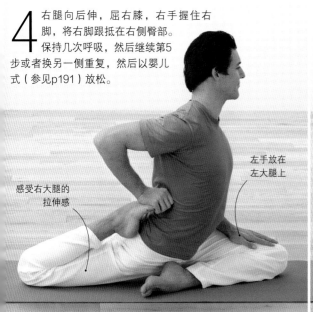

感受右大腿的拉伸感

左手放在左大腿上

高阶

5 用右手抓住右脚的内缘。将左手放在垫子上左臀部旁边，以帮助身体保持平衡。有节奏地呼吸。

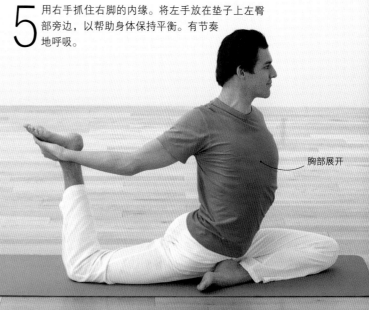

胸部展开

6 头向后仰，用右手将右脚拉近肩膀。继续有节奏地呼吸，右手肘向右旋转。左手压实垫子保持稳定。

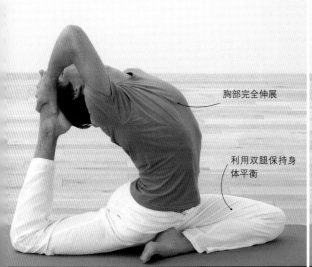

胸部完全伸展

利用双腿保持身体平衡

7 要将这个姿势完全做到位，先有节奏地呼吸以保持平衡，将左臂举过头，与右手一起抱住右脚。努力将右脚贴近头顶。保持几次呼吸，然后放下，换另一侧重复。以婴儿式（参见p191）放松30秒。

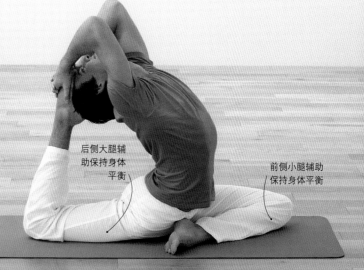

后侧大腿辅助保持身体平衡

前侧小腿辅助保持身体平衡

新月式
（所有级别）

该体式主要益处是可拉伸骨盆中的髋部屈肌（髂腰肌），由于我们久坐不动的生活方式，髋部屈肌往往会缩短，导致腰部僵硬。练习之后以婴儿式（参见p191）放松。

初阶

1 跪在垫子上，右脚向前移到双手之间。左腿向后伸，左膝着地。右腿小腿保持与地面垂直。有节奏地缓慢呼吸。

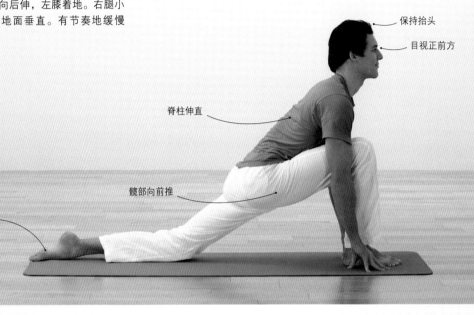

保持抬头

目视正前方

脊柱伸直

髋部向前推

后面这只脚放松

2 吸气，双手在胸前合十，呈祈祷式（参见p50）。保持背部竖直，并利用弯曲的腿和前脚的脚趾保持平衡。保持几次呼吸，继续第3步或退出该姿势，换另一侧重复，然后以婴儿式（参见p191）放松。

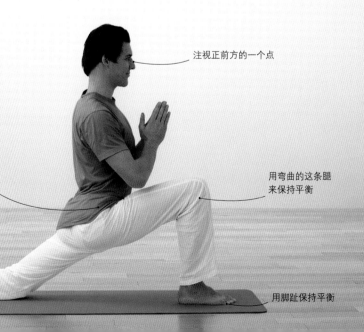

注视正前方的一个点

髋部在体重作用下向下沉

用弯曲的这条腿来保持平衡

用脚趾保持平衡

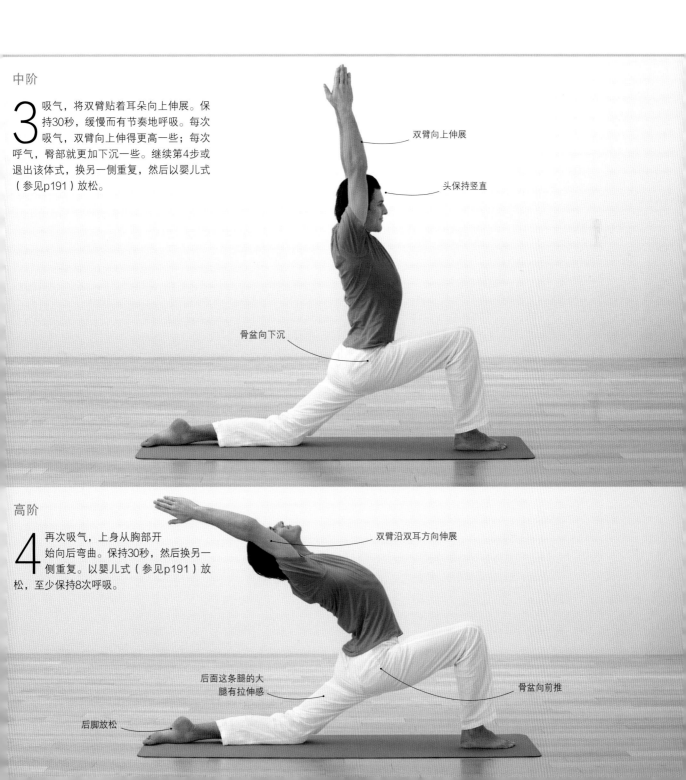

中阶

3 吸气，将双臂贴着耳朵向上伸展。保持30秒，缓慢而有节奏地呼吸。每次吸气，双臂向上伸得更高一些；每次呼气，臀部就更加下沉一些。继续第4步或退出该体式，换另一侧重复，然后以婴儿式（参见p191）放松。

双臂向上伸展

头保持竖直

骨盆向下沉

高阶

4 再次吸气，上身从胸部开始向后弯曲。保持30秒，然后换另一侧重复。以婴儿式（参见p191）放松，至少保持8次呼吸。

双臂沿双耳方向伸展

后面这条腿的大腿有拉伸感

骨盆向前推

后脚放松

8 弓式
（Dhanurasana）

　　弓式结合了眼镜蛇式（参见p116～118）和蝗虫式（参见p122～123）的优点。身体姿势呈弓形，腿部和背部的肌肉被激活，而手臂像弓弦一样被动地伸展。练习之后以婴儿式（参见p191）放松，保持8次呼吸。

益处

生理益处
- 调理背部肌肉。
- 使整条脊柱富有弹性。
- 矫正脊柱后凸——驼背（参见p29）。
- 增强大腿前侧的股四头肌。
- 缓解胃肠功能紊乱。
- 促进消化。
- 缓解便秘。
- 激活女性生殖系统。

心理益处
- 消除精神萎靡和懒惰的心理。

弓式（初阶）

1 俯卧，双腿双臂伸展。屈右腿，右手抓住右脚踝。

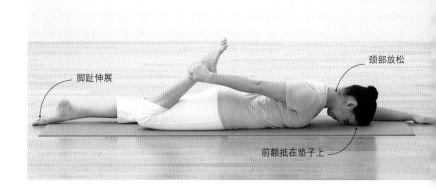

脚趾伸展　颈部放松　前额抵在垫子上

2 吸气，右腿向上提，抬头。坚持5次呼吸，然后呼气放松。换另一条腿重复。俯卧放松（参见p190）或以婴儿式（参见p191）放松，保持几个呼吸。

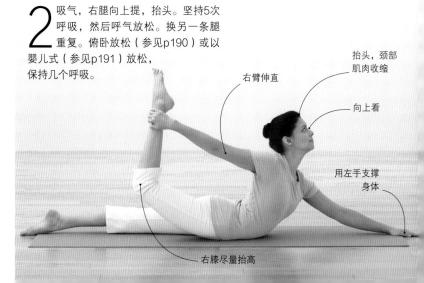

右臂伸直　抬头，颈部肌肉收缩　向上看　用左手支撑身体　右膝尽量抬高

弓式
（中阶和高阶）

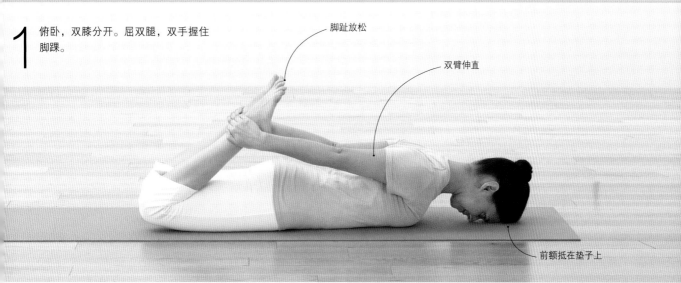

1 俯卧，双膝分开。屈双腿，双手握住脚踝。

脚趾放松

双臂伸直

前额抵在垫子上

2 吸气，双脚向上提，双膝尽可能抬高。抬头，颈部收缩。保持3~6次呼吸，然后呼气，双手放开双脚，双膝降低，前额回到垫子上。以婴儿式（参见p191）放松，保持8次呼吸。

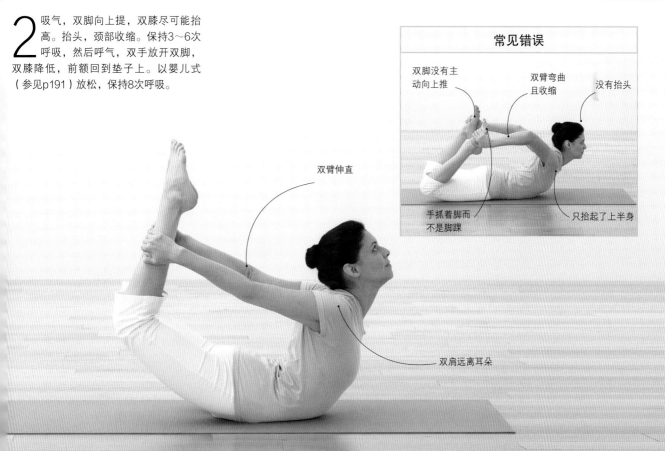

双臂伸直

双肩远离耳朵

常见错误

双脚没有主动向上推

双臂弯曲且收缩

没有抬头

手抓着脚而不是脚踝

只抬起了上半身

弓式
（第1组变式）

这些变式会让肩关节变得十分灵活，同时也会让胸部及髋部肌肉变得柔韧。练习之后以婴儿式（参见p191）放松。

从这里开始

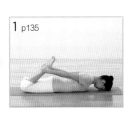

1 p135

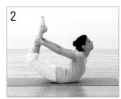

2

摇摆弓式（中阶）

3 从弓式第2步开始，用力吸气，颈部和上背部肌肉强烈收缩。头和胸尽量抬高。这会使身体向后摇摆，重心从腹部移到大腿。

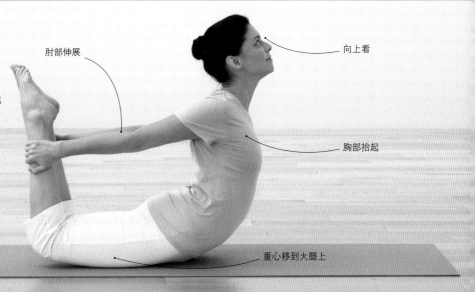

向上看

肘部伸展

胸部抬起

重心移到大腿上

4 用力呼气，用双臂和肩膀的力量将身体向前拉，重心移到腹部和胸部。前后摇摆3～6次，呼气，松开双脚，落下膝盖，前额回到垫子上。以婴儿式（参见p191）放松30秒。

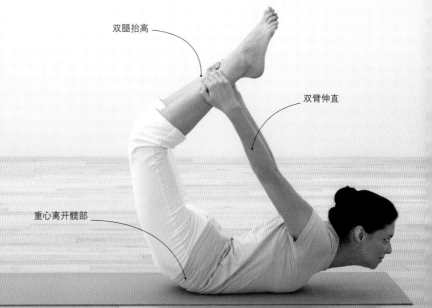

双腿抬高

双臂伸直

重心离开髋部

单手弓式（高阶）

1 俯卧，屈左臂支撑身体。屈右腿，右手握在右脚大脚趾下方。左脚向后伸展。

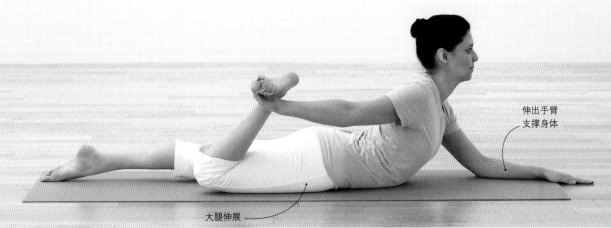

伸出手臂支撑身体

大腿伸展

2 吸气，右手将右脚向肩膀拉近。左臂伸直，将胸部上推，呈后弯的姿势。

抬头

目视正前方

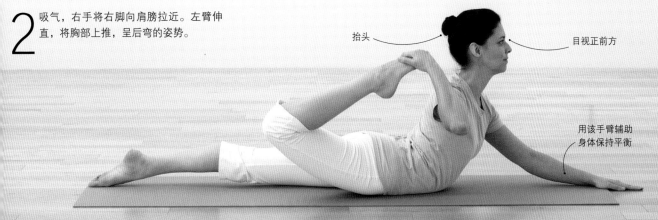

用该手臂辅助身体保持平衡

3 右脚离肩膀足够近时，缓慢呼吸，右手肘抬起，将右脚拉得更高。保持几个呼吸，然后呼气，放开右脚，右膝落下，前额回到垫子上。然后换另一侧重复。然后以婴儿式（参见p191）放松。

头向后仰

向上看

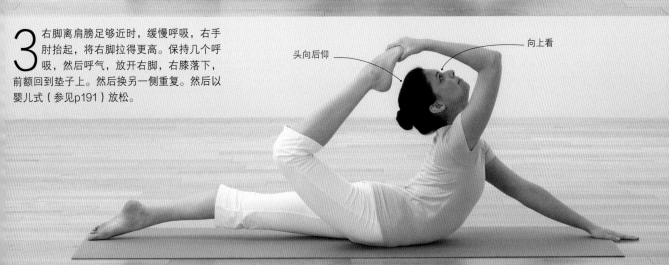

弓式
（第2组变式）

全弓式是一个真正的动态体式，学会做单手弓式（参见p137）之后，可以尝试这个体式。它可以使身体前侧从颈部到膝盖都得到充分拉伸。

全弓式（高阶）

1 俯卧，屈双腿，双手分别抓住双脚，手指包绕脚面和大脚趾。缓慢深呼吸。

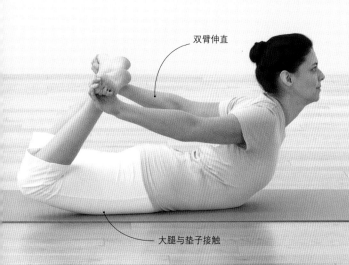

双臂伸直

大腿与垫子接触

2 弯曲肘部时转动肩膀，尽力将双脚拉近肩膀。大腿离开垫子。专注于有节奏的呼吸。

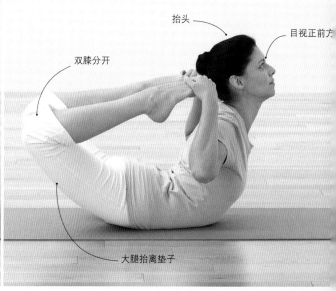

抬头

目视正前方

双膝分开

大腿抬离垫子

3 继续缓慢呼吸。当双脚离肩膀足够近时，肘部向前抬高至面部前方，将双脚拉得更高。坚持几个呼吸，然后呼气，放开双脚，双膝落下，前额回到垫子上。以婴儿式（参见p191）放松。

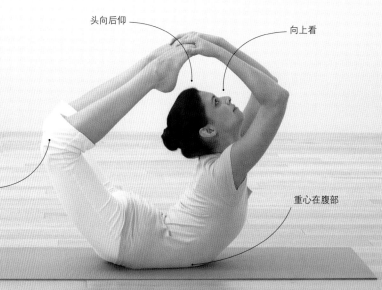

头向后仰

向上看

膝盖伸展，帮助抬高双脚

重心在腹部

双脚触头（高阶）

从全弓式第3步（参见p138）开始，有节奏地缓慢呼吸，双手继续向前拉双脚，直到双脚触及前额。坚持几个呼吸，然后呼气，放开双脚，双膝落下，前额回到垫子上。以婴儿式（参见p191）放松。

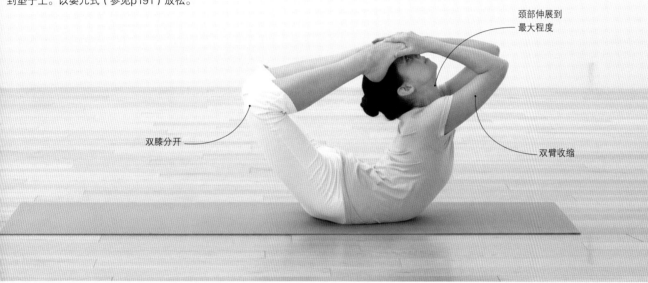

颈部伸展到
最大程度

双膝分开

双臂收缩

双脚触肩（高阶）

从双脚触头（见上）开始，缓慢呼吸，尽力将双脚拉到肩膀上。这个姿势需要脊柱和肩膀具有极大的灵活性。坚持几个呼吸，然后呼气，放开双脚，双膝降低，前额回到垫子上。以婴儿式（参见p191）放松。

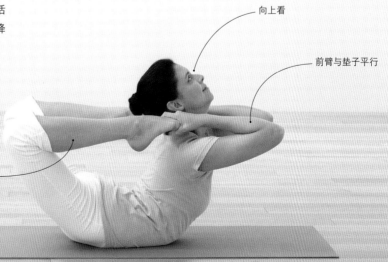

向上看

前臂与垫子平行

小腿与垫子平行

轮式

（所有级别）

练习轮式需要肌肉有足够的长度和强度，还需具有平衡感。当你在保持该姿势的过程中还能够有节奏地呼吸时，你的体式练习已经取得了巨大进步。练习完毕，屈膝平躺（参见p189）在垫子上放松。

初阶

1 仰面平躺在垫子上，双膝弯曲，双脚打开与髋部同宽。双手抓住脚踝。有节奏地深呼吸。

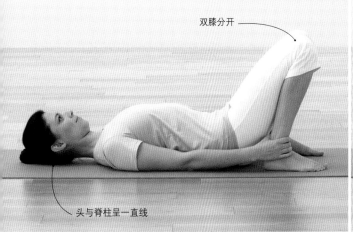

双膝分开

头与脊柱呈一直线

2 吸气，头、双肩和双脚放在垫子上，髋部尽量抬高。坚持2～3次深长而有节奏的呼吸，然后继续第3步，或将髋部放回垫子，屈膝平躺（参见p189）放松。

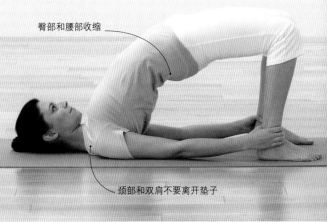

臀部和腰部收缩

颈部和双肩不要离开垫子

中阶和高阶

3 继续有节奏地深呼吸，抬高髋部，将双手放在耳朵两侧，手指朝向肩膀。双脚彼此平行。

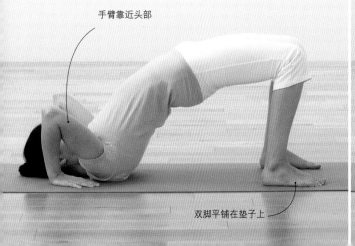

手臂靠近头部

双脚平铺在垫子上

4 吸气，双手撑地，头顶轻轻抵地。手肘朝后，手臂弯曲。

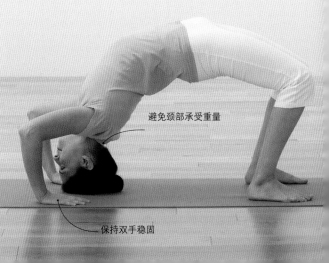

避免颈部承受重量

保持双手稳固

5 要将这个姿势完全做到位，再次吸气，双臂伸直，把身体撑起来。如果觉得伸直手臂有难度，可以先将脚跟抬起，靠脚趾保持平衡；然后，手臂伸直，放低脚跟，双脚平放在垫子上。保持几次呼吸，然后屈双臂，按照从第3到第1步的顺序退出体式。一定要保留足够的体力将颈部安全地放回垫子，不要等到支撑不住才退出。休息片刻后再重复1~2遍。然后屈膝平躺（参见p189）放松。

常见错误

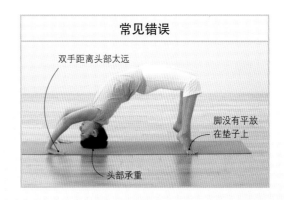

双手距离头部太远

脚没有平放在垫子上

头部承重

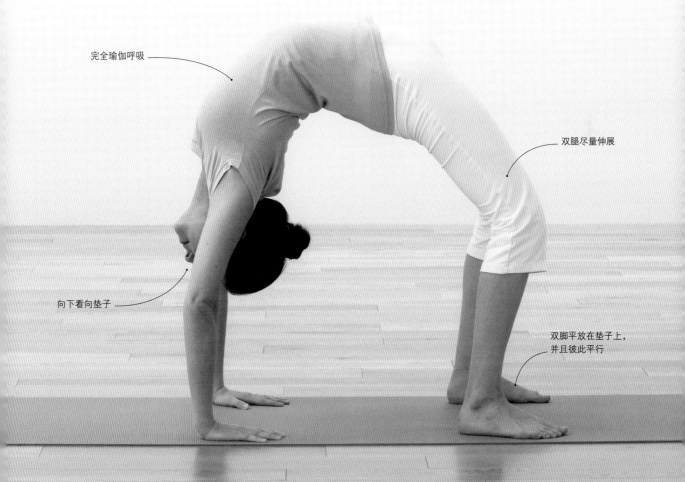

完全瑜伽呼吸

双腿尽量伸展

向下看向垫子

双脚平放在垫子上，并且彼此平行

轮式
（变式）

练习这些高阶轮式变式时，最好有老师或另一个人在旁边，他们可以在你倒向一侧时扶住你的髋部。

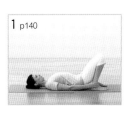 1 p140
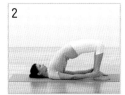 2
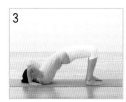 3
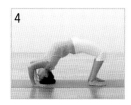 4
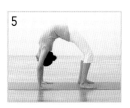 5

从这里开始

单腿上抬（高阶）

从轮式第5步开始，将重心移到右腿。吸气，抬起左腿，向上伸直。保持呼吸，然后呼气，左腿放回垫子。换另一侧重复。之后继续单臂抬起（见右），或者按照轮式从第3步到第1步的顺序屈臂退出该体式。屈膝平躺（参见p189）放松。

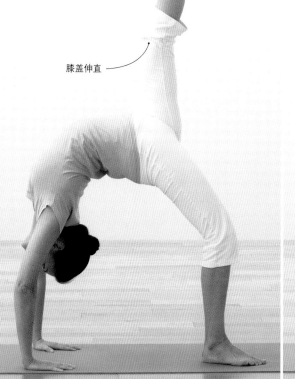

脚趾伸展

膝盖伸直

单臂抬起（高阶）

从轮式第5步开始，将重心移到左臂，吸气，抬起右臂，右手放在右大腿上，右手手指朝向身体内侧。保持几次呼吸，然后呼气，右臂放回垫子。换另一侧重复。之后按照轮式从第3步到第1步的顺序屈臂退出该体式。屈膝平躺（参见p189）放松。

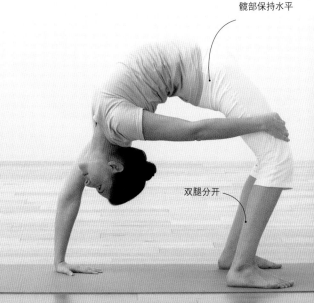

髋部保持水平

双腿分开

从站姿进入全轮式
（高阶）

1 站立在垫子前端，双腿分开约50厘米，脚尖稍向外旋转。双手在胸前合掌呈祈祷式（参见p50）。

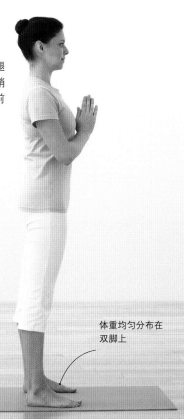

体重均匀分布在双脚上

2 吸气，双臂举过头顶。头向后仰，身体向后弯曲，保持双臂向后伸直。

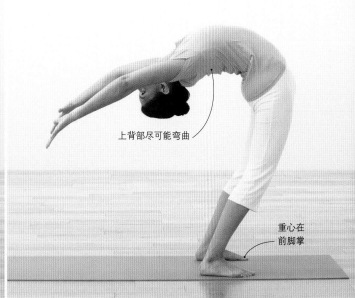

上背部尽可能弯曲

重心在前脚掌

3 双膝微曲，身体继续向后弯曲，双臂伸展，向垫子靠近。保持呼吸，身体重心尽量靠前以保持平衡。

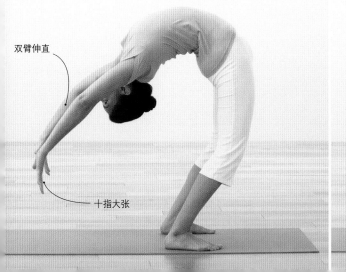

双臂伸直

十指大张

4 手臂靠近垫子时，将身体重心缓缓移至手臂。双手一触碰垫子，就稍微弯曲肘部以保护手腕。呼吸几次，然后吸气，重心迅速前移，回到第1步，或者弯曲肘部，按照第3步到第1步的顺序抬起身体。屈膝平躺（参见p189）放松。

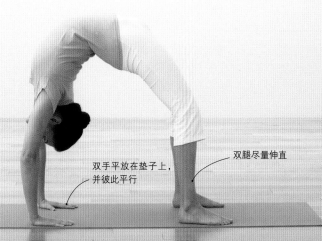

双手平放在垫子上，并彼此平行

双腿尽量伸直

9 半脊柱扭转式
（Ardha matsyendrasana）

　　侧向旋转对提高脊柱的柔韧性非常重要。这些扭转体式能够作用于所有的椎骨以及髋关节。练完每个体式后以婴儿式（参见p191）放松。该体式是以伟大的瑜伽圣哲——鱼王马彻彦德拉纳特（Matsyendranath）的名字命名的。

益处

生理益处
- 有助于提高脊柱灵活性。
- 有助于调理脊柱神经根。
- 有助于为胃肠系统注入活力。
- 改善大肠功能。
- 增进食欲。

心理益处
- 人们在日常生活中一般不会有脊柱的旋转或扭转动作。通过探索这种不同寻常的动作，你的思维会变得更灵活、适应性也更强。

半脊柱扭转式（初阶）

1 坐姿，双腿向前伸直，双臂置于身体后侧。双手掌心朝下放在垫子上，手指朝向后方。有节奏地腹式呼吸。

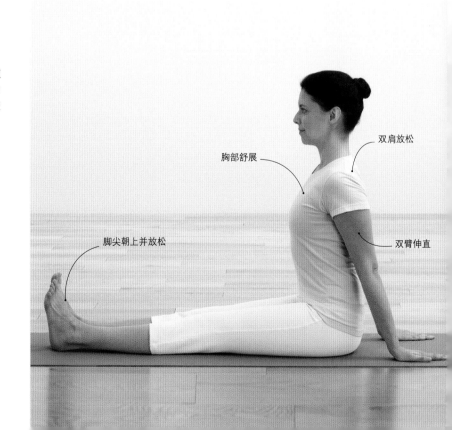

胸部舒展

双肩放松

脚尖朝上并放松

双臂伸直

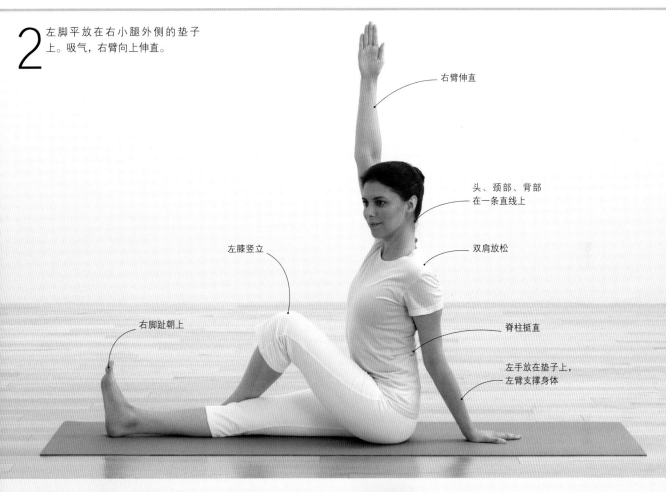

2 左脚平放在右小腿外侧的垫子上。吸气，右臂向上伸直。

右臂伸直

头、颈部、背部在一条直线上

双肩放松

左膝竖立

脊柱挺直

右脚趾朝上

左手放在垫子上，左臂支撑身体

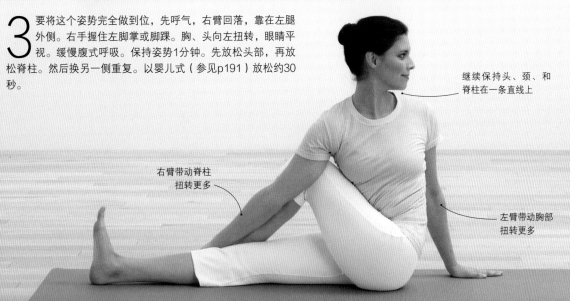

3 要将这个姿势完全做到位，先呼气，右臂回落，靠在左腿外侧。右手握住左脚掌或脚踝。胸、头向左扭转，眼睛平视。缓慢腹式呼吸。保持姿势1分钟。先放松头部，再放松脊柱。然后换另一侧重复。以婴儿式（参见p191）放松约30秒。

继续保持头、颈、和脊柱在一条直线上

右臂带动脊柱扭转更多

左臂带动胸部扭转更多

半脊柱扭转式
（中阶和高阶）

腰椎段不易发生扭转，你需要扭转的是脊柱中的颈椎段和胸椎段。保持胸腔舒展、颈部直立，这些是练习扭转的最佳准备。

1 以坐姿开始，臀部坐在脚跟上，双手掌心朝下放在大腿上。

2 双手掌心朝下放在大腿上，调整姿势，坐到双脚右侧，臀部均匀着地。

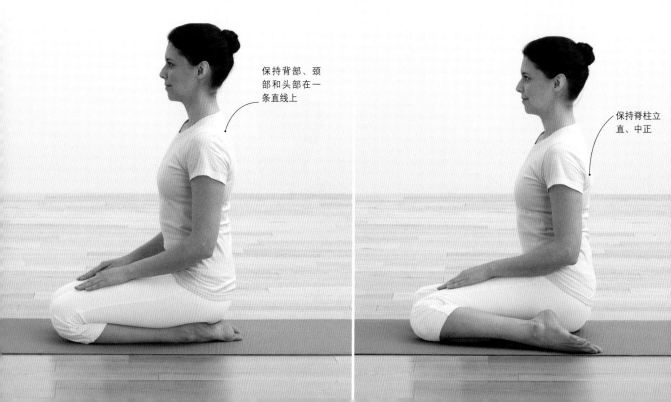

保持背部、颈部和头部在一条直线上

保持脊柱立直、中正

3 将左脚平放到右膝外侧。左臂放在背后支撑身体。吸气，右臂向上伸直。

4 要将这个姿势完全做到位，先呼气，右臂回落，右上臂靠在左大腿外侧，右手尽力握住左脚掌或左脚踝。胸部、头部向左扭转，眼睛平视。缓慢腹式呼吸。保持该姿势1分钟。先放松头部，再放松脊柱。换另一侧重复，然后练习p148~149中的变式，或以婴儿式（参见p191）放松30秒。

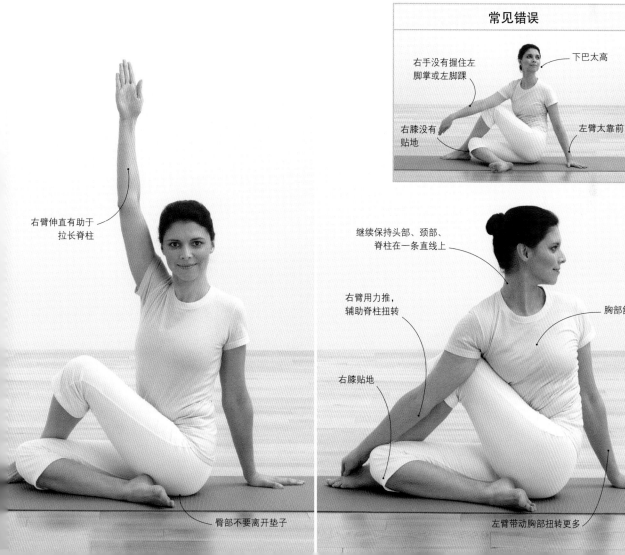

右臂伸直有助于拉长脊柱

臀部不要离开垫子

常见错误

右手没有握住左脚掌或左脚踝

下巴太高

右膝没有贴地

左臂太靠前

继续保持头部、颈部、脊柱在一条直线上

右臂用力推，辅助脊柱扭转

胸部舒展

右膝贴地

左臂带动胸部扭转更多

半脊柱扭转式
（变式）

这些变式中，脊柱的扭转幅度和大腿外侧外展肌的伸展程度会有所增加。注意一定要在能够保持背部、颈部和头部直立的情况下练习这些变式。

从这里开始

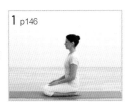

1 p146

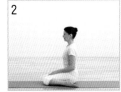

2

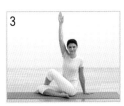

3

抓握手腕（高阶）

从中阶半脊柱扭转式第3步开始，右臂穿过左膝与右腿之间的空隙，右手握住左手或左手腕。缓慢腹式呼吸，保持该姿势2分钟。然后换另一侧重复。以婴儿式（参见p191）放松。

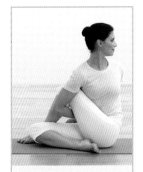

前视图
通过这个方向的视图可以清楚地看到，在该姿势下胸部完全舒展。

抓握脚踝（高阶）

从抓握手腕（见左）开始，左脚向右髋靠近。左臂抵在背后，左手尽力握住左脚踝。右手抓右膝，并以右臂为杠杆辅助身体向左扭转。缓慢呼吸，保持2分钟。然后换另一侧重复。

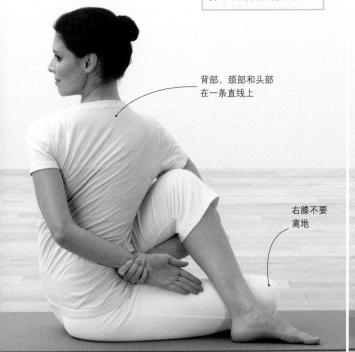

背部、颈部和头部在一条直线上

右膝不要离地

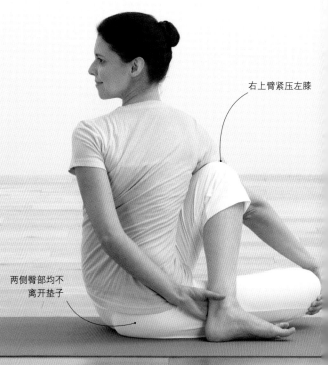

右上臂紧压左膝

两侧臀部均不离开垫子

从
这
里
开
始

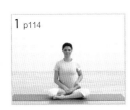

1 p114

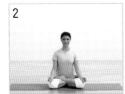

2

全脊柱扭转式（高阶）

从莲花式第2步开始，抬起左腿，右手握左脚，左臂放
在身体后方。头向左转，眼睛看向左肩的延长线。有节
奏地呼吸，保持1分钟。然后头部先还原，再让脊柱还
原。之后换另一侧重复。以婴儿式（参见p191）放松。

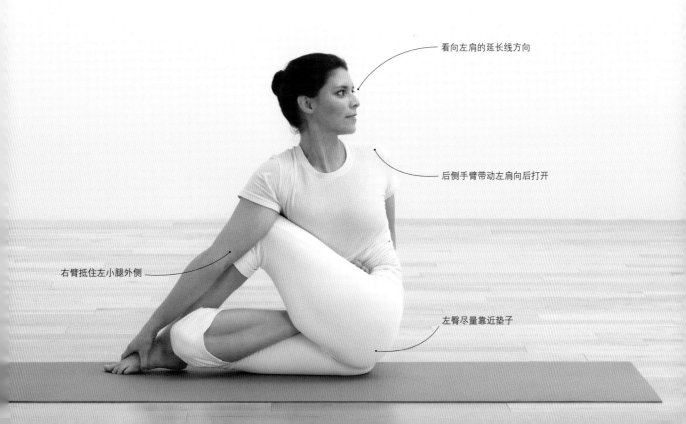

看向左肩的延长线方向

后侧手臂带动左肩向后打开

右臂抵住左小腿外侧

左臀尽量靠近垫子

10a 乌鸦式

（Kakasana）

强健手臂和肩胛带是所有锻炼计划的主要关注点，瑜伽圣哲没有使用重量，而是创造了平衡体式，如乌鸦式及其变式。在这些体式中，身体重心从下身移到上身。练习完毕以婴儿式（参见p191）放松。

益处

生理益处
• 有助于增强腕部力量和柔韧性。
• 增强肱三头肌力量。
• 增强肩膀肌肉力量。
• 这些变式可进一步增强腿部、臀部和背部肌肉力量。

心理益处
• 练习这个姿势之前，必须预估自己的手臂和手可以支撑多少重量。如果你放到手臂和手上的重量太小，就无法将脚抬离垫子。经过一段时间的尝试和犹豫，一个专注、坚定的动作就能让你进入这个姿势。因此，乌鸦式也有助于培养一个人的决心和专注力。

乌鸦式（初阶）

1 双腿和双脚分开蹲坐在垫子上。双肩移到膝盖前方，将手掌放在身前的垫子上。手臂稍微弯曲，确保手和手肘的位置准确（见右图）。缓慢有节奏地呼吸。

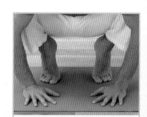

手和手肘位置
手指张开，手腕向内旋，手肘向外弯曲。

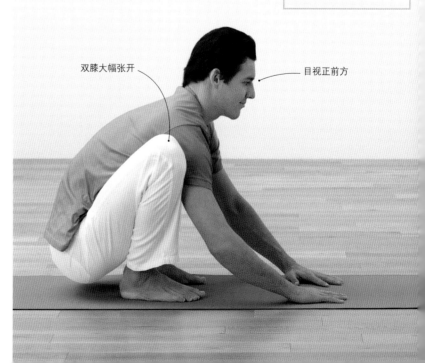

双膝大幅张开

目视正前方

2 踮起脚尖，抬起髋部，双膝紧压上臂。
继续有节奏地腹式呼吸。

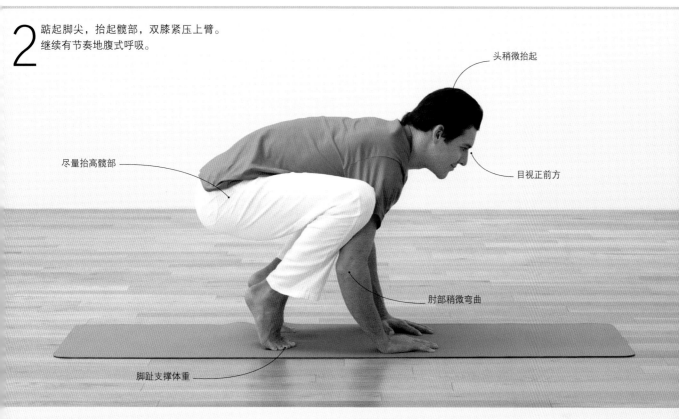

头稍微抬起

目视正前方

尽量抬高髋部

肘部稍微弯曲

脚趾支撑体重

3 更加深长地呼吸，注意力集中在前方一点
上，然后身体慢慢向前移，重量从双脚转移
到手腕上。肘部应当稍微弯曲，双膝放在
上臂上。继续第4步（参见p152）或坚持片刻后呼
气，回到蹲坐姿势。回到婴儿式（参见p191）放
松。

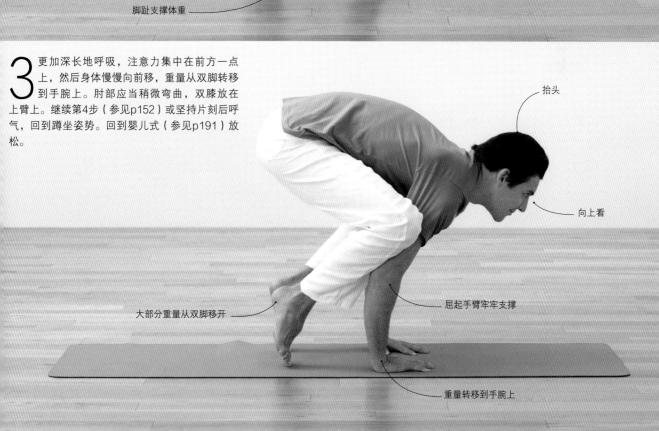

抬头

向上看

大部分重量从双脚移开

屈起手臂牢牢支撑

重量转移到手腕上

乌鸦式
（中阶和高阶）

乌鸦式变式（参见p153）看似困难，实际做起来其实很简单。只需要一个非常稳定的根基支撑双腿重量。侧乌鸦式还有助于提升侧向平衡能力。

从这里开始

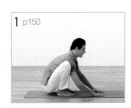
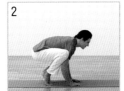
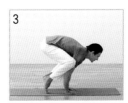

4 如果腕部足够有力，就可以将这个姿势完全做到位。从乌鸦式第3步开始，吸气后屏住呼吸，将身体的重心慢慢向前转移，直到双脚离开地面。保持平衡片刻，然后呼气，回到第2步。当你能够将这个体式完全做到位后，有节奏地呼吸，保持30秒。然后回到婴儿式（参见p191）放松。

常见错误

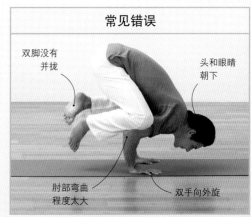

双脚没有并拢

头和眼睛朝下

肘部弯曲程度太大

双手向外旋

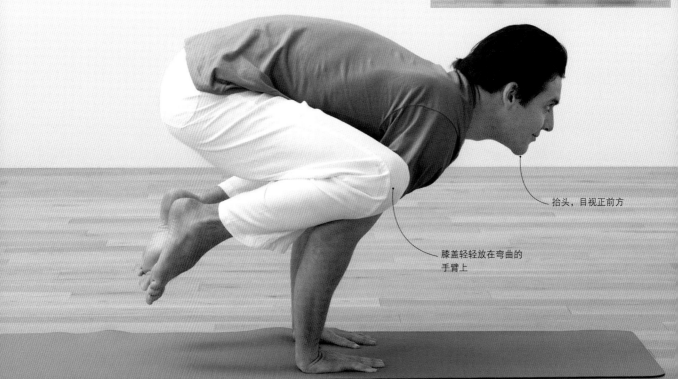

抬头，目视正前方

膝盖轻轻放在弯曲的手臂上

侧乌鸦式（高阶变式）

1 从跪蹲姿势开始，双手平放在双腿右侧的垫子上，相距约50厘米。双脚走向身体左侧。

2 确保双脚与左手相距约50厘米，并与双手在一条直线上。双膝弯曲，将双腿移到左手肘上。吸气，然后屏住呼吸，重心向前移，直至双脚离开垫子。

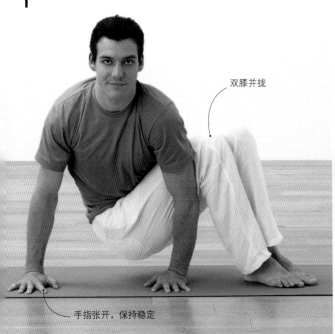

双膝并拢

手指张开，保持稳定

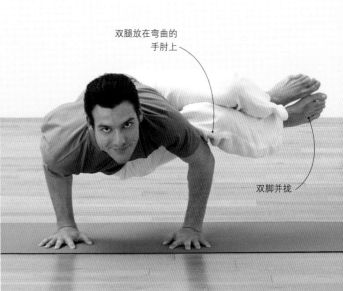

双腿放在弯曲的手肘上

双脚并拢

3 有节奏地深呼吸，慢慢伸展双腿的同时将头部、躯干、双脚和双腿的重量向前移，在能保持有节奏的呼吸的情况下，尽量长时间保持体式。然后双膝弯曲，回到跪蹲姿势。之后换一侧重复。然后回到婴儿式（参见p191）放松。

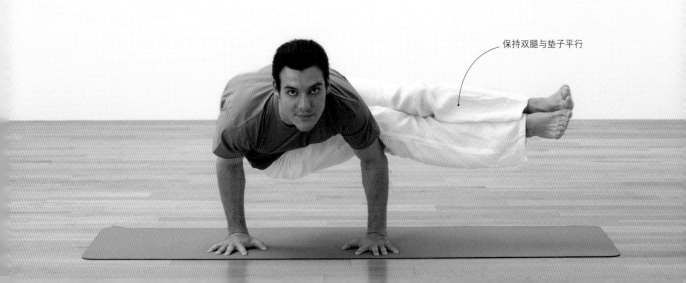

保持双腿与垫子平行

10b 孔雀式
（Mayurasana）

这个体式状如孔雀开屏，能极佳地练习平衡。此外，还可以强健身体多处肌肉力量，并调理肺部和腹部器官。练习之后以婴儿式（参见p191）放松。

益处

生理益处
• 强健腿部、手臂、背部、腹部、肩部和颈部肌肉。
• 调理肺部。
• 调理腹部器官。
• 有助于缓解便秘。
• 滋养全身。

心理益处
• 做这个体式时需要肌肉强力伸缩、深呼吸以及注意力高度集中，这对于克服惰性（参见p212）、缓解激性（参见p212）有很大帮助。

孔雀式（初阶）

1 跪姿，双膝分开，然后臀部坐在两脚跟之间。双臂前伸，肘部弯曲，保持肘部和双手并在一起。有节奏地深呼吸。

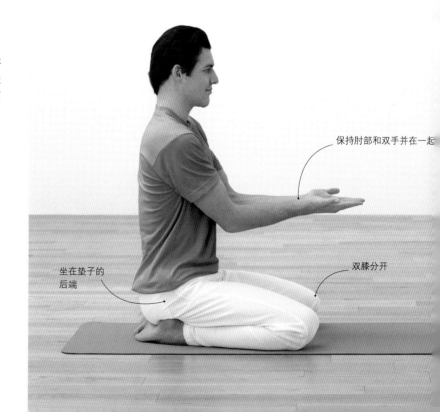

保持肘部和双手并在一起

坐在垫子的后端

双膝分开

2 上身向前倾，髋部抬高，双手掌心朝下放在垫子上靠近膝盖的位置，手指指向后方。双肘并在一起抵靠上腹部。这个姿势对有些女士来说可能有难度，如果有难度的话，双肘可以适当分开。

3 上身慢慢向前倾，前额抵在垫子上。腹部紧压双肘，继续有节奏地呼吸。

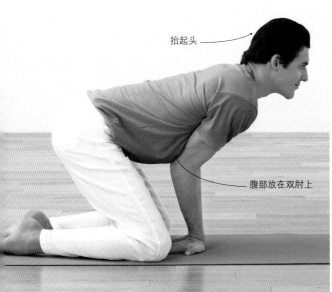

抬起头

腹部放在双肘上

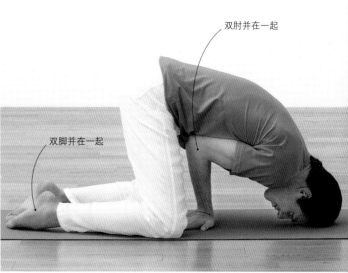

双肘并在一起

双脚并在一起

4 先伸直一条腿，再伸直另一条腿，脚趾回勾。用腹肌与双肘相抵。继续第5步（参见p156）或者呼气双脚和膝盖回到垫子上，退出体式。起身，适当活动手腕。然后以婴儿式（参见p191）放松。

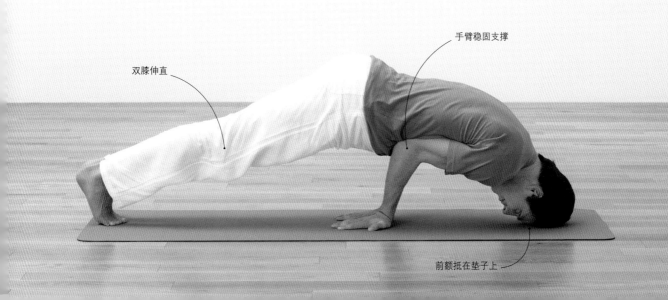

双膝伸直

手臂稳固支撑

前额抵在垫子上

孔雀式
（中阶和高阶）

每个体式都作用于身体的特定穴位，让堵塞的生命能量（参见p178）得以释放。孔雀式促进生命能量从太阳神经丛循环到全身。

从这里开始

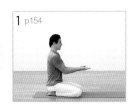 **1** p154

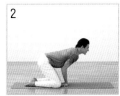 **2**

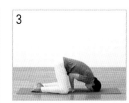 **3**

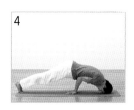 **4**

中阶

5 从孔雀式第4步开始，吸气，抬起头部和胸部。再深呼吸一次，准备收缩双腿、背部、腹部和颈部肌肉。继续第6步或呼气，将双脚和膝盖落回垫子，退出体式。坐起来，适当活动手腕。然后以婴儿式（参见p191）放松。

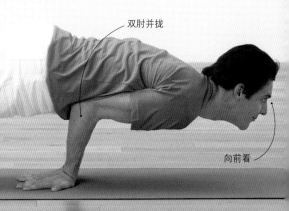

双肘并拢

向前看

双腿伸直，紧紧并拢

高阶

6 要做到最终体式，可深吸一大口气后屏息，绷直身体，脚尖点地向前走，直至双腿抬离垫子。呼气，双脚和膝盖落回垫子。坐起来，适当活动手腕。然后以婴儿式（参见p191）放松。

常见错误

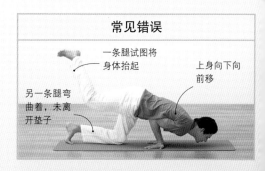

一条腿试图将身体抬起

上身向下向前移

另一条腿弯曲着，未离开垫子

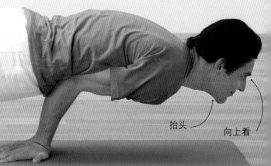

双腿绷直，与头部处于同一水平线

抬头

向上看

头触地（高阶变式）

从孔雀式第6步（参见p156）开始，重心继续前移，直到前额抵在垫子上，并且双腿高高抬离垫子。尝试保持3次呼吸，然后放松。呼气，双脚和膝盖落回垫子。坐起来，适当活动手腕。然后以婴儿式（参见p191）放松。

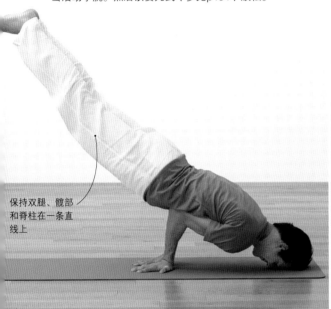

保持双腿、髋部和脊柱在一条直线上

莲花孔雀式（高阶变式）

1 先将左脚放到右大腿上，再将右脚放到左大腿上，如此盘腿而坐，呈莲花式坐姿（参见p114）。

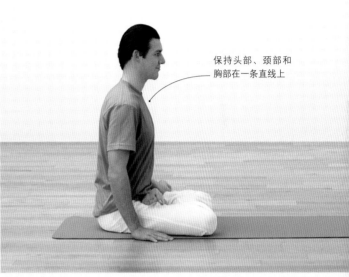

保持头部、颈部和胸部在一条直线上

2 上身向前倾，直至身体平衡于双膝之上。双手平放在垫子上，手指指向腿的方向。

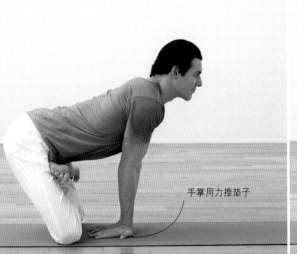

手掌用力推垫子

3 肘部弯曲，抵住腹部。吸气，身体向前移，头部、胸部和盘着的双腿一起抬起。保持3次呼吸，然后按照从第2步到第1步的顺序退出。换先后顺序盘腿（先将右脚放到左大腿上，再将左脚放到右大腿上）重复。然后以婴儿式（参见p191）放松。

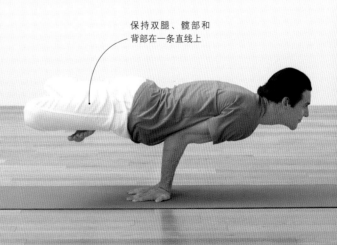

保持双腿、髋部和背部在一条直线上

单腿站立平衡式
（所有级别）

保持单腿站立实际上更多地需要专注，而不是身体力量，可通过在脚跟和脚趾之间变换重心来找到身体平衡点。

树式（初阶）

1 直立站姿，注意力集中于前方某个点以保持平衡。缓慢腹式呼吸。左手抓左脚踝将左脚抬起，左脚掌抵于右大腿内侧。左膝朝外（左腿左侧）。

2 感觉身体已经稳稳平衡后，左手松开左脚踝，双手在胸前合十，呈祈祷式（参见p50）。保持有节奏的呼吸。

3 吸气，慢慢举起双臂，并伸直，双手合掌，保持该姿势1分钟，放下手臂和左腿，恢复直立站姿。然后换另一侧重复。之后练习另一种站立体式（参见p159～169），或直接进入最后的大休息（参见p192～193）。

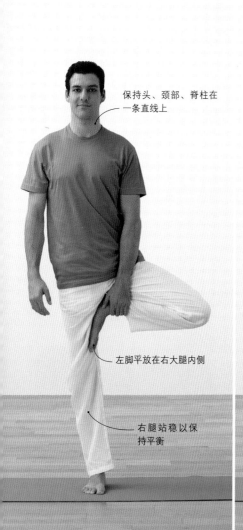

保持头、颈部、脊柱在一条直线上

左脚平放在右大腿内侧

右腿站稳以保持平衡

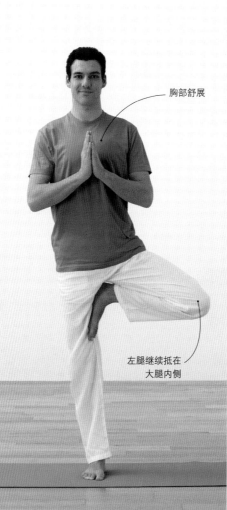

胸部舒展

左腿继续抵在大腿内侧

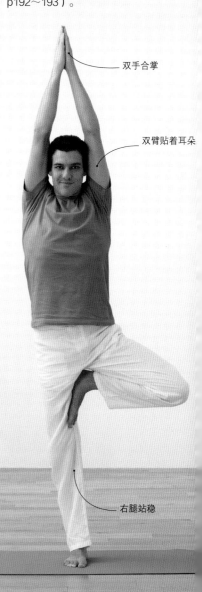

双手合掌

双臂贴着耳朵

右腿站稳

半莲花树式（中阶变式）

1 直立站姿，注意力集中于前方某个点以保持平衡。左手将左脚抬起，放在右大腿上侧，呈半莲花式。松开左脚，双臂垂于身体两侧。右腿站稳。

2 慢慢举起双臂，有节奏地呼吸，保持1分钟，然后放下手臂和左腿，恢复直立站姿。换另一侧重复。之后练习另一种站立体式（参见p159～169），或直接进入最后的大休息（参见p192～193）。

鹰式（中阶）

双膝微屈站立。将右膝叠于左膝上，右脚缠绕到左小腿后侧，右脚面与左小腿相抵保持不动。双臂交叉，左上臂位于右手肘内侧，双手手掌在面部前方合拢。有节奏地呼吸，保持30秒。然后松开手臂，放下右腿，回到起始姿势，换另一侧重复。之后练习另一种站立体式（参见p160～169），或直接进入最后的大休息（参见p192～193）。

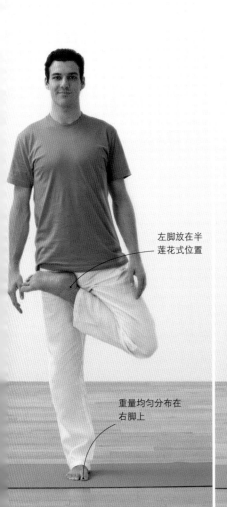

左脚放在半莲花式位置

重量均匀分布在右脚上

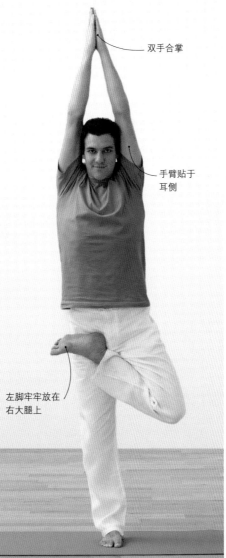

双手合掌

手臂贴于耳侧

左脚牢牢放在右大腿上

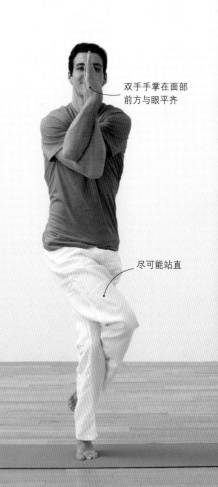

双手手掌在面部前方与眼平齐

尽可能站直

舞王式
（所有级别）

注意力集中在伸直一侧的腿和手臂上，能让身体稳定。这样一来，身体另一侧后弯的动作会更加容易。

初阶和中阶

1 双脚站定，左脚保持身体平衡，右手握右脚踝抬起。缓慢有节奏地呼吸并保持身体平衡。

2 吸气，左臂贴左耳向上伸展。左手肘伸直，手指指向上方。注意力集中地注视前方某个点，有节奏地缓慢呼吸，左脚站稳保持身体平衡。

3 右脚向后推，同时上身稍向前倾。有节奏地深呼吸，保持30秒，然后放松换另一侧重复。继续第4步（参见p161）或练习站立前屈式（参见p162～163）或三角式（参见p164～169），也可以直接进入最后的大休息（参见p192～193）。

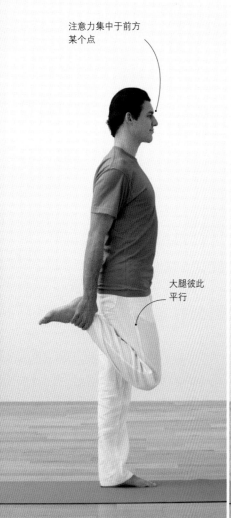

注意力集中于前方某个点

大腿彼此平行

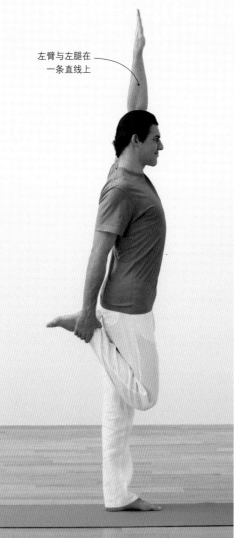

左臂与左腿在一条直线上

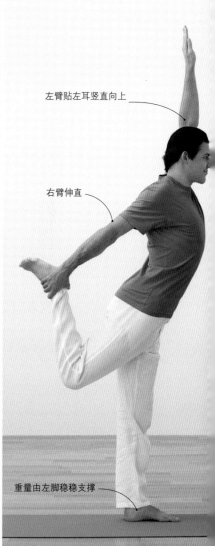

左臂贴左耳竖直向上

右臂伸直

重量由左脚稳稳支撑

高阶

4 从舞王式第3步开始，右手将右脚拉向右肩，直至右手肘抬起。右手腕转动，握住右脚面前侧（靠近脚趾处）。有节奏地深呼吸，保持30秒，然后放下右脚和手臂，换另一侧重复。

5 要将该姿势完全做到位，可将左臂举过头顶，然后向下与右手一起握住右脚。有节奏地深呼吸，保持30秒，然后放下右脚和手臂，换另一侧重复。可继续练习站立前屈式（参见p162～163）或三角式（参见p164～169），也可以直接进入最后的大休息（参见p192～193）。

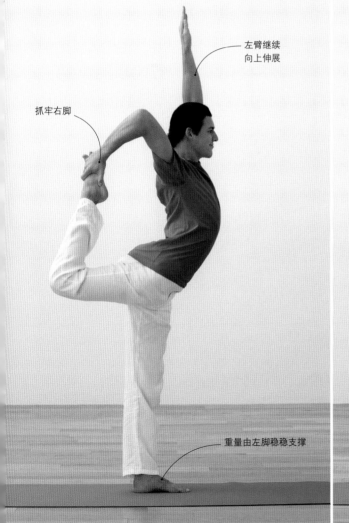

左臂继续向上伸展

抓牢右脚

重量由左脚稳稳支撑

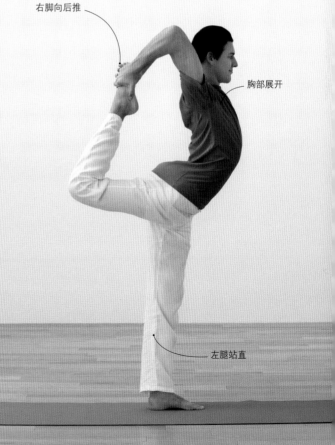

右脚向后推

胸部展开

左腿站直

11 站立前屈式
（Pada hasthasan）

如果你留意到双腿因久坐而僵硬，可以练习站立前屈式。这个体式利用重力作用，可以拉长从脚跟到背部中间的整个身体后侧的肌肉和韧带，还可以为练习三角式（参见p164～169）做好准备。

益处

生理益处
• 拉长腿部、髋部和下背部肌肉。
• 适度促进脑部血液供应。
• 与恰当的饮食相结合，可迅速瘦腰。
• 有助于缓解便秘。

心理益处
• 该体式可刺激脊柱、激活平衡感、增加大脑供血量，因此有助于缓解以嗜睡、反应迟钝、困倦、健忘和抑郁为主要特征的低能量状态（参见p212）。

站立前屈式（所有级别）

初阶和中阶

1 直立，双腿并拢，吸气，双臂贴双耳向上伸展。

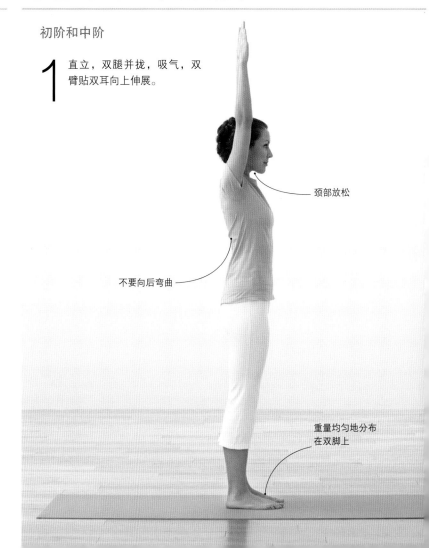

颈部放松

不要向后弯曲

重量均匀地分布在双脚上

注意：观察你的膝盖后侧是否过度拉伸。要保持膝盖伸直，不要向后推。

2 呼气，以髋部为轴身体向前延展，双臂与上身在一条直线上，并与地面平行。

3 继续呼气，伸展身体向下。双手抓脚踝或小腿，或者呈经典手抓大脚趾式（见下图）。继续第4步，或吸气卷起上半身，保持手臂和头下垂，然后恢复站姿。接着练习三角式（参见p164~169）。

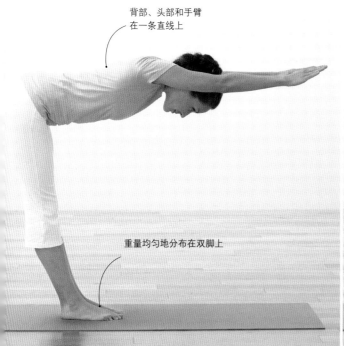

背部、头部和手臂在一条直线上

重量均匀地分布在双脚上

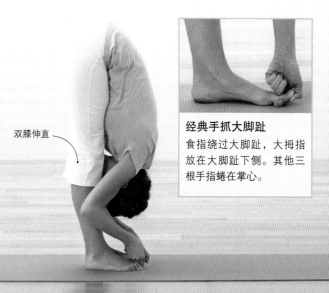

双膝伸直

经典手抓大脚趾
食指绕过大脚趾，大拇指放在大脚趾下侧。其他三根手指蜷在掌心。

高阶

4 如果无法抓住脚趾，可以将双臂放到膝盖后侧，双手互抱对侧肘部。呼气，双臂沿着小腿向下推。或者，为了使双腿得到更大拉伸，可将双手手掌滑到脚底下（见下图）。有节奏地缓慢呼吸，保持该姿势1分钟，然后像第3步一样抬起上身。接着练习三角式（参见p164~169）。

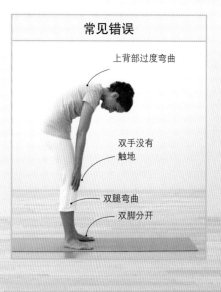

常见错误

上背部过度弯曲

双手没有触地

双腿弯曲

双脚分开

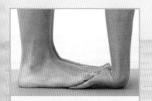

替代手抓脚趾式
双手手掌滑到脚底下。

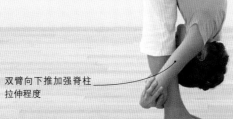

双臂向下推加强脊柱拉伸程度

12 三角式
(Trikonasana)

三角式侧向弯曲可同时拉伸并强健身体旁侧的多块肌肉，还有助于提升平衡。这是十二个基本体式序列中的最后一个。练完三角式后，以最后的大休息（参见p192～193）结束整个练习，以消化吸纳所有益处。

益处

生理益处

• 改善脊柱腰椎段和胸椎段的侧向灵活性。

• 加强和拉长腿部和背部肌肉。

• 调理脊柱神经。

• 调理腹部器官。

• 改善食物在肠道内的运动，从而增进食欲。

心理益处

• 在锻炼腿部和背部肌肉的同时仍要保持平稳的腹式呼吸且有意识地尝试放松，这无论从身体上还是从精神上来说都是一个挑战。三角式可以教你如何在面对一项具有挑战性的任务时保持精神的平静和超然。

• 使你更加专注和果断。

三角式 (所有级别)

初阶

1 站姿，双腿分开约两个肩宽。左脚向左旋转，垂直于右脚足弓处。

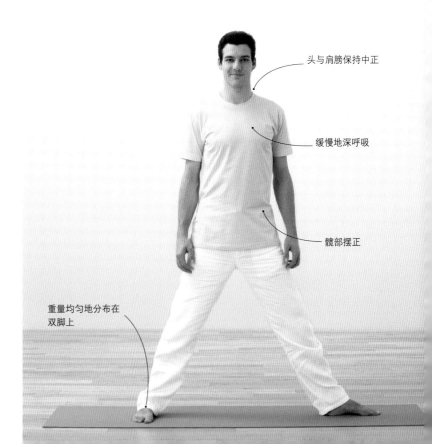

头与肩膀保持中正

缓慢地深呼吸

髋部摆正

重量均匀地分布在双脚上

2 吸气，右臂贴右耳上举。

专注于从脚到举高的手的拉伸感

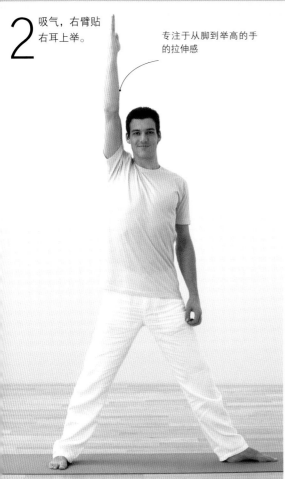

右脚适当分担一些重量

3 如果无法在不弯曲左腿的情况下将手臂举过头顶侧弯（见下第3步），可呼气将上身向左侧弯，屈左腿，将左手放在左脚上。保持1分钟，然后换另一侧重复。接着进入最后的大休息（参见p192～193）。

髋部、上半身、右臂位于同一水平线上

向上看

面向前方

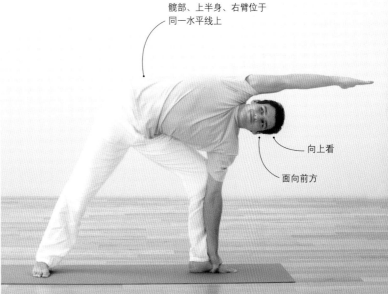

中阶和高阶

3 如果能够在不弯曲左腿的情况下将手举过头顶，可直接从第2步进入完全式。呼气，上身向左弯曲，左膝保持伸直。左手抓左脚踝或小腿。保持1分钟，然后换另一侧重复。接着进入最后的大休息（参见p192～193）。

下方手不承重

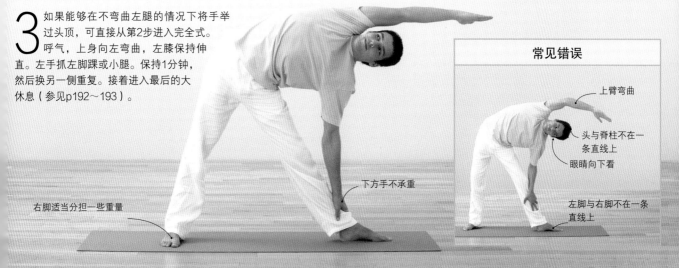

常见错误

上臂弯曲

头与脊柱不在一条直线上

眼睛向下看

左脚与右脚不在一条直线上

三角式
（第1组变式）

这些变式在三角式侧弯的基础上加入髋部的旋转和脊柱的扭转。这些动作组合可以让你的背部得到充分锻炼。

简易扭髋（初阶）

1 站姿，双腿分开约两倍肩宽。左脚向左打开，右脚稍向内旋转。双手在背后十指相扣，深吸气。

2 呼气，上身向下屈向左腿，前额贴向左膝。有节奏地呼吸，保持1分钟，然后换另一侧重复。

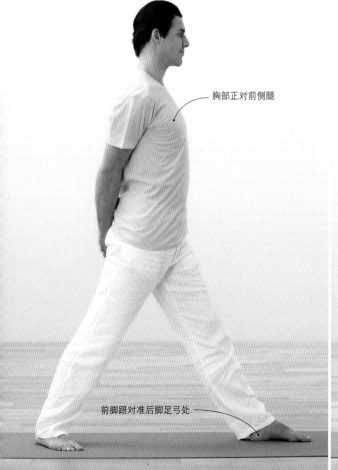

胸部正对前侧腿

前脚跟对准后脚足弓处

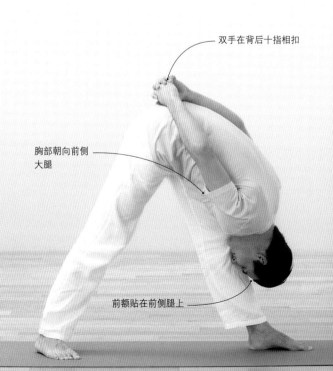

双手在背后十指相扣

胸部朝向前侧大腿

前额贴在前侧腿上

脊柱扭转三角式（中阶）

1 站姿，双腿分开约两倍肩宽。右脚向右打开，左脚稍向内收。双臂由身体两侧抬起，直至与地面平行，然后将身体尽量向右扭转，深吸气。

2 呼气，扭转上身，并以腰部为轴向下弯曲。左手放在右脚踝，或平放在右脚外侧的垫子上。右臂向上伸直，眼睛看向右手。有节奏地呼吸，保持1分钟，然后换另一侧重复。接着进入最后的大休息（参见p192～193）。

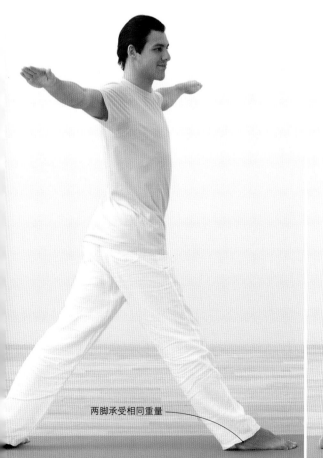

两脚承受相同重量

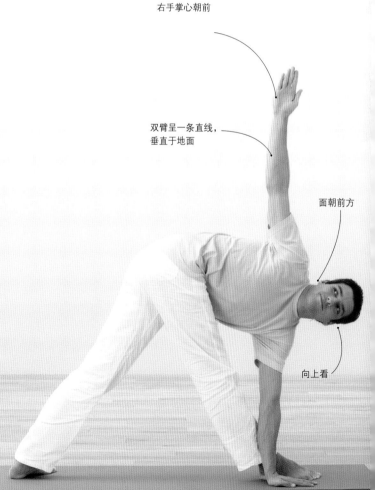

右手掌心朝前

双臂呈一条直线，垂直于地面

面朝前方

向上看

三角式
（第2组变式）

这些变式特别注重拉伸和加强骨盆带。股四头肌的等长收缩为大腿提供了高强度的锻炼。

屈膝三角式（中阶）

1 站姿，双腿分开距离大于三角式第1步（参见p164）。左脚向左打开，屈左膝，左前臂放在左膝上。右腿伸直，有节奏地呼吸。

2 上身向左扭转，呼气，双手手掌放在垫子上，均置于左脚内侧，彼此平行。

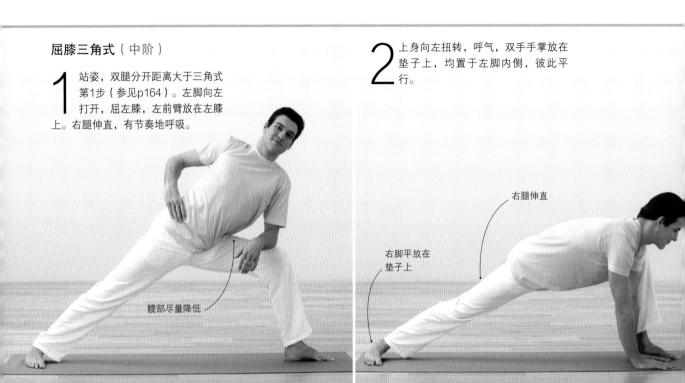

髋部尽量降低

右腿伸直

右脚平放在垫子上

3 吸气，抬起右臂，贴在右耳旁侧伸直。有节奏地呼吸，保持30秒。抬起左臂向上伸直，左腿推地顺势重新站直，退出该体式。换另一侧重复。接着进入最后的大休息（参见p192~193）。

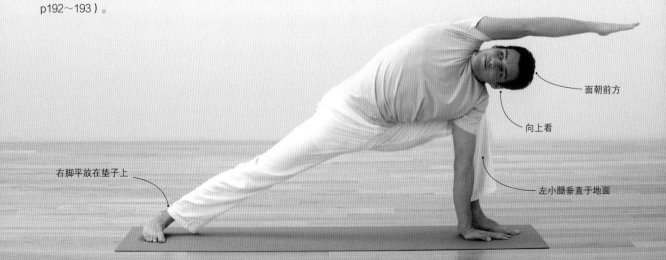

右脚平放在垫子上

面朝前方

向上看

左小腿垂直于地面

头碰脚三角式（高阶）

4 从屈膝三角式第2步（参见p168）开始，双手在背后十指相扣。吸气，后背抬起，直至与右腿呈一条直线平衡于双脚之上。

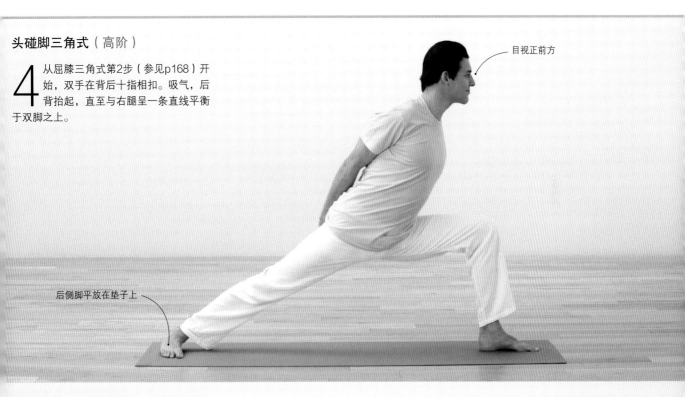

目视正前方

后侧脚平放在垫子上

5 呼气，上身向前弯曲，尽力将头顶抵在左脚旁侧的垫子上。保持30秒。吸气，抬起上身退出该体式，然后换另一侧重复。接着进入最后的大休息（参见p192～193）。

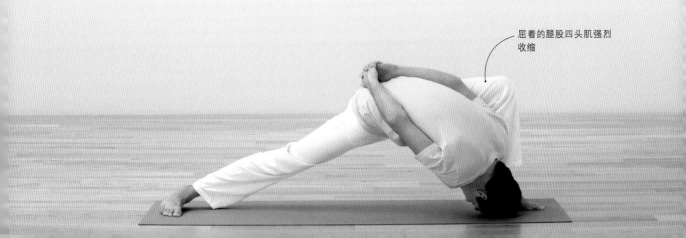

屈着的腿股四头肌强烈收缩

序列编排

　　本节给出的几组序列编排分别适用于初阶、中阶和高阶瑜伽练习者，每个级别都编排了20分钟、40分钟和60分钟的练习。务必牢记：每次开始练习前都要先以摊尸式（参见p46）休息片刻。

初阶序列编排

关键：摊尸式/婴儿式/俯卧放松
——练习之后，以其中一种姿势放松

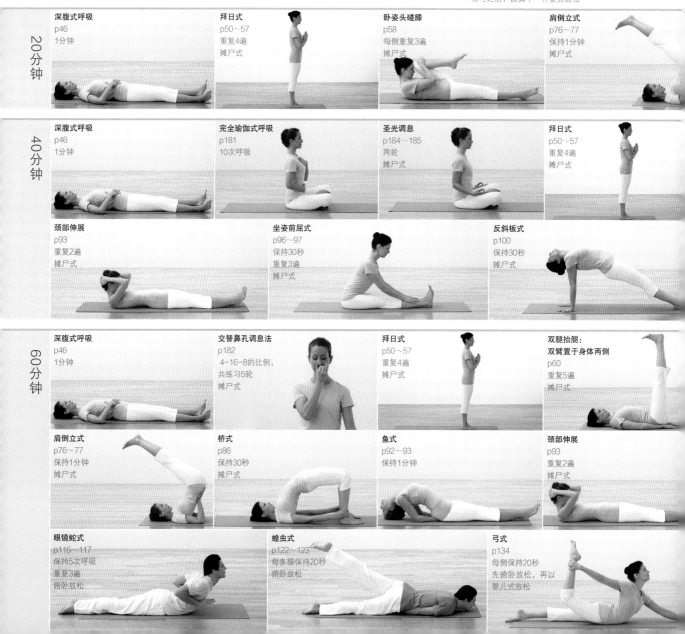

20分钟

深腹式呼吸	拜日式	卧姿头碰膝	肩倒立式
p46	p50~57	p58	p76~77
1分钟	重复4遍	每侧重复3遍	保持1分钟
	摊尸式	摊尸式	摊尸式

40分钟

深腹式呼吸	完全瑜伽式呼吸	圣光调息	拜日式
p46	p181	p184~185	p50~57
1分钟	10次呼吸	两轮	重复4遍
		摊尸式	摊尸式

颈部伸展	坐姿前屈式	反斜板式
p93	p96~97	p100
重复2遍	保持30秒	保持30秒
摊尸式	重复3遍	摊尸式
	摊尸式	

60分钟

深腹式呼吸	交替鼻孔调息法	拜日式	双腿抬腿：双臂置于身体两侧
p46	p182	p50~57	p60
1分钟	4-16-8的比例，	重复4遍	重复5遍
	共练习5轮	摊尸式	摊尸式
	摊尸式		

肩倒立式	桥式	鱼式	颈部伸展
p76~77	p86	p92~93	p93
保持1分钟	保持30秒	保持1分钟	重复2遍
摊尸式	摊尸式		摊尸式

眼镜蛇式	蝗虫式	弓式
p116~117	p122~123	p134
保持5次呼吸	每条腿保持20秒	每侧保持20秒
重复3遍	俯卧放松	先俯卧放松，再以
俯卧放松		婴儿式放松

放松姿势

摊尸式　p46，体势之间休息8次呼吸，最后的大休息（参见p192~193）6至10分钟
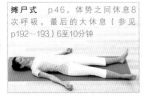

婴儿式
p191
练习后弯体式后，休息8次呼吸
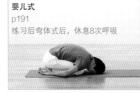

俯卧放松
p190
练习后弯体式后，休息8次呼吸
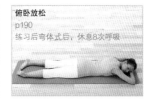

犁式：双脚分开
p84
保持1分钟
摊尸式
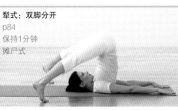

鱼式
p92~93
保持30秒
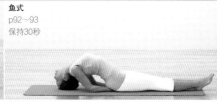

颈部伸展
p93
重复2遍
最后的大休息6分钟
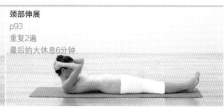

单腿抬腿
p58
每侧重复6遍
摊尸式
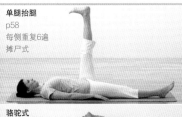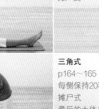

肩倒立式
p76~77
保持1分钟
摊尸式
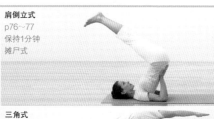

鱼式
p92~93
保持1分钟
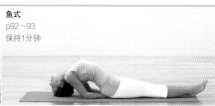

骆驼式
p128
保持30秒
婴儿式
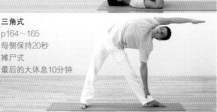

三角式
p164~165
每侧保持20秒
摊尸式
最后的大休息10分钟

海豚式
p62~63
重复4遍
婴儿式
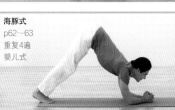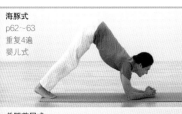

肩倒立式
p76~77
保持1分钟
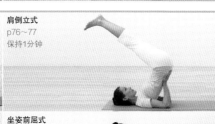

犁式：双脚分开
p84
保持1分钟
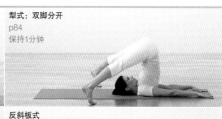

单腿前屈式
p102
每侧保持1分钟
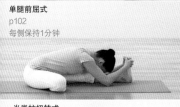

坐姿前屈式
p96~97
保持1分钟
重复2遍
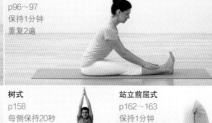

反斜板式
p100
保持30秒
摊尸式
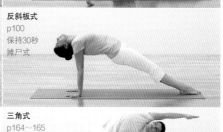

半脊柱扭转式
p144~145
每侧保持30秒
婴儿式
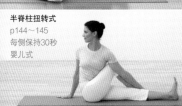

树式
p158
每侧保持20秒
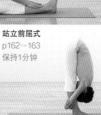

站立前屈式
p162~163
保持1分钟

三角式
p164~165
每侧保持20秒
最后的大休息10分钟

中阶序列编排

关键：摊尸式/婴儿式/俯卧放松——练习之后，以其中一种姿势放松

放松姿势

摊尸式
p46，体式之间休息8次呼吸，最后的大休息（参见p192~193）6至10分钟

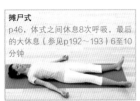

婴儿式
p191
练习后弯体式后，休息8次呼吸

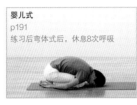

俯卧放松
p190
练习后弯体式后，休息8次呼吸

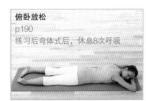

40分钟

头倒立式
p64~67
保持1分钟
婴儿式

肩倒立式
p76~78
保持1分钟
摊尸式

鱼式
p92~93
保持30秒

颈部伸展
p93
重复2遍
摊尸式

圣光调息
p184~185
练习1轮

交替鼻孔调息法
p182
5-20-10的比例，练习4轮
摊尸式

拜日式
p50~57
重复6遍
摊尸式

加强单腿抬腿伸展
p58~59
每侧保持30秒
摊尸式

坐角式
p104
保持1分钟

坐姿前屈式
p96~99
保持1分钟

反斜板式
p100
保持30秒

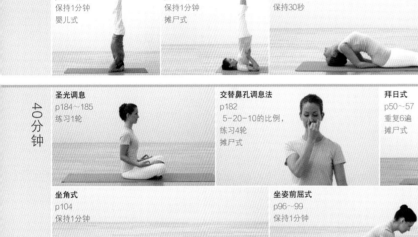
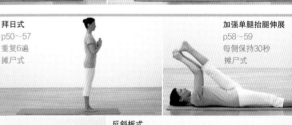

60分钟

圣光调息
p184~185
3轮

交替鼻孔调息法
p182~183
5-20-10的比例
练习5轮
摊尸式

拜日式
p50~57
重复10遍
摊尸式

头倒立式
双腿呈束角式
p69
保持1分钟
婴儿式

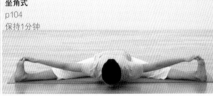
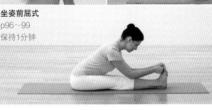
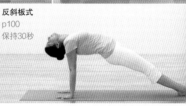

鱼式
p92~93
保持1分钟
摊尸式

拉弓式
p110
每侧保持30秒

前屈式
p96~99
保持2分钟

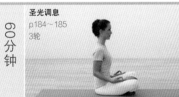
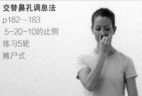
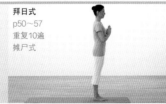
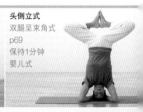

弓式：摇摆弓式
p136
前后摇摆8次
婴儿式

半脊柱扭转式：抓握手腕
p148
每侧保持1分钟
婴儿式

站立前屈式
p162~163
第1分钟

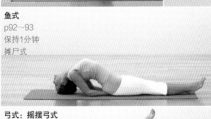
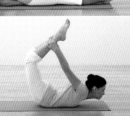
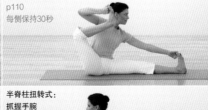
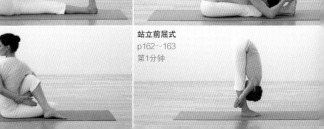

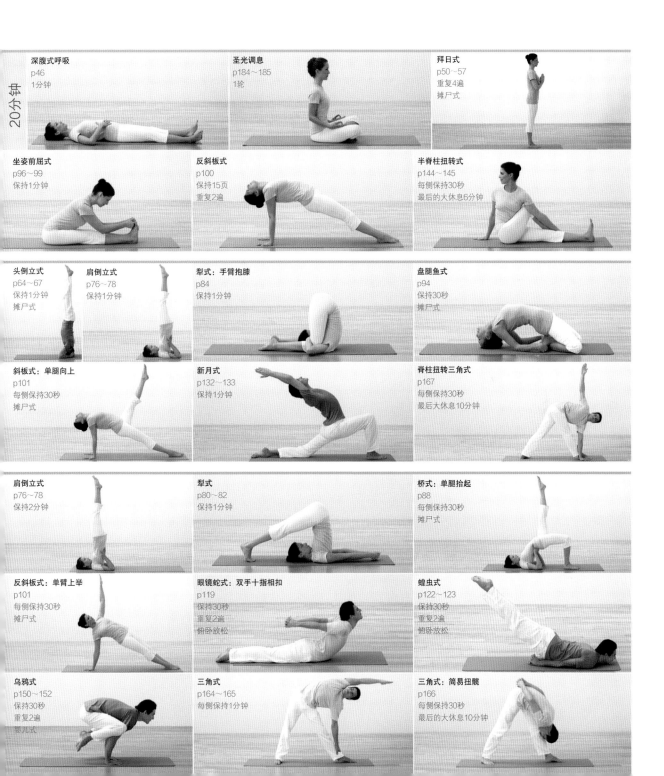

20分钟

深腹式呼吸
p46
1分钟

圣光调息
p184~185
1轮

拜日式
p50~57
重复4遍
摊尸式

坐姿前屈式
p96~99
保持1分钟

反斜板式
p100
保持15页
重复2遍

半脊柱扭转式
p144~145
每侧保持30秒
最后的大休息6分钟

头倒立式
p64~67
保持1分钟
摊尸式

肩倒立式
p76~78
保持1分钟

犁式：手臂抱膝
p84
保持1分钟

盘腿鱼式
p94
保持30秒
摊尸式

斜板式：单腿向上
p101
每侧保持30秒
摊尸式

新月式
p132~133
保持1分钟

脊柱扭转三角式
p167
每侧保持30秒
最后大休息10分钟

肩倒立式
p76~78
保持2分钟

犁式
p80~82
保持1分钟

桥式：单腿抬起
p88
每侧保持30秒
摊尸式

反斜板式：单臂上举
p101
每侧保持30秒
摊尸式

眼镜蛇式：双手十指相扣
p119
保持30秒
重复2遍
俯卧放松

蝗虫式
p122~123
保持30秒
重复2遍
俯卧放松

乌鸦式
p150~152
保持30秒
重复2遍
婴儿式

三角式
p164~165
每侧保持1分钟

三角式：简易扭髋
p166
每侧保持30秒
最后的大休息10分钟

高阶序列编排

关键：摊尸式/婴儿式/俯卧放松——练习完毕后，以其中一种姿势放松

放松姿势

摊尸式
p188，体式间休息8次呼吸，最后的大休息（参见p192~193）6至10分钟
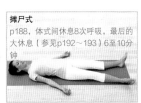

婴儿式
p191
练习后弯体式后，休息8次呼吸
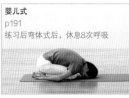

俯卧放松
p190
练习后弯体式后，休息8次呼吸
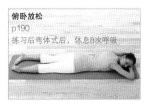

犁式：手臂抱膝
p84
保持30秒
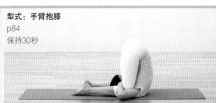

犁式：双膝头后落地
p85
保持30秒
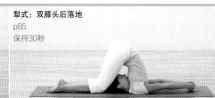

莲花鱼式
p95
保持30秒
摊尸式
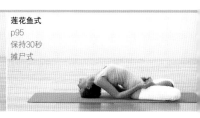

40分钟

圣光调息
p184~185
练习2轮
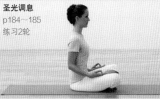

拜日式
p50~57
重复6遍
摊尸式
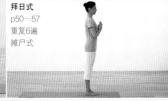

莲花头倒立式
p70
保持1分钟
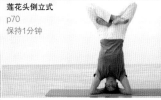

扭转莲花头倒立式
p71
每侧保持15秒
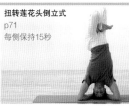

坐姿前屈式
p96~99
保持2分钟
摊尸式
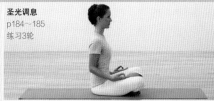

新月劈叉式
p112~113
每侧保持30秒
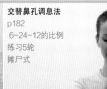

蛇王式
p120~121
保持30秒
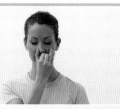

摇摆弓式
p136
练习30秒
婴儿式
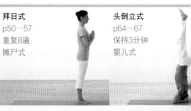

60分钟

圣光调息
p184~185
练习3轮
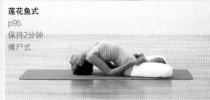

交替鼻孔调息法
p182
6-24-12的比例
练习5轮
摊尸式
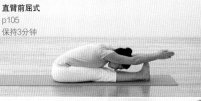

拜日式
p50~57
重复8遍
摊尸式
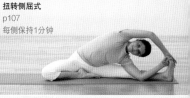

头倒立式
p64~67
保持3分钟
婴儿式

莲花鱼式
p95
保持2分钟
摊尸式
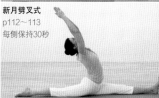

直臂前屈式
p105
保持3分钟
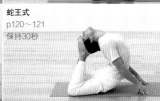

扭转侧屈式
p107
每侧保持1分钟
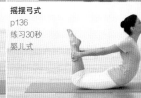

全脊柱扭转式
p149
每侧保持30秒
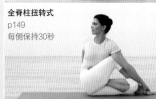

莲花孔雀式
p157
保持1分钟
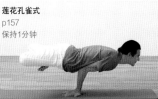

舞王式
p160~161
每侧保持1分钟
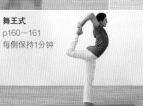

三角式：头碰脚
p169
每侧保持1分钟
最后大休息8分钟
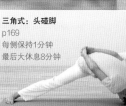

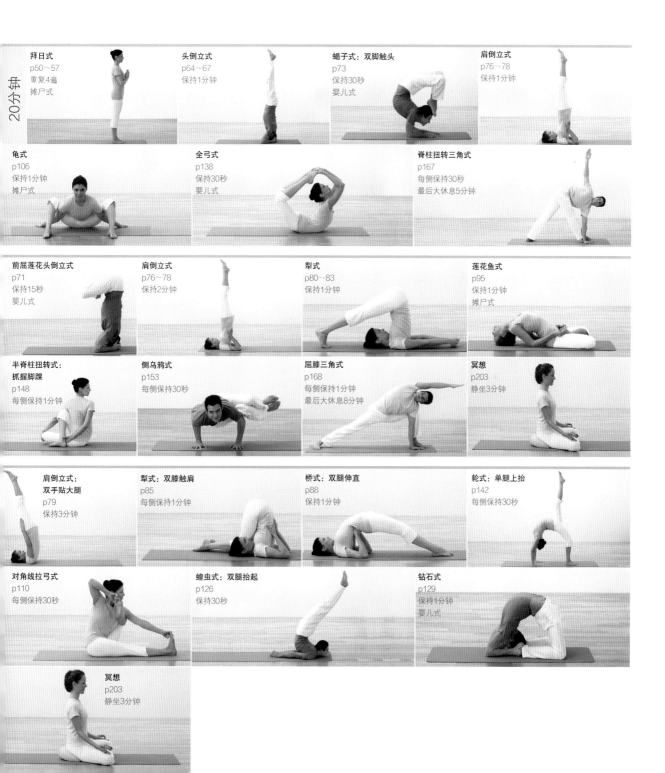

20分钟

拜日式
p50～57
重复4遍
摊尸式

头倒立式
p64～67
保持1分钟

蝎子式：双脚触头
p73
保持30秒
婴儿式

肩倒立式
p76～78
保持1分钟

龟式
p106
保持1分钟
摊尸式

全弓式
p138
保持30秒
婴儿式

脊柱扭转三角式
p167
每侧保持30秒
最后大休息5分钟

前屈莲花头倒立式
p71
保持15秒
婴儿式

肩倒立式
p76～78
保持2分钟

犁式
p80～83
保持1分钟

莲花鱼式
p95
保持1分钟
摊尸式

半脊柱扭转式：
抓握脚踝
p148
每侧保持1分钟

侧乌鸦式
p153
每侧保持30秒

屈膝三角式
p168
每侧保持1分钟
最后大休息8分钟

冥想
p203
静坐3分钟

肩倒立式：
双手贴大腿
p79
保持3分钟

犁式：双膝触肩
p85
每侧保持1分钟

桥式：双腿伸直
p88
保持1分钟

轮式：单腿上抬
p142
每侧保持30秒

对角线拉弓式
p110
每侧保持30秒

蝗虫式：双腿抬起
p126
保持30秒

钻石式
p129
保持1分钟
婴儿式

冥想
p203
静坐3分钟

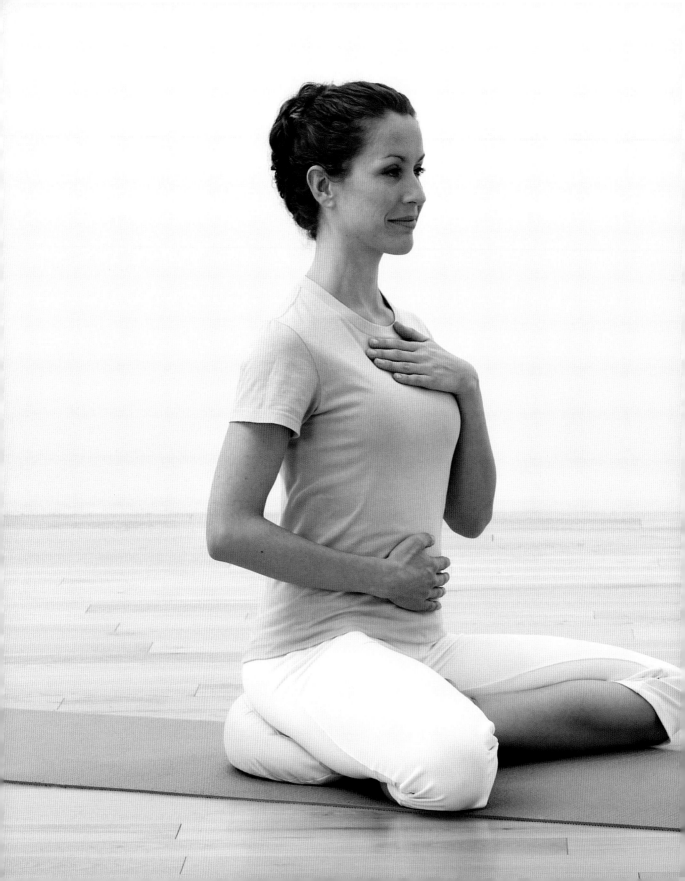

恰当的呼吸

调息法（Pranayama）

在瑜伽传统中，呼吸被视为生命能量的外在表现。通过呼吸练习——调息法来控制呼吸，可促进生命能量在体内的流动，从而为身心补充能量。调息练习可在体式练习之前或之后进行，尽量每天练习30分钟。

普拉那的循环

根据古代瑜伽文献所述，普拉那在体内一个由72000个能量通道或气脉（Nadis）组成的网络中循环。这些能量通道不仅可以渗透到身体的每个部位，还能在其周围形成更大的能量场即所谓的"Aura"气场。在进行体式练习时，重要气脉的交叉点会受到挤压，就像按摩穴位一样，使生命能量得到疏通。

促进普拉那流动

瑜伽呼吸练习着力于打开两条主脉 ——右脉（Pingda）和左脉（Ida），并加强生命能量的流动。右脉对应右鼻孔和左脑，左脉对应左鼻孔和右脑。在神秘的瑜伽语言中，右脉代表温阳，与"哈（Ha）"即太阳相对应；左脉代表清凉，与"他（Tha）"即月亮相对应。哈他/圣王瑜伽八支（参见p11）的最后一支就是在右脉与左脉达到完美平衡时才会实现。但是，最重要的气脉并非左右二脉，而是与脊髓相对应的中脉。当右脉与左脉平衡时，中脉打开，普拉那向上流动，使灵性启迪得以发生。

训练呼吸肌

虽然调息法的语言和意象看上去很神秘，但其练习效果却非常具体。无论你是初学者还是资深瑜伽练习者，都可以通过调息来训练呼吸肌，充分利用双肺的全部功能，减少体内二氧化碳浓度，提高供氧量。调息还有助于放松和加强神经系统，静心并提升专注力。

进行调息练习时，首先以摊尸式（参见p46）放松2～3分钟。练习完毕后，再次以摊尸式放松身体，以消除髋部或腰部因盘腿而产生的酸麻肿胀感。

普拉那（Prana）是什么？

普拉那（即生命能量）存在于从矿物质到人类的各种形式的存在之中。在人体内它可以控制和调节身体的每个部分。虽然普拉那存在于各种形式的物质之中，但其本身并非物质，而是让物质焕发生机的能量。

普拉那亦存在于空气中，但它不是氧气，也不是空气中的任何化学成分。它存在于食物、水和阳光中，但它不是维生素、热或光。食物、水和空气只是普拉那的载体。我们通过进食食物、饮水和呼吸空气来吸收普拉那。

控制普拉那最简单的方法是调节呼吸——调息法。调息时，身体的每个部位都可以充满普拉那，进而整个身体都在我们的控制之中。

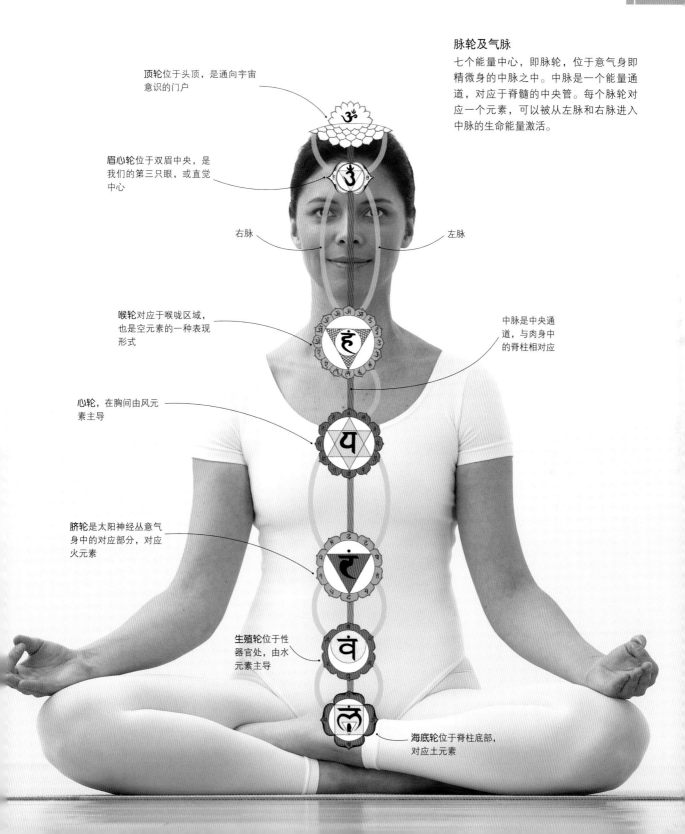

顶轮位于头顶，是通向宇宙意识的门户

眉心轮位于双眉中央，是我们的第三只眼，或直觉中心

右脉

左脉

喉轮对应于喉咙区域，也是空元素的一种表现形式

心轮，在胸间由风元素主导

脐轮是太阳神经丛意气身中的对应部分，对应火元素

生殖轮位于性器官处，由水元素主导

海底轮位于脊柱底部，对应土元素

脉轮及气脉

七个能量中心，即脉轮，位于意气身即精微身的中脉之中。中脉是一个能量通道，对应于脊髓的中央管。每个脉轮对应一个元素，可以被从左脉和右脉进入中脉的生命能量激活。

中脉是中央通道，与肉身中的脊柱相对应

准备练习

在开始任何的调息法练习之前，必须学会腹式呼吸，这是学会完全瑜伽式呼吸的第一个阶段，它教你如何充分利用你的肺活量。一旦你可以轻松自如地进行腹式呼吸，就可以舒适地进行p182~185所述的调息练习了。

腹式呼吸

学会深长的腹式呼吸是调息法的关键之一。在准备练习体式前的摊尸式（参见p46）放松中，先练习深长的腹式呼吸；在调息之前的摊尸式放松中，再进行几分钟深长的腹式呼吸，注意力集中于缓慢有节奏的呼吸和腹部起伏之上。

腹式呼吸过程中，空气在横膈膜的作用下，更充分、彻底地进出双肺最底部空间。为了让横膈膜自由活动，腹部肌肉必须完全放松，所以可以练习几分钟。

"如果你的身体强壮健康，普拉那充沛，你自然会给身边的人带来健康和活力。"

——斯瓦米·威斯奴帝瓦南达

练习腹式呼吸

以摊尸式（参见p46）仰卧，手掌放在腹部，十指张开。在呼吸时，感受第一肋骨、肚脐和髋部之间的腹部运动。同样去留意背部肾脏和下背部周围以及腰部以下区域的运动。

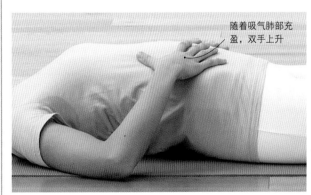

随着吸气肺部充盈，双手上升

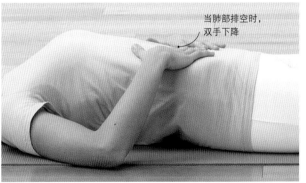

当肺部排空时，双手下降

吸气
吸气5秒钟。注意你的双手如何随着腹部的扩展而上升，并分开。

呼气
呼气5秒钟。留意你的双手下降与手指的靠拢。如此重复吸气和呼气2分钟。

完全瑜伽式呼吸

　　这种完全呼吸可充分利用呼吸肌的力量。学会以放松和有控制的方式将双肺吸满和排空有诸多好处，可增强肌肉力量，更容易进入、保持和退出体式。如果你在体式之间的短暂放松过程中进行几轮完全瑜伽式呼吸，可快速补充体式练习中所消耗的氧气。完全瑜伽式呼吸还可增强从骨盆直到头骨部位的肌肉控制力，从而使你在体式练习中提高脊柱正位的意识。你还可以在工作中练几个完全瑜伽式呼吸，起到快速提神的效果，有助于迅速补充能量并恢复专注。

练习完全瑜伽式呼吸

将一只手放在腹部，另一只手放在胸部，这样有助于以正确的顺序收缩和放松呼吸肌。如果想要容易些，可以在坐着练习之前先以摊尸式（参见p46）进行几次呼吸。整个过程中都非常缓慢地呼吸。

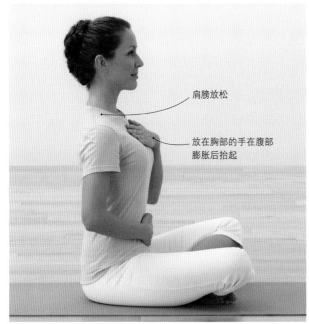

肩膀放松

放在胸部的手在腹部膨胀后抬起

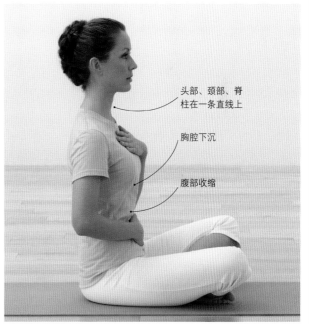

头部、颈部、脊柱在一条直线上

胸腔下沉

腹部收缩

吸气

舒适的盘腿坐姿，一只手放在胸部，另一只手放在腹部。吸气时，腹部逐渐扩展，然后胸腔上升并舒展，最后锁骨上升。

呼气

通过放松腹部开始呼气，然后胸腔回收，最后轻微收缩腹部以主动排空肺部。以这种方式重复吸气和呼气约2分钟。

交替鼻孔调息法

　　这个练习可以极好地平衡神经系统。通过练习这个调息法，可以使你在焦虑或亢奋时平复情绪，在精神萎靡疲惫不堪时给你激励，在注意力分散、思维混乱时帮助你集中精力。延长呼气可释放紧张情绪，深吸气可将普拉那引入太阳神经丛，屏息可将普拉那引导到第三眼（眉心轮）区域，使心绪平和。

如何练习

　　调息时应感受愉悦，不应紧张。初学者会发现整套调息技巧中吸气、屏息和呼气的时长比极具挑战性，因此在开始时应先从单鼻孔呼吸开始练起。无论练习哪个级别，都能感受到这种调息法的益处。

单鼻孔呼吸

　　将右手做毗湿奴（Vishnu）手印（见右下图）置于面部。用拇指关闭右鼻孔（参见p183）。通过左鼻孔吸气3秒、呼气6秒，此为1轮。

　　如此最多练习10轮。然后换另一个鼻孔重复：用无名指关闭左鼻孔，通过右鼻孔吸气和呼气。每侧常规练习10轮。逐渐提高呼气与吸气的比率——一开始吸气4秒钟，呼气8秒钟，然后将吸气与呼气的时长比调至5∶10，最后调至6∶12。

简易交替鼻孔呼吸

　　掌握了单鼻孔呼吸的6∶12后，继续进行简易交替鼻孔呼吸。用拇指关闭右鼻孔，通过左鼻孔吸气4秒钟，用无名指关闭左鼻孔，打开右鼻孔，呼气8秒钟。以右鼻孔吸气4秒钟，以左鼻孔呼气8秒钟。练习最多10轮。吸气与呼气时长比渐调至5∶10，然后调至6∶12，最后调至7∶14。

带屏息的交替鼻孔呼吸

　　一旦你掌握了简易交替鼻孔呼吸的7∶14，即可练习带屏息的交替鼻孔呼吸。以左鼻孔吸气4秒钟，然后关闭鼻孔（参见p183），屏息8秒钟，之后以右鼻孔呼气8秒钟。

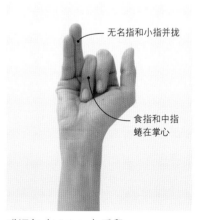

无名指和小指并拢

食指和中指蜷在掌心

毗湿奴（Vishnu）手印
将右手掌心朝向自己，食指和中指蜷在掌心。拇指、无名指和小指尽量伸直。

手印

使用手印（Mudra）即能量结印，如毗湿奴手印（参见p182）有助于将生命能量保留在体内。手印在纯粹的物质层面也是有意义的，可为集中注意力提供实质性帮助。

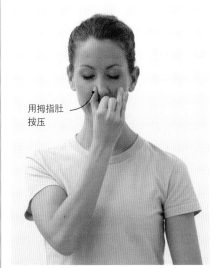

用拇指肚按压

通过左鼻孔呼吸
右手做毗湿奴手印（参见p182），用拇指关闭右鼻孔，以左鼻孔吸气。

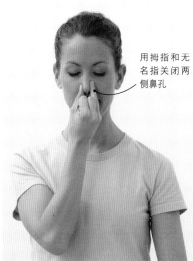

用拇指和无名指关闭两侧鼻孔

屏息
用拇指和无名指关闭两个鼻孔，以屏住呼吸。

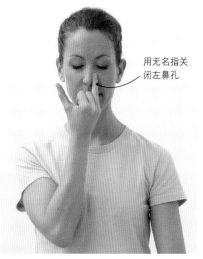

用无名指关闭左鼻孔

通过右鼻孔呼吸
用无名指关闭左鼻孔，以右鼻孔呼气。

然后通过右鼻孔吸气4秒钟，屏息8秒钟，然后通过左鼻孔呼气8秒钟。练习最多10轮。吸气、屏息及呼气时长比调至5∶10∶10，然后调至6∶12∶12，最后调至7∶14∶14。

完全交替鼻孔呼吸

掌握了以上调息法后，试着延长屏息时间——完全交替鼻孔调息法。通过左鼻孔吸气4秒钟，屏息16秒钟，然后通过右鼻孔呼气8秒钟。之后通过右鼻孔吸气4秒钟，屏息8秒钟，然后通过左鼻孔呼气16秒钟。练习最多10轮。吸气、屏息及呼气时长比调至5∶20∶10，然后调至6∶24∶12，最后调至7∶28∶14。

卡帕拉帕提（圣光调息）

"Kapala Bhati" 字面意思是"使头颅发光"，这项练习可以清洁呼吸道，包括头部的鼻腔通道。这是哈他/圣王瑜伽（参见p10~11）的清洁法或器官清洁练习之一。圣光调息还可改善肺功能、刺激血液循环、并对心脏进行温和地按摩，对哮喘患者同样有益。

如何练习

圣光调息由一系列短促的主动呼气组成，与被动放松的吸气交替进行。这种方法可将久积于肺部的陈旧空气迅速排出，提高血氧浓度（参见p32~33），尤其是脑部血氧浓度。因此，无论你是在练习冥想还是需要在工作中快速提神，圣光调息都是提高注意力的绝佳方式。

这项练习最好在早晨调息或冥想时进行，因为它会使神经系统兴奋，使人难以入睡，所以不要在深夜练习。如果你是初学者，只有在你能够轻松自如地练习带屏息的交替鼻孔呼吸（参见p182~183）之后才可尝试圣光调息。

中阶水平

盘腿而坐，双手持智慧手印（参见p204），缓慢地深腹式呼吸几次。注意当你吸气时腹部鼓起，呼气时腹部内收。然后开始10次有节奏的短促主动呼气（参见p185）。每次主动呼气后，允许轻柔自然的被动吸气发生。一次呼气和吸气所需的时间约为2秒。

10次呼出和吸入之后，进行2次缓慢的完全瑜伽式呼吸（参见p181）。然后舒适地吸气，吸入气量约占肺容量的80%，并根据自己的能力屏息20~60秒钟，再缓慢且有控制地呼气，这是一轮。几次放松的呼吸之后，再练习两轮。

高阶水平

使用相同的方法，逐渐将每轮呼吸喷出和吸入的次数增加到50次。你可以加快呼吸速度，但最快不要超过每秒一次呼吸。当放松和专注程度提高后，尝试将屏息时间延长到90秒钟。在屏息过程中，请专注于双眉之

避免过度换气

在第一次练习圣光调息时，你可能会感到头晕，这是过度换气导致的。如果发生这种情况，请立即停止练习，并仰卧放松。头晕消失后，请立即检查自己是否犯了以下错误之一，并采取以下所列补救措施。

胸骨或锁骨移动：检查在呼气和吸气期间是否只有腹部移动。

呼气时，腹部没有移动：检查每次呼气时腹部是否主动收缩并向内。

吸气太深或者主动鼓起腹部：被动吸气，这样腹部就会向前移动到中间位置。

喷气速度太快：将喷气速度降至2秒钟一次吸气和呼气。

间的第三只眼区域。当你屏息时，腹部可能会感到暖洋洋的，这是太阳神
经丛中的普拉那被激活的缘故。每轮练习，太阳神经丛都会进一步"充
电"，因而普拉那开始向上移动。经过持续练习，你会发现普拉那的移动
与你的专注程度一致，你的意念在哪里，能量就会向哪里移动，这也是为
何要求将注意力集中于眉心第三只眼部位的原因。

吸气和呼气

在这项练习中，喷气过程非常重要。如果你做得正确，呼气后会产生近似真空的状态，
因此吸气可以自然地发生，而不需要任何努力。

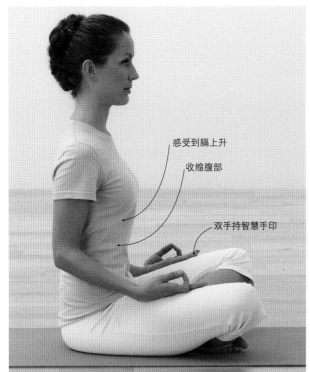

感受到膈上升

收缩腹部

双手持智慧手印

主动呼气
为了主动呼气，用力收缩腹部并感觉膈上升，以便将肺内
空气通过两个鼻孔迅速呼出。

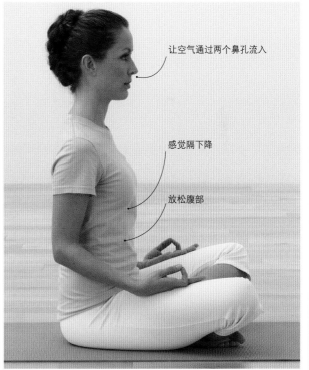

让空气通过两个鼻孔流入

感觉隔下降

放松腹部

被动吸气
为了达到被动呼气的效果，应放松腹部，感受隔自然下降，
空气涌入，不要试图主动吸气，让吸气自然发生。

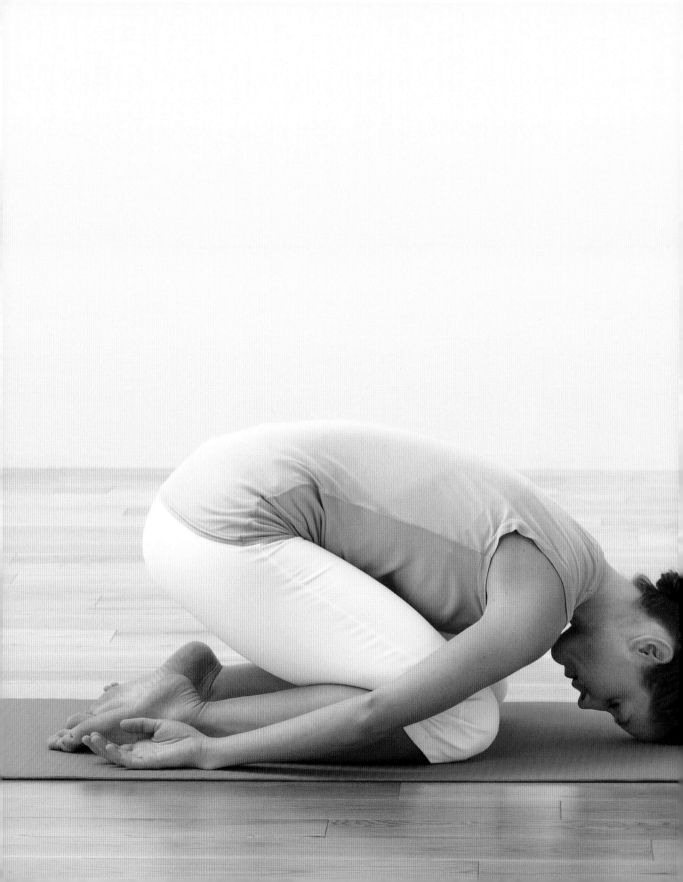

恰当的放松

体式之间的放松

在体式练习之间进行放松，以促进身体吸收体式练习的益处，并使身体重新充满活力。至少放松8个深呼吸，但不要超过2分钟，以便在进入下一个体式练习时身体仍保持温热。

为何要放松

进行体式练习时，你可以观察到体式练习使身体在努力与放松之间有节奏地交替变换。在一些体式中，肌肉先被拉伸然后放松；而在另一些体式中，肌肉是先收缩再放松（参见p36）。体式之间的放松强化了神经系统中的这种努力与释放模式，这样当你来到最后的大休息（参见p192~193）时，你的神经系统已经非常平衡，只需通过观想自己放松，也就是自我暗示就可以达到放松（参见p194）。

仰卧放松

摊尸式是除了后弯和倒立体式之外大多数体式之间的首选放松体式。如果你觉得该姿势不舒服，可尝试p189中的替代体式。

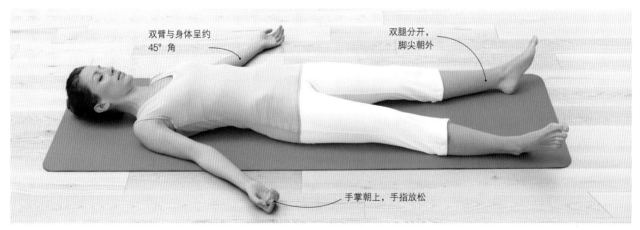

双臂与身体呈约45°角

双腿分开，脚尖朝外

手掌朝上，手指放松

摊尸式

请按照开始的放松指令进入摊尸式（参见p46）。当你以摊尸式仰卧时，至少要进行8次有节奏的深呼吸，并留意刚刚结束的体式对身心的影响，然后进入下一个体式。如果你感觉在摊尸式中不舒服，可尝试p189中的替代体式。

仰卧放松的替代体式

如果无法完全放松下背部肌肉，你可能会在仰卧时感到不舒服。如果遇到这种情况，请尝试以下练习。通过练习，你会发现自己可以更加舒适地在体式间以摊尸式放松。

如果摊尸式不舒服

将双膝带到胸前可缓解腰部紧张感，然后保持屈膝，将双脚分开与髋部同宽放在垫子上，在体式之间放松。

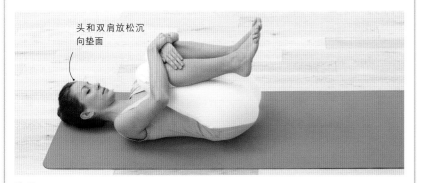

头和双肩放松沉向垫面

抱膝
屈双膝抬至胸前，双臂抱膝，一只手握住对侧手腕。该姿势可使腰部得到柔和的伸展，并释放腰椎周围的紧张感。

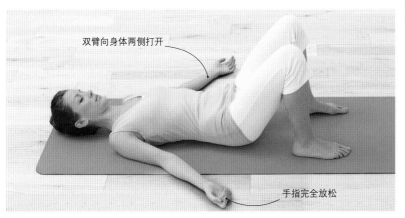

双臂向身体两侧打开

手指完全放松

屈膝平躺
将双脚平放在距离臀部约20厘米远的位置，双臂自然打开，放在身体两侧放松，掌心朝上，手指完全放松。至少进行8次有节奏的深呼吸，再进入下一个体式。

俯卧放松

　　练习完眼镜蛇式（参见p116～121）和蝗虫式（参见p122～133）这类体式，以及其他俯卧位变式之后，在练习下一个体式之前，进行俯卧放松（见下文）。放松时，请用心留意刚刚练习过的体式对你的身体和心理造成的影响，并感受腹部的呼吸动作。

俯卧放松

在这些俯卧放松姿势中，双腿向内旋转会带动髋关节旋转，有助于放松腿部肌肉。如果采用基本姿势会使你感觉身体紧张或者脚抽筋，请尝试替代姿势（见下文）。

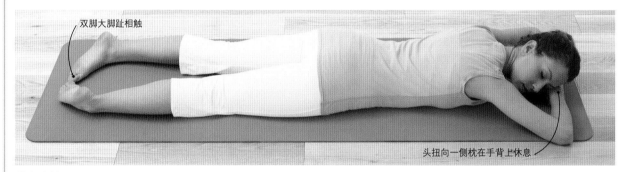

双脚大脚趾相触

头扭向一侧枕在手背上休息

基本姿势

俯卧，双臂放于前侧，双手交叠，头部扭向一侧枕在手背上休息。这可以缓解颈部和肩部的紧张感，使呼吸更加顺畅。双手像"枕头"一样，使脸颊不受任何压力。双腿稍微分开，脚趾朝内。至少进行8次有节奏的深呼吸，再进入下一个体式。

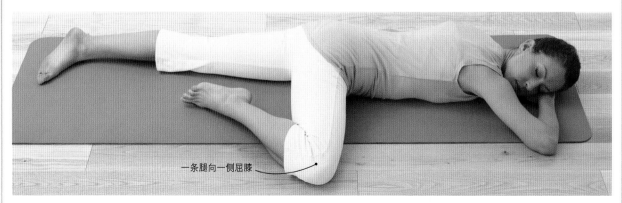

一条腿向一侧屈膝

替代姿势

俯卧，双臂放于前侧，双臂交叠，头部扭向一侧枕在手背上休息。双腿稍微分开，脚趾朝内。一条腿向一侧屈膝，靠向头臂的方向这是婴儿克里希那式。保持伸展的那条腿、脊柱和头呈一条直线。至少进行8次有节奏的深呼吸，再进入下一个体式。

在头倒立式（参见p62~75）、半脊柱扭转式（参见p144~149）和任何后弯体式之后，以婴儿式（见下文）放松。婴儿式有利于放松头部和肩部、柔和地伸展脊柱，从而为神经系统充能。该体式还可使大脑血液焕然一新，有助于在练习下一个体式之前恢复。

"我们不应该将放松与懒惰混为一谈。婴儿期的小孩能够自然放松；有些成年人也拥有婴儿一般的放松能力，而这些人也都具有出众的力量、耐力、精力和活力。"

——斯瓦米·威斯奴帝瓦南达

前屈放松

婴儿式中的轻微前屈，可使背部和髋部周围的肌肉得到舒展。如果你觉得坐在脚后跟上有难度，或前额够不到垫子，请选择婴儿式变式（见下文）。

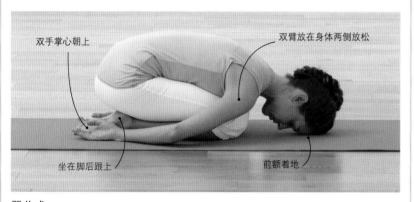

双手掌心朝上　双臂放在身体两侧放松

坐在脚后跟上　前额着地

婴儿式

臀部坐在脚后跟上，上身向前倾斜，直至前额着地。双臂贴双腿外侧向后伸出，双手掌心朝上放在双脚旁侧。至少进行8次有节奏的深呼吸，再进入下一个体式。

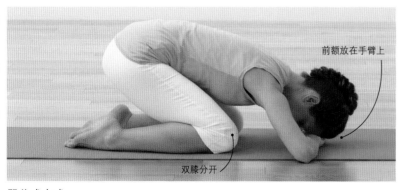

前额放在手臂上

双膝分开

婴儿式变式

臀部坐在脚后跟上，双膝稍微分开，上身向前倾斜，双手交叠放在垫子上，形成一个"枕头"，前额放在上面休息。至少进行8次有节奏的深呼吸，再进入下一个体式。

最后的大休息

　　在每次练习结束时，应该进行15～20分钟的最后的大休息，这样
可以使你的身心灵得到彻底放松。放松也是瑜伽的重要体验之一。

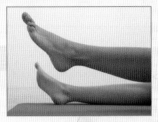

1 吸气，右脚抬离垫子约10厘米。屏息几秒钟，绷紧右腿，然后呼气，右腿落下。再在左侧重复。

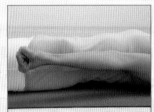

2 吸气，抬起双臂，双手抬离垫子约10厘米。屏息几秒钟，绷紧手臂，然后呼气，手臂落回垫子。

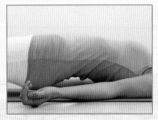

3 吸气，抬起髋部，臀部离开垫子。屏息几秒钟，绷紧臀部，然后呼气，落回放松。

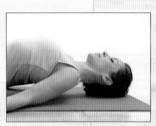

4 吸气，胸部抬离垫子。屏息几秒钟，肩胛骨收紧，然后呼气，落回放松。

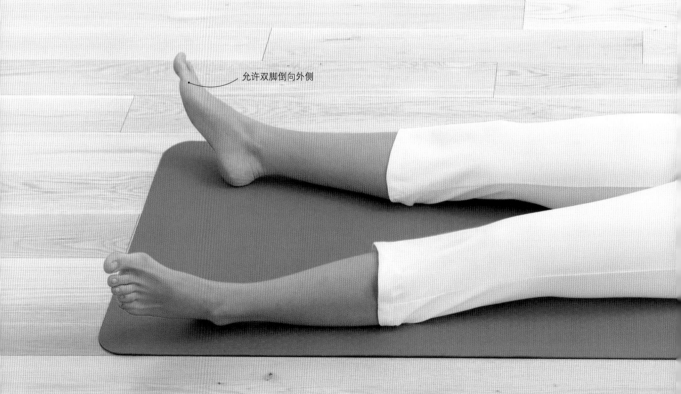

允许双脚倒向外侧

按照以下顺序放松

在最后的大休息过程中，血压和体温会下降，因此，季节变凉时，可在一开始就用毯子松松地盖在身上。按照下面的步骤1～8做摊尸式放松，然后按照建议的顺序进行p194～195所述的身心灵放松练习。然后慢慢地拉伸后，盘腿打坐一分钟，以唱诵"OM"来结束练习。

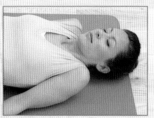
5 吸气，同时让肩膀贴近耳朵。屏息几秒钟，然后呼气，肩膀放松。

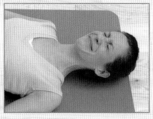
6 吸气，面部肌肉紧收在一起。屏息几秒钟，然后呼气，放松。

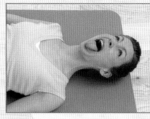
7 吸气，张开嘴，伸出舌头，眼睛向额头上方看。屏息几秒钟，然后呼气，放松。

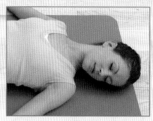
8 吸气，头部慢慢转向一侧，呼气，头部转向另一侧。最后，头回到正中。

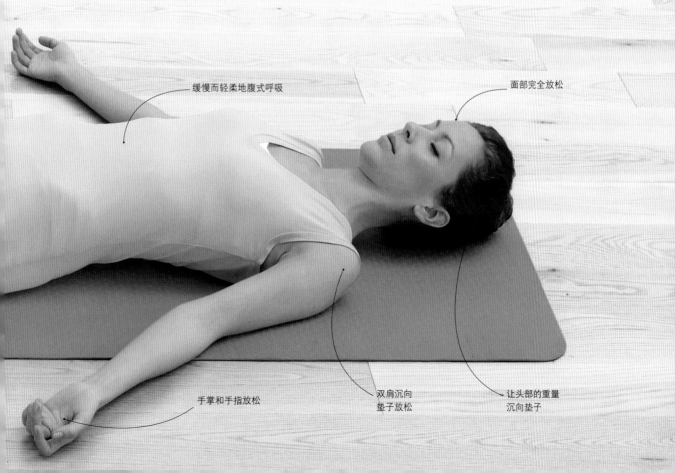

缓慢而轻柔地腹式呼吸

面部完全放松

手掌和手指放松

双肩沉向垫子放松

让头部的重量沉向垫子

瑜伽的完全放松

瑜伽的放松有三个方面：身体放松、心理放松和灵性放松。 摊尸式中进行最后的大休息（参见p192～193）时，进行以下专注思想的练习来放松身心灵。

第1部分：身体放松

进行几轮缓慢、有节奏地腹式呼吸（参见p180）。之后进行5～10分钟的自我暗示练习。在头脑中清晰观想双脚，想到重力向下的拉力，然后在意会中向双脚发送一个命令，"我放松我的双脚。我的双脚正在放松。我的双脚放松了。" 然后将注意力向上方移动；每次在头脑中清晰观想你所关注的身体部位，想到重力向下的拉力和你有节奏的呼吸，然后依次向脚踝、小腿、膝盖、大腿、髋部和臀部、腹部、胸部、下背部、中背部、肩膀、颈部、手、手指、手臂、嘴巴、眼睛、面部肌肉和头皮发送放松命令。

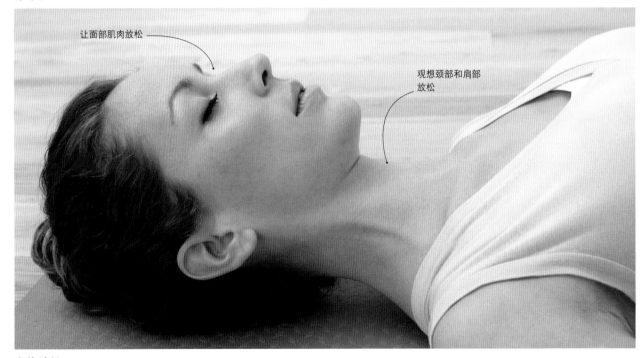

让面部肌肉放松

观想颈部和肩部放松

身体放松
每当你有意识地继续放松另一个身体部位时，一定要先在心中清晰观想该部位，然后再将注意力集中到重力和呼吸有节奏的流动上。最后，通过在心中默念"我放松……"这一指令来放松。

结束练习
在完成身心灵三个阶段的放松后，舒适地盘腿坐直。双手持智慧手印（参见p204），然后唱诵"OM"。

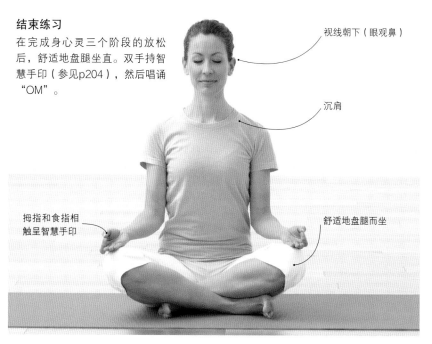

视线朝下（眼观鼻）

沉肩

拇指和食指相触呈智慧手印

舒适地盘腿而坐

> "在灵性放松的时候，瑜伽认同于内心无所不在的、全然强大的、宁静的、喜悦的真我，这知识和力量的真正来源。"
>
> ——斯瓦米·威斯奴帝瓦南达

　　最后，放松内脏器官。同样的，去观想对应部位，缓慢呼吸，并发出放松命令，一次放松一个器官：肾脏、肝脏、肠道、膀胱、胰腺、胃、心脏、肺和大脑。你的潜意识层面会传达放松指令。

第2部分：心理放松

　　头脑总是在过去和未来之间徘徊，而在当下，头脑持续被五大感官左右。它需要放松，可进行大约2分钟的心理放松练习。继续腹式呼吸，每次吸气5秒呼气5秒。你的呼吸速度和节奏与你的思维波动密切相关。开始观察空气从鼻孔滑进滑出。很快你的头脑就会平静下来。如果你觉察到头脑变得活跃，就再次专注在呼吸上，直到头脑平静下来。

第3部分：灵性放松

　　只有当你的念头专注于无需忧心的对象上时才能达到灵性上的放松，所以现在去观想一个平静无波的湖面，想象那宁静的水安驻在你那永恒不变的内在真我之上。持续5～8分钟。然后深呼吸几次，慢慢活动双腿和手臂，再好好伸个大大的懒腰。最后，给自己一分钟盘坐并唱诵"OM"。现在，你将能够保持这种放松且专注的感觉长达数小时。

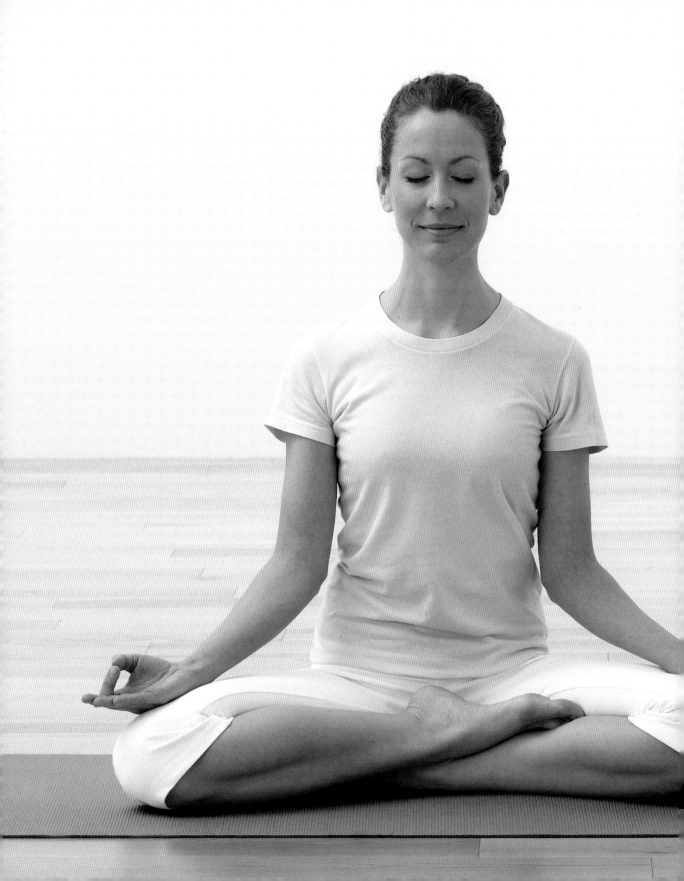

正面思考
与
冥想

为什么要冥想

冥想是所有瑜伽练习的核心。一旦你熟悉了体式练习和呼吸练习，身体会更加放松。然后，就可以自然而然地进入下一步：通过练习冥想来更多地关注你的内心。这会带来更大程度上的心理和情感平衡，最终达到内心平和。

身体上的益处

在冥想过程中，周遭世界的干扰便不复存在，副交感神经系统（参见p34～35）温和地带来一种放松和平衡感。心跳和呼吸频率变慢，内脏得到很好的休息。研究表明，冥想还会激活免疫系统，进而促进健康、预防疾病。

瑜伽高人很早就认识到，思想和情绪波动会影响身体的每一个细胞，负面思想会阻碍细胞的再生和维持稳态的能力。因此，在冥想中专注于正面和谐的思想可在细胞层面促进身体健康。

心理上的益处

古代瑜伽士将不专心的人比作醉酒撒欢的猴子，一会儿想这个，一会儿想那个，陷于永无止境的死循环中，这个比喻很贴切。想要摆脱心猿意马是完全不可能的。冥想可让你学会如何专注于当下，防止一味沉湎过去或忧虑未来。

随着心识变得越来越专注，困惑会转为清明。你会发现自己有能力面对扰乱你内心平静的冲突，也会找到富有创造性且积极的方案来解决这些冲突。这会带来更多的自我控制感、内心满足感和价值感。

更重要的是，这些益处你不仅在冥想过程中可以体会到，它们还会渗透到你的日常生活中，让你更能专注于工作。冥想还有助于平衡情绪，使你更有耐心，更加善解人意，从而改善你的人际关系。你会对别人的习惯少一些恼怒，多一些理解和接受。

冥想的终极目标

古代瑜伽经典将冥想的目标描述为"三摩地"（samadhi）或"宇宙意识"。

在这种平静的思维状态下，自我的幻像（你与世界相分离的感觉）消失了。在这种状态下，一切都融入那唯一的意识即至上的真我之中。你可能会认为："我既不是我的身体，也不是我的心识。我的心识只是我的故事，我不是我的故事。我的身体并未将我与他人分开。我不是独自一人，而是一直与一切连接一体的。"所有负面情绪、对自己身体和内在自我限制性的想法都会消失。你会觉知到生命的意义，不再畏惧死亡。

经验丰富的瑜伽士的修习目标就是时时刻刻都处于这种状态，在生命中不间断地冥想。作为初学者，首先从改掉这一根深蒂固的习惯开始，即认同于心识中的一切。正如俗话所说，"千里之行，始于足下"。

灵性上的益处

随着冥想练习的深入，你将会经历一种你可能从未体验过的存在状态：会觉得生活中的乌云消散，可以看到更多的蓝天；将拥有更大的内心空间，更多的幸福感、更积极的心态、以及对美好生活的确信感；将开始意识到，除了熟悉的思想和情感世界之外，还有一个全新的意识境地。你对自我的了解将超越对身心的觉知，最终，体验到与周围一切事物的合一感。

冥想具有强大功能，其受益者不仅仅是冥想者本人。瑜伽士认为，资深冥想者焕发出的平静的强力磁场，对每一个与之接触的人都有积极的影响——最终会影响到整个世界。因此，通过冥想使自己的心灵平静是你能为世界和平做出的最积极的贡献。

"冥想是'内心活动的中止'。当心中的念头只是减少20%时，你就会体验到轻松和自我控制感。"

——斯瓦米·悉瓦南达

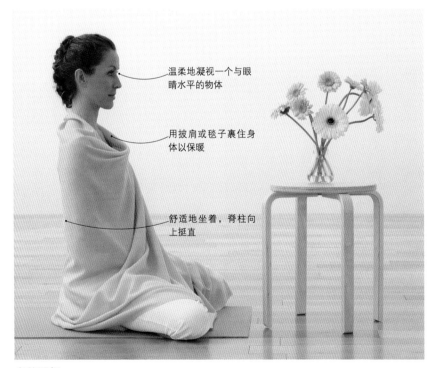

温柔地凝视一个与眼睛水平的物体

用披肩或毯子裹住身体以保暖

舒适地坐着，脊柱向上挺直

坐着冥想
当你坐下来练习冥想时，首先要放松身体。一旦感到安定下来，大脑就开始放慢速度，让你专注的对象更加清晰。

专注的艺术

在学习冥想之前，你必须能够专注。人人都有一定程度的专注能力，但我们今天的生活和工作方式因移动技术的发展，电话随打随接，沉浸在一种碎片化的文化中，这样的工作和生活方式意味着我们之中很多人的注意力持续时间都很短。经常进行本节所述的简单练习将有助于延长你的注意力持续时间，提高你的专注力，从而增强记忆力，有益于心理健康。

什么是专注

专注意味着在相当长一段时间内完全关注一个念头或对象。全神贯注地看书、吃饭时不想着工作，在办公室时忘掉家庭生活，这些表现就是专注。专注能力不仅对冥想至关重要，而且是任何努力能否成功的关键，一旦学会有效地集中注意力，你就可以将这项技能用在生活的许多其他领域。例如，能够排除其他想法，不做随意或草率的决定将使你在工作中更有效率。

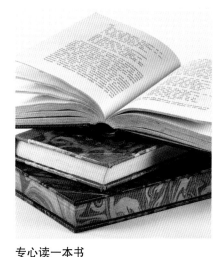

专心读一本书

全神贯注地阅读一本书的两三页。在每页末尾停下来测试自己的注意力。这些内容你记住了多少？你能把刚读过的事实进行分类、归纳和比较吗？

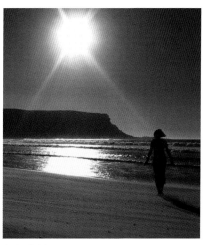

凝望自然

在白天，仰望天空。当你思考它的广阔时，感受内心的扩展。晚上，凝望月亮或星星。在海边，注视波浪。或者让视线在近处和远处的物体之间移动，例如近处的树木和远处的山脉。

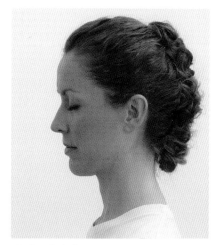

聆听一种声音

仔细聆听钟表的滴答声。发现自己走神时，把思绪拉回到这个声音上。你能专注于那种声音多久？或者去听一种明显的声音，而不对它做出任何反应。然后将注意力依次转移到其他声音上。

专注的益处

专注练习有诸多益处。它可以加强"思想流动"，即我们在大脑中将念头和想法联系起来的方式，这让我们更容易掌握困难、复杂或混乱的概念。它还有助于理清思路，让你更清楚地表达自己。专注练习可使思维活跃、提高办事效率，同时培养意志力和积极影响他人的能力。另外，还能带来平静、洞见和快乐。

实用练习

以下练习为培养专注力提供了一种简单方法。开始，先尝试将自己的心识专注于外物，如书、声音或从大海上的波浪到天空中的星星等自然界中的某些东西。随着进步，你将能够专注于更精微的事物，如内在的声音或抽象的想法。在练习过程中，当专注时，留意你对各种品质的觉知程度。然后留意在你思维飘忽不定时内化经历有多么困难。当你走神时，当然这种情况经常会发生，请有意识地提醒自己回到正在关注的对象上。逐渐延长练习时间，直到你可以专注半小时以上。

> *"在所有活动中都能保持情绪稳定是进步的真正标志……"*
>
> ——斯瓦米·悉瓦南达

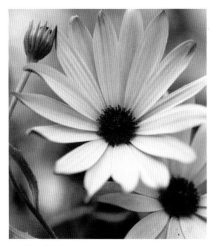

观想一朵花
闭着眼睛舒服地坐着，想象花开满园。逐渐将注意力放在一朵花上。观想这朵花的颜色并想象其纹理、形状、香气等其他特质。尽可能长时间专注于这朵花的特质。

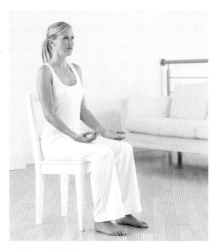

沉思一个想法
放松身心，思考某种品质，比如慈悲心。想象你能如何在生活中表达慈悲心。想想那些具有慈悲心的伟人们。让这种品质充盈你的内心，溢向整个世界。将自己看成是具足慈悲心的人。

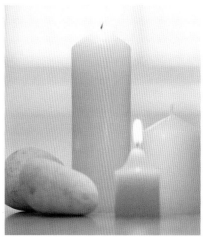

烛光凝视
在幽暗的房间里盘腿而坐，点亮一支蜡烛，放在与眼睛平齐、身前一臂远的地方。观息2~3分钟。然后注视烛火1分钟。尽量不要眨眼，之后闭上眼睛，在眉心处观想烛火1分钟。

练习冥想

　　冥想是一种意识放松的状态。斯瓦米·威斯奴帝瓦南达曾经说过，教会一个人如何实现这种状态是不可能的，就像教人如何入睡一样不可能。尽管如此，你对冥想准备活动越关注，结果就越积极。冥想准备活动可以分为两部分：首先让外在准备变得舒适，然后通过内在准备来专注心识（参见p204）。

外在准备

　　如果你创造了适宜冥想的环境氛围，那空间的纯净会变得如此真实，以致于在承受压力时，你可以坐在其中冥想，练习上半个小时，就能体会到巨大的舒适和放松感。

　　地点：最好留出一个专门的房间进行冥想，如果没有专用房间，请尽量在房间中隔出一部分专门用于练习。保持这个区域的干净整洁，并在打坐位置前方与眼睛平齐的位置放一根蜡烛和一张令人精神向上的图片当做专注点。在开始冥想前凝视稳定的蜡烛火焰有助于专注心识，转向内在。燃香也有助于营造冥想气氛。你需要坐在一张干净的垫子或折叠的毛毯上面。许多瑜伽士喜欢面朝北或朝东坐，以利用有利的磁场振动。通过反复练习，冥想时产生的振动将形成磁场氛围。就这样练习六个月，你会发现周围的气氛会明显变得更加平和与纯净。

　　时间：冥想的最佳时间是黎明和黄昏，此时的环境中充满了特殊的精神力量。黎明时分，睡后初醒的静谧环境中，头脑特别清明和平静。如果无法在这个时段冥想，也可以选择在黄昏时分或睡前练习。或者，找一个自己没有其他日常活动并且思绪可以平静的适当时间进行练习。

　　习惯：每天在固定时间练习。因为你的潜意识会习惯这个规律，你就会发现要安定下来专注更容易了。一开始练习时长15～20分钟，逐渐增至1小时（至少30分钟）。最好每天冥想30分钟，而不是一周冥想一次，一次2小时。

"感受寂静，聆听寂静，触摸和品味寂静。寂静是灵魂的乐章。"

——斯瓦米·威斯奴帝瓦南达

　　坐姿：坐在地上冥想，保持坐姿舒适，脊柱和颈部自然挺直而不紧张。不一定是莲花式坐姿，简易坐姿、半莲花式坐姿（见下文）也可以，下盘稳定即可。臀部下垫个坐垫有助于大腿放松，并可使膝盖更贴近地面。在所有这些坐姿中，双腿都呈三角形。这种形状可收纳冥想时产生的能量，不会让这能量四散。

　　如果坐在地上有难度，可以坐在舒适的椅子上，脚踝交叉。不要躺着冥想，因为躺着太过放松，可能会睡着。双手位置可从p204所示的三个姿势中选择一种。

　　呼吸：舒适地坐好之后，尽可能放松身体，特别是面部、颈部和肩部的肌肉。舒展并提升胸腔，以促进腹式呼吸（参见p180），使大脑供氧充足。然后有节奏地保持吸气和呼气大约各3秒钟，让你的呼吸减慢到几乎难以察觉的程度。留意到你的呼吸是如何变得更轻盈，变得完全安静的。

坐姿

无论你选择哪种坐姿，都要确保身体舒适，至少能够笔直地坐着保持不动30分钟。如果感觉这些姿势让你的臀部或膝盖太过紧张，请坐在椅子上。然后选择一种手势（参见p204）。

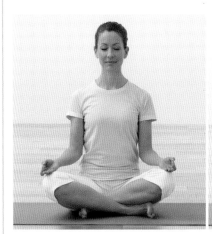

简易坐姿
舒适地坐直，弯曲膝盖，小腿一前一后交叉。双膝尽量放松，贴向垫子。

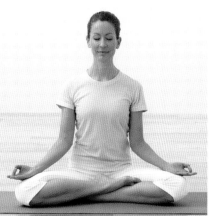

半莲花式坐姿
舒服地坐着，双腿分开，单膝弯曲，脚心抵在对侧大腿根处。将另一只脚放于弯曲的腿上。

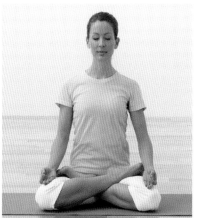

莲花式坐姿
盘腿而坐，抬起前侧的腿，脚背放于对侧的大腿上。小心地将另一只脚抬到对侧大腿上。

手的位置

坐舒适后，挺直脊柱，放松肩膀。双手呈以下手印（Mudra）之一，以保持手臂和肩膀的放松，并聚集你的生命能量。

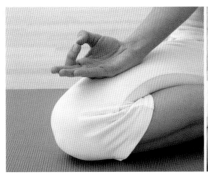

智慧手印
手背放在膝盖或大腿上，拇指与食指指尖相触，其他手指伸展。

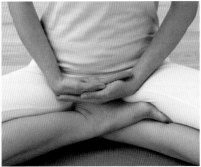

水合掌
双手掌心朝上，右手背放于左手掌内，双手置于腹前。

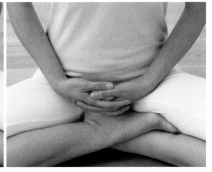

叉合掌
双手掌心朝上置于腹前，一根拇指放在另一根拇指上，其余手指交扣。

内在准备

按照这些冥想技巧来稳定你的精神能量并专注心识。一开始可允许自己走神，如果太急于控制自己的思想，可能会头痛。

给予心识空间：深度专注于呼吸，以给予心识空间。然后仔细观察自己的心识。要对心识抱有耐心和同情心：与自己的心识建立信任关系，能确保其合作。

抽离：如果心猿意马，只是去客观地观察它，就像观众看电影一样。只需观察你的想法几分钟，它们就会消失。

专注点：将你的意识带到一个脉轮（参见p179）。如果你善于与人连接，请专注于胸腔中央的心脏区域（心轮）。如果你属于分析型，请专注你眉心之间的自我意识中心（眉心轮）。尝试一直使用一个专注点。

专注对象：专注于某个象征符号，可尝试专注于具体事物，如太阳或天空，或积极的品质，如爱或同情心。或尝试配合着呼吸，在心中专注于重复"曼陀罗（Mantra）"的声音，比如"OM（唵）"之音。

> "在冥想时，我们不带期待毫无执念地观察自己的心识。持续性关注和无执的心态相结合，最终揭示内在的智慧海洋。"
>
> ——斯瓦米·威斯奴帝瓦南达

管理压力

现在，即使是主流医学也普遍承认，冥想对治疗抑郁症和压力相关的疾病非常有用。为了说明其作用的原理，需了解当我们感到有压力时身体所发生的生理变化，即所谓"战斗或逃跑反应"。古人在应对需要大量体力的紧急情况，例如击退野兽时，靠的就是这种机制。

身体的应激反应

"战斗或逃跑反应"激活神经系统，化学物质会释放到血液中，其中包括肾上腺素、去甲肾上腺素和皮质醇。这些物质可提高呼吸频率、扩大瞳孔，使视力更加敏锐，并将血液从消化系统引向肌肉，让身体做好肢体活动的准备。由于这些变化，身体反应速度加快，痛觉减轻，免疫系统随时备战。你突然发觉一切都是对生存的威胁，并迅速作出愤怒或攻击反应，不太可能做出积极的行为。以前，我们需要这样的反应来抵御外界对身体构成的威胁，但现在，大多数压力都是由工作或人际关系引起的心理压力。以前的压力通过战斗或逃跑就解决了，现在可能没有一个明确的结束。如果神经系统没有收到危险已经过去的信息，"战斗或逃跑反应"就会持续；随着时间的推移，可能导致精疲力竭。

应对压力：为了让身体恢复正常运作，就必须激活副交感神经系统（参见p34～37）。要做到这一点，可以效仿冥想的外在准备（参见p202～203）活动，安静地坐着并有节奏地呼吸。然后使用内在准备（参见p204）技巧来放松头脑，使之专注在一个积极的目标上，并与压力源保持距离。还可使用正面的肯定来以全新的视角看待所处境况。试着对自己说："我允许自己放松。我还活着，我可以呼吸。这种境况是暂时的，早晚会结束，帮助也会出现。"然后将头脑专注于一个宁静的自然场景、和谐的声音或愉快的回忆。或者想象某位先哲或圣人，感受强大、舒缓的振动进入你的内心。这种方式给人一种与比自己更大的存在连接的平静感，让你有信心处理压力的根源。

缓解压力的工具

一旦你注意到压力的存在，就可以利用这些简单方法来处理它们。

• 采用深腹式呼吸（参见p180）来对抗浅呼吸。充分使用隔并延长呼气时间。

• 舒适地坐在椅子上，后背挺直，双脚放在垫子上，手掌放在大腿上，闭上眼睛。深呼吸，哪个身体部位感到紧张，就将注意力带到那里。让每个部位去放松，全神贯注并且自信地重复3次。

• 如果长时间在电脑前工作，每天做两三遍眼部练习（参见p48），并不时透过窗户遥望天空。

• 如果你在一天的大部分时间里都要坐着，可以每隔1小时站起来片刻，并做一些伸展运动。将身体向前弯曲几秒，然后再向后弯曲，向右扭转，然后再向左扭转，最后侧向伸展。

业力法则

在瑜伽中，冥想的目的与业力（Karma）法则有关。所谓业力法则，是指任何事情的发生都有其原因；任何行为都会引起反应。冥想练习将引导你的心识去做正面的思考，从而给你的生活带来喜悦。斯瓦米·悉瓦南达建议人们用一个月的时间专注于一个正面的品质——p207的表格将帮助你做到这一点。

什么是业力?

作用与反作用定律告诉我们，善有善报，恶有恶果，思想和行动层面都是如此。一个想法引发的反作用，或者说反应具有与这个想法本身相同的性质和品质，因此消极的思想会导致消极反应，而积极的思想则会引发积极反应。如今，人们更倾向于相信在自己身上所发生的事情，尤其是比较艰难的处境，都应由别人负责。我们将自己的问题归咎于父母、老师或整个社会，却认识不到自己的消极思想和情绪——害怕失败、心怀怨念、愤怒、自我憎恨——会产生强大的消极振频。这些振频会带来负面能量，并对你身边的事件、遇到的人、甚至是疾病产生影响。例如，如果你沉湎于不愉快的记忆并担心痛苦的事情会再次发生，就会造成恐惧振频，从而吸引恐惧和痛苦，这便是业力法则。

对自己的生活负责：懂得业力法则会让人意识到自己要对自己的人生负责。将自己遭受的痛苦归咎于他人或外部事件是没有意义的。人生是幸福还是痛苦，掌握在自己手中，或者更确切地说，由你的心识掌握。如果宇宙只会为你带来与你的思想和感受完全同频的东西，那么通向幸福的关键就是留意你的思想和感受。你是自己命运的建筑师。因此，如果你发现自己心中出现负面的想法，请尝试用正面的想法迅速纠正它。

正面思考的习惯：只要有可能，就去想快乐、幸福、和谐的念头。瑜伽士相信这些能给身心带来幸福。练习冥想是正面引导你的心识的好方法；如果你在清晨练习，这种正面影响会伴随你一整天，你也可以在心中重复当天的正面肯定（参见p207）。

> "瑜伽士坚持认为，心识能够而且应该非常有活力，而我们内心世界的品质决定了我们的生活品质。"
>
> ——斯瓦米·希瓦达萨南达

一年的正面思考主题

每一天都从关注以下所示当前月份对应的品质开始，让它的能量在你的脑海中振动，并想象以这种品质与他人互动的益处。在白天重复一次，睡前以这种品质为主题进行短暂的冥想来结束这一天。一个月结束，你就会养成正面思考的一个习惯。

一月	二月	三月	四月
耐心 "我相信生活会带给我所需要的东西。"	同情心 "我对众生都有同情心。"	适应性 "我很容易适应新环境。"	欢快 "我以欢快的心态面对一切。"

五月	六月	七月	八月
爱 "我愿去爱每个人。"	平和 "在任何情况下，我的心都要保持平静。"	勇气 "我的内心充满勇气。"	意志力 "我的意志力无比强大。"

九月	十月	十一月	十二月
谦卑 "我臣服于宇宙意志。"	无执 "我以全新的视角看待自己的生活状况。"	自信心 "我相信我的内在自我是纯粹的正面性。"	耐力 "我将一切困难都看作是成长的机会。"

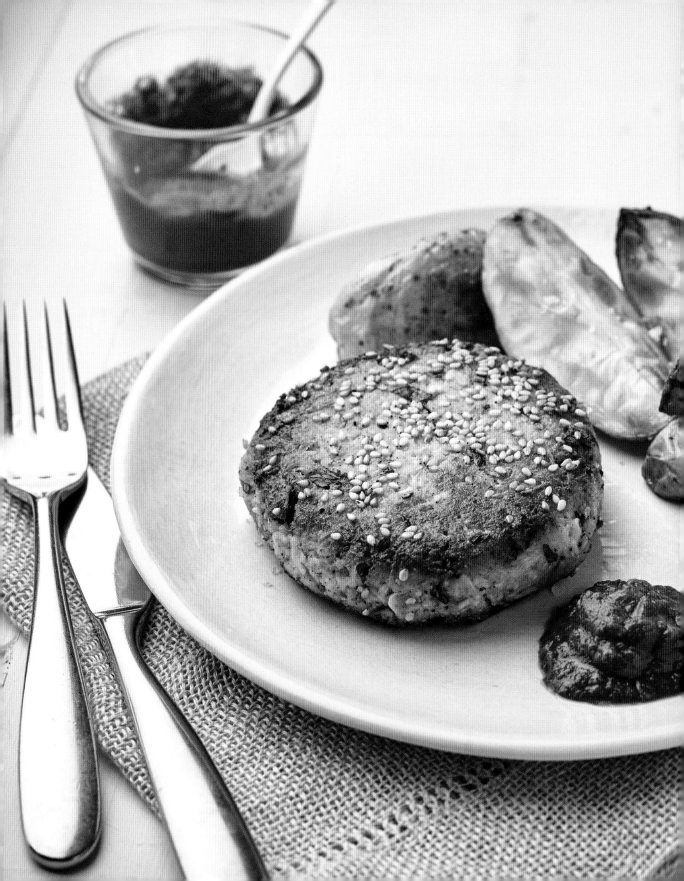

恰当的饮食

瑜伽和素食主义

瑜伽提倡奶素饮食，避免摄入肉、鱼和蛋，并限制奶制品摄入量。这种饮食主要以植物为主，确保食物直接从太阳获得能量，而太阳是所有生命的源泉。食物应现吃现做，且最好是有机食物。

为什么要吃素

根据瑜伽传统理论，非素食饮食违反了非暴力（Ahimsa）原则，即一切生灵都是神圣的。素食主义也有许多健康益处。研究表明，在生活富足的国家，素食者明显比一般人健康状况好，并比肉食者更长寿。素食者身材比较苗条、血压较低，患心脏病、糖尿病及癌症的风险较低。

动物性食物的相关问题：肉类含有大量胆固醇、饱和脂肪酸和潜在的致癌化合物，如农药残留。当在烤肉或油炸的过程中，会形成致癌的多环芳烃，而腌制和熏制的肉类含有硝酸盐和亚硝酸盐，这些物质可能会增加患癌风险，尤其是儿童。2006年的一项研究（China Study）中发现，饮食中动物性食物的比例越低，对健康的益处就越大，主要从植物性食物中获取营养可降低癌症肿瘤的发生机率。

肉类的另一个隐忧是，拥挤的工厂化养殖场是沙门氏菌、大肠杆菌、李斯特菌和弯曲杆菌的肥沃滋生地。另外，给动物注射的激素、抗生素和疫苗残留也被认为会对人类的健康构成威胁。

植物性食物的好处：植物性食物含有大量的抗氧化剂、纤维和维生素，还含有植物营养素，这种营养素可以预防多种癌症，有助于调节激素平衡，保护心脏，降低血压。

素食也是一种有环保意识的生活方式。想一想：生产500克肉需要11000升水，而生产500克小麦仅需110升水。这就很容易理解为什么许多人认为维持世界人口生存最有效的方法是素食了。

获取钙质

钙对骨骼健康至关重要，可确保有效的肌肉收缩和血液凝固。如果你正在采用奶素饮食，从饮食中摄取足够钙质的选择有很多。

每个人每天需要吃6~8份富含钙的食物。以下分别是单份富含钙的食物：

- 120克煮熟的藜麦
- 115克熟的或230克生的西蓝花、甘蓝、白菜、秋葵或菠菜
- 30毫升芝麻酱
- 100克豆腐
- 125毫升牛奶、酸奶或豆浆
- 130克杏干或葡萄干

奶素食物金字塔

素食金字塔以最新研究为基础，反映了普通成年女性的每日营养需求。如果你的生活方式比较活跃，每周定期锻炼2～3次，你需要增加各类食物的摄入量。如果你年龄较大或活动较少，则需要适当减少摄入量。

金字塔的基础是全谷物——健康素食的主要支柱。普通成年女性每天应摄入6份。其次是豆类、乳制品、坚果类，每天摄入5份。接下来需要大量摄入的食物是蔬菜，尽量每天摄入4份。蔬菜是维生素、矿物质和植物营养素的最重要来源。然后是水果，尽量每天摄入2份。最后是少量脂肪和油，每日摄入不超过2份。

脂肪和油

橄榄油
2份，任何植物油=10毫升

水果

苹果
一个生苹果=90克

莓类
1份，软质水果=75克
（½杯）

蔬菜

红椒
一份，生的=90克
（1杯）

西蓝花
1份，生的=90克
（1杯）

沙拉叶
1份，绿叶菜=35克
（1杯）

南瓜
1份，生的=140克
（1杯）

豆类、乳制品、坚果类

豆腐
1份=110克
（½杯）

弗拉若莱豆
1份，豆类，烹熟=90克
（½杯）

坚果类
1份，种类不限=40克
（¼杯）

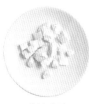

菲达乳酪
1份，软乳酪=30克
（¼杯）

鹰嘴豆
1份，豆类，烹熟=90克
（1杯）

全谷物

全麦面包
1份，1薄片=35克

全麦面食
1份，烹熟=70克
（½杯）

藜麦
1份，烹熟=95克
（½杯）

小麦片
1份，烹熟=90克
（½杯）

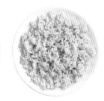

格兰诺拉麦片
1份=75克
（½杯）

糙米
1份，烹熟=100克
（½杯）

人如其食

据古印度典籍《奥义书》记载，食物即为梵（Brahman）——神圣实相。当我们吃东西的时候，我们与环境及他人之间连接合一。食物不仅为我们身体活动提供所需的能量，也塑造了我们的情绪，影响着我们的心识。

用心吃饭

我们生活在一个以快为好的时代，很多人吃饭都匆匆忙忙。匆忙进食意味着你没有时间真正品尝食物的滋味，不知道什么时候吃饱，也不会注意哪种食物对你的心情或情绪有怎样的影响。从生理上讲，匆忙进食会有损消化。从情感和心理上来看，吃得过快会将我们无法与所吃的食物连接。瑜伽提倡用心吃饭，知道你在吃什么，在哪里吃。

对食物的态度： 采取一种均衡、快乐的饮食方式，并享受它，尊重它，感激它。食物是大自然赐给我们的礼物。当你做饭时，你的情绪会传递到食物中。总是怀着一颗爱心准备食物，将你的生命能量传递给食物，滋养吃饭的人。

怎么吃： 吃饭的时候一定要让自己感觉舒服。总是在一个安宁的环境中坐下来吃。独自一人吃饭时可以止语。如果与朋友或家人一起吃饭，避免争吵和谈论易使人情绪化的话题。把注意力放在饮食这件事上。慢慢吃，这样你才能真正品尝食物的味道；充分咀嚼食物，为食物进入胃部做好准备，还要切记不要吃得过饱。

何时吃： 每天定时吃三餐，总是等到上一餐消化完后再吃。如果不饿就不要吃，深夜不要吃大餐，睡前不要吃不易消化的食物，如乳制品和豆类。

吃什么： 要吃非精制的有机食品，最好是本地生产的应季食品。不要一边吃饭一边吃水果，因为这样可能导致腹胀和消化不良。一餐中，尽量先吃易消化的食物。用餐过程中只少喝一点点温水，因为过多液体会稀释消化酶并损害消化。任何时候都不要喝冰水，因为它过于寒凉，对身体无益。

三大性向（Gunas）

悦性（Sattva）： 这是与纯净、真实、光明和爱等相对应的品质，是带来灵性成长的高等品质。悦性食物可促进身心灵的健康，能够使心识平静。它们是新鲜纯净的，充满了生命能量，并且易于消化，不含有害化学物质，如杀虫剂、化肥和防腐剂等。饮食应以悦性食物为主。

激性（Rajas）： 这是与变化、活动和运动相对应的品质。激性食物本质上是刺激性的，其中包括再加热或过度烹制的食物以及陈腐食物。适量食用激性食物可为身体提供生命能量，但食用过量则会使情绪失衡，让人烦躁不安、亢奋和易怒。

惰性（Tamas）： 这是与迟钝、黑暗和惯性相对应的品质。惰性食物会导致精神萎靡、反应迟钝、冷漠嗜睡，身体容易罹患疾病。惰性食物难以消化，缺乏生命能量，饮食中最应避免这类食物，其中包括陈腐、不新鲜或重新加热的食物，如剩饭剩菜、微波食品以及罐头和冷冻食物。

食物种类

在瑜伽饮食方式中，保持三大性向（悦性、激性和惰性）的食物均衡非常重要。因此，瑜伽提倡根据食物对每个性向的影响将食物进行分组。三大性向平衡的必要性解释了为什么按照西方思维方式某些不会对身体产生有害影响的食物并不建议在瑜伽饮食中采用。

	悦性食物	激性食物	惰性食物
谷物	新鲜烹制的谷物：大米、全麦、燕麦、大麦、小米、无酵饼	非常热或咸的谷类食品，例如咸菜粥、油炸面包	精制面食：白面条、披萨、精制早餐麦片
蔬菜	最新鲜的蔬菜和沙拉	洋葱、韭菜、萝卜、大蒜、秋葵、土豆、胡萝卜、青椒、辣椒、苦瓜	蘑菇
水果	大多数新鲜水果和鲜榨果汁；鲜枣被认为是非常悦性的食物	未熟的水果、柠檬、青柠、橄榄、牛油果、番茄、瓶装果汁	罐装、糖渍及发酵类水果，冷冻水果
甜食	蜂蜜；未精制的原糖	白糖（因其短期作用）、麦芽糖浆、玉米糖浆、糖蜜等	白糖（因其长期作用）、糕点、巧克力、冰淇淋、果酱
调料	温和的香料：孜然、香菜、茴香、葫芦巴、豆蔻、肉桂、藏红花	醋；辛辣香料，如辣椒类、芥末；泡菜；烈性药草；盐；酱油	酱菜和开胃小菜
豆类	新鲜制备的豆类，如绿豆、红小豆、黑扁豆和棕扁豆	非常热或咸的豆类	罐装或冷冻豆类
蛋白质	坚果（特别是杏仁）；芝麻；葵花籽；豆腐；新鲜的纯牛奶	蛋、干酪、花生、盐焗坚果、酸奶油	肉类、鱼类；盐渍坚果；组织化大豆蛋白；巴氏消毒或均质化牛奶
饮品	鲜榨纯果汁、鲜牛奶、新鲜酸奶、花草茶	咖啡、茶、少量酒	酒精；软饮料；巴氏消毒或均质化牛奶
脂肪	新鲜有机无盐黄油、酥油和酸乳酪；橄榄油；芝麻油；亚麻籽油	咸黄油、油炸食品	油炸食品，猪油，人造黄油

关于瑜伽饮食的常见问题

如果你从未尝试过素食，你一定会有很多疑问。如果你是瑜伽练习者或者想要开始习练瑜伽，你可能希望了解更多素食在瑜伽练习中的作用。

"研究表明，健康问题与牛奶和奶酪的食用密切相关，而瑜伽的奶素却包括牛奶和奶酪，这是为什么？"

传统来说，牛奶、奶油、黄油和酸奶属于悦性食物范畴（参见p212~213），并且在瑜伽饮食中很受欢迎。饮食中乳制品的比例取决于个人选择。但是，由于采用现代奶牛养殖方法，牛奶中含有残留抗生素和激素，这些成分已被证明会扰乱男性和女性的激素水平。巴氏杀菌和均质化处理会破坏牛奶中的有益细菌，使牛奶难以消化，导致人们对乳制品过敏和出现消化问题。

但身体需要脂肪，黄油和新鲜奶酪是良好的营养来源，少食则无害。此外，如果你想转变成纯素饮食，那么少吃一点乳制品在实际层面和情绪方面对你会有所帮助。

"我每天至少练习瑜伽两小时。怎样才能从瑜伽奶素饮食中获得足够的蛋白质来维持和锻炼我的肌肉及力量？"

所谓"锻炼需要大量蛋白质"，这种说法其实是无稽之谈。地球上有些最强壮和块头最大的动物就是草食动物。这种与蛋白质相关的谬论源于20世纪初关于大鼠对蛋白质需求的一些糟糕实验。在20世纪50年代的实验中测量出的人类蛋白质需求表明，大多数复合碳水化合物（如豆类、谷物和蔬菜中的碳水化合物）具有人类所需的所有氨基酸。

此外，以前人们普遍认为，素食者在一餐中需要食用特定的植物蛋白组合来合成"完全蛋白质"，这种陈旧观念已被抛弃。现在我们知道，人体中有储备的氨基酸，以配合最近消化的食物中的氨基酸。

此外，人体的蛋白质需求量可能并没有想象中那么高。据世界卫生组织提供的数据可知，蛋白质只需占我们总热量摄入的5%即可。实际上，每一种豆类、蔬菜、坚果类、谷物和水果都可提供超过其热量50%的蛋白质，甚至有些食物的蛋白质含量远高于这个水平。

但是蛋白质并不是有效的热量来源。当肌肉和肝脏中的碳水化合物储存耗尽时就会出现肌肉疲劳，因此食用高碳水化合物（全麦、蔬菜和豆类中含有）可以防止疲劳和肌肉损伤。如果进行特别剧烈的运动，在运动后应进食高蛋白质餐食，如全麦面包上的葵花籽酱，有助于防止体内氨基酸的耗竭。

这意味着，只要你摄入足够的热量来满足能量需求，不吃垃圾食品和精制食品，那么奶素可以轻松满足你对所有的蛋白质需求。

"酸碱平衡，是什么意思？与素食主义有什么关系？"

由于许多不同的原因，体内会产生酸，并且通常来说，人体的酸碱水平由复杂的生化机制非常精确地控制。食物的新陈代谢和我们选择的生活方式可能产生大量的酸。每当我们进行体育锻炼，甚至稍微动一动，身体就会产生酸。当我们压力大时，体内酸水平会上升。动物性食物、精制谷物、脂肪和糖等食物在消化过程中都会形成酸，酒精、咖啡、红茶、花生、核桃、防腐剂和硬质奶酪也是如此。

体内酸过多会导致酸中毒，即酸沉积在身体组织中。这可能导致多种疾病，如痛风、风湿、胆结石、肾结石、动脉硬化和心脏病等。偏头痛和癌症也与体内酸度高有关，并且会因酸度高而恶化。为了抵抗高浓度的酸，身体需要从骨骼中摄取碱性盐，例如钙，这样有可能导致骨质疏松症。

瑜伽练习可以对抗酸中毒。瑜伽也有"减压利器"的美誉，同时，尽可能保证饮食中80%为碱性食物。这正是选择素食的原因。因为大多数植物性食物，除小扁豆外，都是碱性的，如果你坚持有机素食，即使你每周吃几次小扁豆，也不会造成任何问题。

"瑜伽饮食有助于我提高专注力吗？"

建议你遵循悦性饮食。如果你的饮食激性（参见p212～213）过强，你会焦躁不安，无法静坐冥想。如果选择惰性饮食（参见p212～213），你会感到沉重和迟钝，无法清晰地思考。避免食用刺激性食物，如茶、咖啡和巧克力等。

此外，我们知道大脑中的神经元需要必需脂肪才能正常工作，所以在饮食中要包括少量的坚果类或坚果榨出的油。亚麻籽和火麻仁是特别好的脂肪来源。最后，可在烹饪过程中使用迷迭香和鼠尾草或将其煎制成茶汤食用。迷迭香是一种大脑兴奋剂，而鼠尾草可以清除内心的情绪障碍，促进平静和清醒。

向瑜伽饮食过渡

以下是为期六周的饮食计划，它将帮助你过渡到奶素或一般素食。为了获得最佳效果，请循序渐进地改变饮食结构，并根据自己的情况进行调整。

第1周

- 开始按时吃饭。细嚼慢咽。

- 整理橱柜，把里面的白糖、饼干、罐装酱等加工食物处理、捐赠或送给别人。

- 仅购买有机产品，包括时令水果和蔬菜、全谷物和豆类、烹饪和做沙拉酱用的冷榨油、肉、鱼、蛋和乳制品。

- 减少肉类分量，增加蔬菜用量，戒除加工过的肉类，如香肠、意大利腊肠和汉堡。

- 戒除所有软饮料，如可乐、添加人工甜味剂的果汁。

本周提示

"制作一道素菜。可以看本书中的菜谱，以获取创意。"

第2周

- 停止摄入任何红肉。用鱼或鸡肉等白肉代替牛羊肉和猪肉等肉类。

- 本周，做两顿素食主餐。在千层面或炖菜中用鹰嘴豆、扁豆和赤小豆代替肉。尝试用豆腐做饭。

- 每顿饭尝试不同的全谷物，包括糙米、藜麦、阿拉伯黄米等。细细嚼碎以免腹胀和排气。

- 尝试谷物制成的咖啡替代饮品，或少喝几杯咖啡。

- 本周内三天不饮酒。尝试饮用气泡水稀释的新鲜果汁。

本周提示

"去书店选一本可以激发灵感的素食烹饪书。"

第3周

- 如果你觉得自己准备好了，可去掉除鱼之外的所有肉类。如果你想念肉的质地，可以把茄子切成厚片或制作坚果饼。

- 减少鱼和鸡蛋的分量，增加蔬菜食用量。

- 每天饮茶或咖啡不超过两杯。

- 继续减少酒精摄入量。

- 专心咀嚼，每口食物比以往多嚼5～10次；另外，每口液体在嘴里含10秒左右，并轻轻搅动。这样就可以慢慢实现"吃饮料，喝食物"，让你更加享受饭菜的美味，也更有利于消化。

本周提示

"如果外出就餐，可以品尝素食菜肴，大多数餐馆都会提供不错的选择。"

请注意，在饮食过渡期间你可能会出现一些排毒症状，如头痛、疲倦或皮肤问题。如果出现这种情况，请放慢速度，你可能需要六个月或更长时间才能实现目标。

第4周

- 最多每隔一天吃一次鱼。使用一周菜谱（参见p220~221）计划无鱼日。
- 如果怀念传统的肉类菜肴，可以在网上或菜谱书籍中查看你喜爱的菜谱的素食版本。尝试p228中的豆腐蔬菜汉堡。
- 每天只喝一杯茶和咖啡。
- 如果没有达到目标，不要感到内疚。看看哪些事情最难办到，想办法让它变得容易。

本周提示

"邀请几位朋友共进晚餐，并为他们做顿素餐。"

第5周

- 本周将吃鱼的天数减至两天。
- 如果你每天都吃鸡蛋。试着减为每隔一天吃一次。
- 尝试使用鸡蛋替代品，例如用一根香蕉代替蛋糕或薄饼中的一个鸡蛋，或从当地健康食品店购买鸡蛋替代品。
- 如果你觉得饭菜太清淡，可以加一点冷榨亚麻籽油或橄榄油给蔬菜调味，或做一个芝麻酱汁调味（参见p230）。一定要保证摄入足够的全谷物。
- 除特殊情况外，看看自己能否完全戒酒精。
- 如果家人或朋友请你吃饭，让他们知道你不想吃肉或鱼，但注意不要把你的理念强加给他们。

本周提示

"告诉家人和朋友你正在尝试更健康的饮食方式。"

第6周

- 停止摄入任何鱼和蛋，并享受各种植物类食品。
- 确保摄入各类食物的正确分量（参见p211中的食物金字塔）。
- 通过烹饪书籍或在网上搜索资料扩展你的菜谱。
- 不要把彻底改变饮食习惯的时间限制得太苛刻，要为已经做到的事情感到骄傲，而不是为没有实现的目标而焦虑。

本周提示

"恭喜！你已经成功转变为健康的瑜伽饮食者。"

烹饪技巧

谷物和豆类是奶素的关键，但人们经常发现它们难以消化。因此，了解如何烹饪才能避免腹胀、排气或消化不良，这一点至关重要。烹饪前清洗和浸泡食材不仅可以去除污垢，还能使其更易消化。奶素中用油类代替动物脂肪，还应了解如何贮存油类才能防止其变质。

谷物

烹饪谷物的关键在于要准确测量或称量其干重，以确定用水量。下表所示为谷物与用水量的正确比例，煮好后大约为3.5杯的量。

浸泡和冲洗 除了藜麦和小米外，大多数谷物在烹煮前应在冷水中至少浸泡30分钟（最好是浸泡一夜），可使其更容易消化。藜麦和小米可以干烤或干炒几分钟。无论事先是否浸泡，都要先用冷水冲洗谷物2～3次，直至冲洗的水清澈为宜。

烹饪 将水（用量见下表）煮沸，加入谷物和少许盐。再烧至沸腾后，盖上锅盖小火慢煮，直到水被完全吸收。关火，在盖着的锅中放置几分钟，谷物干后食用。

烹饪时间和用水量

谷物	烹饪前重量	用水量	烹饪时间	烹饪后重量
大麦	200克	2.5倍	35～40分钟	560克
荞麦	170克	2～2.5倍	35～40分钟	600克
小麦片	175克	2倍	35～40分钟	630克
阿拉伯黄米	185克	2倍	15分钟	630克
小米	195克	3倍	25～30分钟	600克
燕麦片	115克	2.75倍	10分钟	800克
藜麦	180克	2倍	15～20分钟	800克
米饭，精印度香米	205克	2倍	15～20分钟	650克
米饭，糙印度香米	205克	2.5倍	30～35分钟	600克
大米片	105克	1.25倍	5～7分钟	315克
野米	180克	4倍	50分钟	600克

豆类

　　许多人吃豆类食物有消化方面的困扰。豆类可能会引起胃肠胀气和过敏。如果你刚刚开始在饮食中添加豆类，那么在最初几周内每周食用不要超过1~2次。之后，可以增加到3~4次。最容易消化的豆类是破开的绿豆、赤小豆和黑小豆。按以下方法烹煮可使豆类食物更容易消化：

　　浸泡和冲洗　在烹煮前一定要浸泡豆子。这有助于去除导致胃肠胀气的低聚糖（一类碳水化合物）。在3~4倍体积的水中浸泡4小时或整夜。蚕豆和比较陈旧的豆子需要浸泡24小时。烹煮前要冲洗干净。

　　烹饪　要用新鲜的清水烹煮，用水量可能多达干豆本身体积的6倍，因为在煮的过程中会蒸发掉一部分水分。水煮开后，盖上锅盖，稍留缝隙，慢火煮至豆子变软。切勿吃半生不熟的豆子，也不要大火煮沸或添加盐或酸类（如大量的柠檬汁或番茄）成分，那会使豆子变硬且难以消化。

　　食用　将生姜、茴香、孜然或黑胡椒加入煮熟的豆子中有助于消化。传统的做法是，这些香料用酥油（ghee，纯化的黄油）或油煎熟，然后加入到菜肴中。

油

　　研究表明，反式脂肪比不饱和脂肪更易导致心血管疾病。当油受热或暴露在空气中时会形成反式脂肪，因此，要了解如何储存油以及在烹饪过程中用哪种油非常重要。

　　储存　要使用深色玻璃或金属容器将油避光存放。不要购买用透明塑料瓶盛放的油。稳定的油，即在高温下不易变质的油，如酥油和橄榄油，可以储存在避光的橱柜里。冷压油，如牛油果、亚麻籽、藏红花和葵花籽油，非常不稳定，应保存在冰箱中。

　　烹饪　在高温下烹饪，特别是在160℃以上烹饪时，如在烤箱中烘烤，只使用最稳定的油，可选用有机酥油、有机芝麻油、棕榈仁油或椰子油。在中等温度下嫩煎食物可以选用橄榄油。切勿使用上述不稳定的冷压油进行烹饪。

一周菜谱

下面给出的一周菜谱将有助于你轻松过渡到素食。这个菜谱为一周每天的三餐以及小吃和甜点提供了参考建议。

	周一	周二	周三
早餐	•香草牛奶杏仁米饭 p224	•早餐思慕雪 p224	•苹果肉桂燕麦粥 p222
午餐	•阿拉伯黄米加马苏里拉奶酪和芝麻菜 p227 •开胃奶昔 p249	•松子青酱意大利面 p233 •橙香芝麻酱沙拉 p230	•绿豆咖喱汤 p226，配糙香米饭 •酸奶莳萝酱拌莴苣叶 p231
晚餐	•阿普玛 p232 •粉色酸奶酱 p231	•蔬菜姜汤 p235 •煎饼 p240	•小麦片配香煎西葫芦条 p233 •粉色酸奶酱 p231
小吃和甜点	•巧克力松饼 p244	•新鲜有机水果配混合坚果	•米纸卷 p246

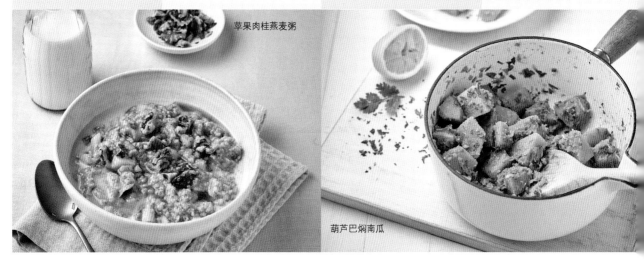

苹果肉桂燕麦粥

葫芦巴焖南瓜

　　所有食物的菜谱都可在本章中找到。这个饮食计划是基于多样化和趣味性而设计的，但你可以自由进行替换，以适应自己的口味。

周四	周五	周六	周日
• 蔬菜芝麻酱 p225，可与烤黑麦面包一起食用	• 苹果肉桂燕麦粥 p222	• 香草牛奶杏仁米饭 p224	• 巧克力抹酱 p225，可配烤全麦面包 • 新鲜有机水果沙拉
• 拉吉玛 p227，配煮熟的藜麦 • 椰蓉酸辣酱 p239	• 绿豆咖喱汤 p226，配糙米饭或小麦片 • 葫芦巴焖南瓜 p236	• 西拉斯 p241 红枣无花果酸辣酱 p239 • 蔬菜姜汤 p235	• 豆腐蔬菜汉堡 p228 • 烤土豆块 p238 • 瑜伽番茄酱 p238 • 薄荷橙花柠檬水 p249
• 松子青酱意大利面 p233 • 青豆松子 p238	• 阿普玛 p232 • 薄荷香菜酸辣酱 p239	• 小麦片配烤西葫芦条 p233 • 牛油果酱 p248	• 手抛饼 p240 • 西蓝花配烤杏仁 p236（青柠酱调味） • 椰蓉酸辣酱 p239
• 蔬菜条蘸山羊奶油奶酪酱 p248	• 燕麦香料蛋糕 p244	• 奶油香草梨 p242	• 高地豆蔻姜酥饼 p245

蔬菜姜汤配煎饼

西拉斯配酸辣酱

早餐

　　在这个快节奏的世界里，一些人的早餐往往是速溶咖啡和羊角面包或精加工过的高糖麦片。以你想要的方式来开始：至少花15分钟，在一个轻松的环境中慢慢享用新鲜的全谷物早餐，这会让你一整天心情愉快，精力充沛。

苹果肉桂燕麦粥

　　燕麦是纤维和营养素的极好来源，富含天然麸皮、胚芽和蛋白质。苹果中富含多种必需维生素，加入肉桂这种香料可增加粥的味道。

4人量

甜苹果	2个
燕麦片或荞麦或小米片	125克
盐	少许
肉桂粉	2茶匙
核桃碎或其他坚果碎	4汤匙
枫糖浆或龙舌兰糖浆、蜂蜜、粗蔗糖或粗糖碎	4汤匙
奶类	400毫升

1. 苹果削皮去核切成丁（有机苹果不必削皮）。

2. 在奶锅中，加入1升水煮沸。加入燕麦、苹果、盐和肉桂。用小火煮约10分钟，注意需一直搅拌。

3. 将煎锅加热，加入坚果煎烤约5分钟，直到香气浓郁，颜色变深。

4. 将粥分成四碗。加入枫糖浆或喜欢的甜味剂，淋上牛奶。撒上烤坚果碎，即可食用。

注意

• 切勿在粥中添加未烹煮的生水果，因为生水果和谷物一起吃很难消化。

• 如果你选择蜂蜜作为甜味剂，请在添加前将粥冷却至40℃。如果太热，蜂蜜会失去其天然的有益特性！

• 奶类可选择牛奶、米浆、杏仁奶或豆奶。

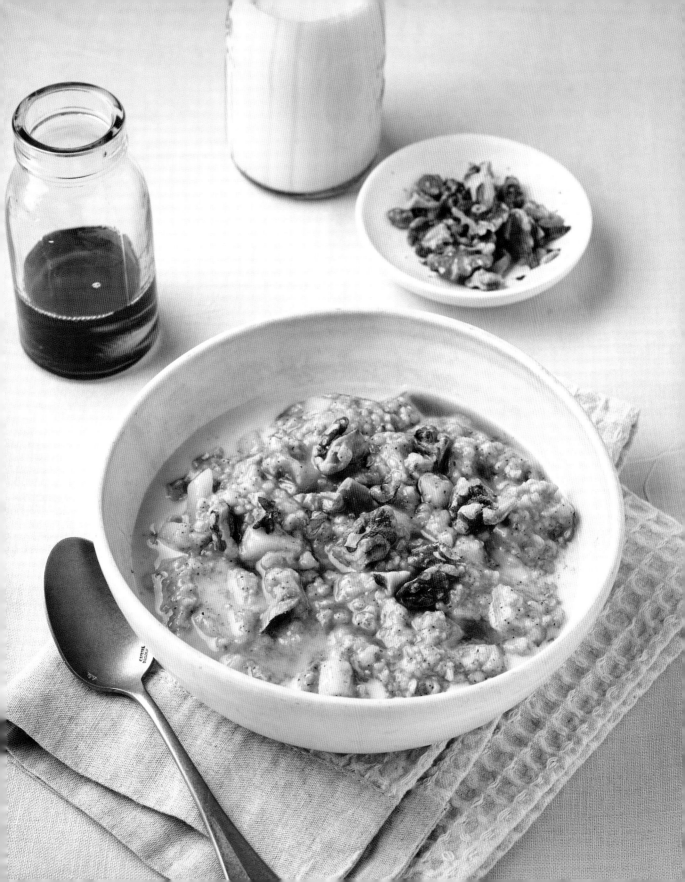

香草牛奶杏仁米饭

这是一份美妙的营养早餐，细腻香甜，令人垂涎，也是很棒的甜点。

4 人量

杏仁（未去皮）····················· 12枚
干红枣（去核）····················· 6枚
碎大米（如印度香米或茉莉香米）
································200克
香草豆荚（劈开）··············· ½个
奶类·····························600毫升
椰子油或酥油或黄油··············4茶匙
豆蔻粉···························1茶匙
轻质粗蔗糖或龙舌兰糖浆·········4汤匙

1. 将杏仁在冷水中浸泡一夜后捞出沥干，然后去皮，分成两半。将红枣切成小块，放在一边备用。

2. 碎大米放入锅中，加600毫升水煮沸。加入香草豆荚，盖上锅盖，换小火煮约10分钟，直至米变软。用木勺持续有力地搅拌，直到米呈黏稠糊状。

3. 加入奶、杏仁和枣，拌匀。再用小火煮5分钟，连续搅拌。

4. 关火，加入椰子油、豆蔻粉、轻质粗蔗糖或龙舌兰糖浆。拌匀，即可食用。

注意

• 香草豆荚也可用香草粉末（1茶匙）代替，如果使用香草粉，应在最后加入甜味剂、椰子油和豆蔻粉时加入，这样味道会更好。

• 用未经磨碎的米也可以，但需要多煮10分钟。

• 奶类可选择牛奶、米浆、杏仁奶或豆奶。

早餐思慕雪

这种款思慕雪口感松脆清新，有助于提高脑力和注意力。杏仁和腰果富含人体必需的矿物质，而无花果干和红枣干则富含抗氧化剂，为食物增加天然甜味。

4 人量

完整杏仁（未去皮）················ 75克
腰果·····························5克
红枣干（去核）···················· 16枚
无花果干·························8枚
水（如果你喜欢稀一点，可多加一些水）
·····························600毫升
藏红花···························· 少许
豆蔻粉···························½茶匙
玫瑰水···························2汤匙

1. 将杏仁、腰果、红枣干和无花果干各用一只碗在冷水中浸泡一夜后捞出沥干，去除杏仁皮。泡坚果的水弃掉，保留泡干果的水。

2. 将藏红花在少许温水中浸泡几分钟。

3. 将泡好的坚果、水果干与浸泡干果的水一并放入料理机中。快速搅拌，直到各种配料呈奶油状，但仍然略带颗粒感，即可食用。

巧克力抹酱

这款美味的抹料可在冰箱中最多保存四天。

4 人量

杏仁或榛子（磨碎）…………5汤匙
室温无盐黄油或人造黄油或椰子油
　…………………………125克
无花果干（切碎）……………5枚
红枣干（去核，切碎）……… 10枚
蜂蜜或龙舌兰或枫糖浆………4汤匙
可可粉……………………2½汤匙
肉桂粉……………………1茶匙

1. 用中火加热煎锅，加入磨碎的杏仁或榛子，煎烤至散发出香味，颜色略微变深，转移到搅拌碗中冷却。

2. 待烤坚果冷却后，将其余成分加入碗中。搅拌至均匀混合，抹在全麦吐司上享用。

注意
· 用作蛋糕馅料或装饰配料也很棒。

蔬菜芝麻酱

芝麻酱使这种抹酱富含有益健康的维生素和矿物质。

4 人量

胡萝卜………………………1根
茴香………………… ½个球茎
芹菜茎………………… ⅛根
芝麻酱……………………4汤匙
盐………………………1茶匙
现磨黑胡椒粉………………少许
新鲜绿色香草，如鼠尾草、罗勒、
　迷迭香或莳萝…………4汤匙
柠檬汁……………………2茶匙

1. 将去皮并切碎的胡萝卜、茴香和芹菜茎放入碗中。

2. 加入芝麻酱，用盐和胡椒粉调味。

3. 搅拌均匀，然后将香草切碎和柠檬汁一起加入碗中。再次轻轻搅拌，让所有成分混合均匀，抹在全麦吐司上享用。

注意
· 你可以在这种抹酱中添加一些热水及额外的调味料和香草，将它变成美味的意大利面酱。

午餐

　　午餐是一天中重要的一餐，即使工作再忙、闲暇时间再少，午餐至少应包括一种烹熟的谷物、一份熟的蔬菜，以及一小份时令生蔬菜沙拉。可以添加少量豆腐或豆类、小份软奶酪、或一些坚果来提供额外的蛋白质。

绿豆咖喱汤

　　这是一款标准的瑜伽午餐，因为与糙香米搭配食用时，含有均衡的素食所有必需品。绿豆提供能量丰富的蛋白质，蔬菜咖喱添加重要维生素，大米提供有益健康但易于消化的碳水化合物。

4 人量

豆汤

干绿豆瓣	160克
桂皮	½根
小豆蔻荚（压碎）	6个
姜黄粉	2茶匙
盐	2茶匙
新鲜菠菜叶，或瑞士甜菜的绿色部分，洗净并撕碎	200克
柠檬汁	2茶匙
新鲜香菜	1棵

咖喱底料

橄榄油或芝麻油或酥油	4茶匙
孜然籽	1茶匙
生姜末（去皮）	2汤匙
新鲜的绿辣椒（或少许辣椒粉）	⅛个
孜然粉	1茶匙
香菜籽末	2茶匙
丁香末	¼茶匙
肉豆蔻粉	½茶匙

1. 用冷水在筛子中冲洗绿豆，洗净后放入大平底锅中，加入900毫升水，如果使用桂皮和小豆蔻荚，也要同时加入锅中。如果使用桂皮粉和豆蔻粉，请在第3步加到咖喱汤底中。加入姜黄粉搅拌。

2. 煮沸。撇去浮在表面的白色泡沫。减小火力，慢煮30分钟。加入盐和菠菜或瑞士甜菜，然后再煮10分钟。

3. 同时，制作咖喱底料。在小锅里加热油。加入孜然籽、生姜末和辣椒，然后搅拌所有的香料粉，包括桂皮粉和豆蔻粉（如果没在第1步加入整料的话）。一旦香料散发出香气（只需要几秒钟），立即关火，并向锅中加入3汤匙水搅拌。此时平底锅仍然足够热，可以继续蒸发掉水分，最后形成咖喱底料。注意不要烧糊，否则会破坏汤的味道。

4. 将咖喱底料与柠檬汁一起搅拌到豆汤中。用新鲜的香菜叶稍加点缀，即可食用。

注意

• 可以用肉桂粉代替桂皮，对应用量为半茶匙。

• 可以用豆蔻粉代替小豆蔻荚，对应用量为半茶匙。

阿拉伯黄米加马苏里拉奶酪和芝麻菜

这是一种可以让你在工作场所享用的新鲜烹制创意热午餐。只需一个电热水壶和一个带盖的耐热碗。

4 人量

阿拉伯黄米	200克
盐	1茶匙
现磨黑胡椒粉	少许
芝麻菜（洗净、撕碎）	1小把
马苏里拉奶酪或熏豆腐（切丁）	200克
黑橄榄（去核）	12枚
橄榄油	4汤匙
柠檬（榨汁）	¼个

1. 将阿拉伯黄米、盐和黑胡椒粉放到一个耐热的碗中。倒入450毫升刚烧开的水，盖上盖，静置10分钟。

2. 将芝麻菜、马苏里拉奶酪或熏豆腐、黑橄榄拌到阿拉伯黄米中。淋上橄榄油和柠檬汁即可。

拉吉玛

这款丰盛的炖菜富含蛋白质。众所周知，豆类容易引起胀气，但这种方法可以避免豆类的这一缺陷，秘诀在于烹煮时间足够长以及使用适当的香料。

4 人量

干红芸豆	150克
硬实的成熟番茄	4个
烹饪油（任选）	4汤匙
黑芥菜籽	1茶匙
孜然籽	2茶匙
去皮生姜末	2茶匙
咖喱叶	12片
孜然粉	1茶匙
姜黄粉	2茶匙
辣椒粉	少许
香菜籽粉	1茶匙
肉桂粉	½茶匙
咖喱粉	2茶匙
盐（口味重的话多放一些）	2茶匙
土豆（去皮，切成丁）	8个
胡萝卜（去皮，切成丁）	4根
西葫芦（切成丁）	2个
西芹（切成丁）	4根
新鲜香菜（装饰用）	2汤匙
柠檬（装饰用）	¼个

1. 干红芸豆在冷水中浸泡一夜，冲洗干净并沥干水分。放入盛有大量水的大锅中煮沸，煮沸1小时，或直至红芸豆变软。沥干放在一边备用。

2. 将番茄放入刚烧开的水中烫2~3分钟。用漏勺将番茄捞出，当冷却到可以用手碰触时，剥去皮，切成大块。

3. 将油在炒锅或平底锅中大火烧热后，加入黑芥菜籽，等到黑芥菜籽开始炸开时，加入孜然籽，几秒钟后，加入生姜末和咖喱叶。炒30秒，然后加入孜然粉、姜黄粉、辣椒粉、香菜籽粉、咖喱粉、肉桂粉和盐搅拌。

4. 将切块的番茄加入炒锅中，翻炒3分钟。然后，加入土豆和250毫升热水，换成小火，盖上锅盖，煮10分钟。加入胡萝卜、西葫芦和西芹。再次盖上盖，煮10~15分钟至蔬菜变软。

5. 加入红芸豆拌均，再煮2~3分钟，直至红芸豆热透，如果你喜欢咖喱的汤多一些，可以多加些热水。配上切碎的香菜和柠檬片食用。

豆腐蔬菜汉堡

　　这款午餐是小孩子的最爱，也可以让无肉不欢的人士逐渐改变饮食习惯。配上少许瑜伽番茄酱（参见p238），剩下的汉堡凉着吃也一样很美味。

4 人量

粗根芹菜（去皮）·····················225克
中等大小的球茎茴香（去茎）········1个
中等大小的胡萝卜（去皮）···········2根
老豆腐·······························400克
新鲜的欧芹或罗勒·····················1捆
米粉或鹰嘴豆粉或玉米粉··········4汤匙
盐····································3茶匙
黑胡椒（粗磨）····················½茶匙
肉豆蔻粉····························2茶匙
芝麻·································4汤匙
烹饪油（任选）····················4汤匙

1. 将粗根芹菜，球茎茴香和胡萝卜细细磨碎。用流动的冷水冲洗豆腐，然后拍干，细细磨碎。

2. 将欧芹或罗勒的硬梗去掉，然后切碎。

3. 将磨碎的蔬菜、豆腐与切碎的欧芹或罗勒，以及盐、黑胡椒、肉豆蔻粉和米粉放入一个大碗中混合均匀。用双手将其制成8个厚约2厘米的扁汉堡，放在冰箱里约30分钟，让汉堡变硬。

4. 将汉堡从冰箱里取出，在汉堡的两面撒上芝麻。轻轻压一压，使芝麻粘在汉堡的表面。

5. 在不粘煎锅中加入油，中火加热，放入汉堡，每面各煎约5～7分钟，直到外酥里嫩。搭配p238的瑜伽番茄酱和烤土豆块一起食用。

豆腐蔬菜汉堡搭配的瑜伽番茄酱及烤土豆块这两款菜的菜谱在p238。

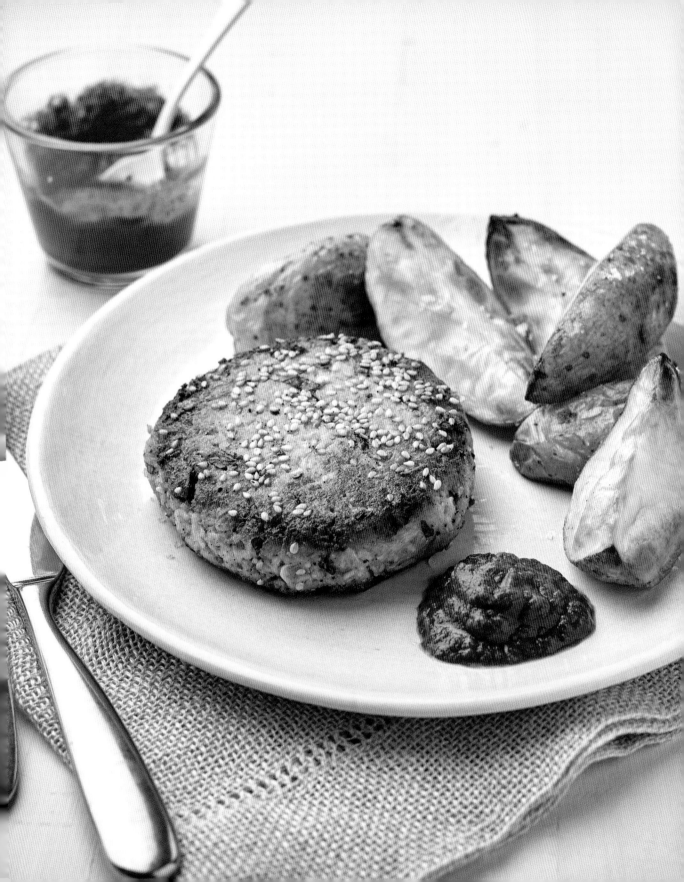

沙拉和酱料

生食是生命能量和酶的重要来源之一。沙拉是在膳食中引入生蔬菜和香草的好方法，但由于很难消化，所以最好在午餐时间作为配菜食用，因为此时消化能力最强。

橙香芝麻酱沙拉

这道沙拉搭配的调料很可人，不需要任何盐，富含维生素C，也很适合用作蒸菜的酱料。

4 人量

沙拉

球生菜或其他沙拉叶，如巴达维亚生菜、橡叶生菜、长叶莴苣或嫩菠菜… ½棵

黄瓜（去皮，切成薄片）………… ½根

成熟的硬实番茄（切成薄片）………2个

苜蓿芽（洗净沥干，可选）………4汤匙

调料

鲜榨橙汁……………………300毫升

柠檬汁……………………………4汤匙

稠芝麻酱…………………………6汤匙

1. 将生菜、黄瓜、番茄和苜蓿芽在沙拉碗中拌匀。

2. 用搅拌器将橙汁、柠檬汁和芝麻酱搅拌成奶油状，放置5分钟使其变稠。如果太黏稠，可加一点橙汁；如果太稀，就再加点儿芝麻酱。

3. 将调料淋在蔬菜上即可食用。

注意

• 也可以使用樱桃番茄，对应用量为8个，切成两半。

酸奶莳萝酱拌莴苣

　　这道菜中清脆的莴苣与味道浓郁的低脂酱料相得益彰。

4人量

小莴苣……………………………………4根
全脂或低脂酸奶………………………200克
柠檬汁……………………………………4汤匙
新鲜莳萝（切碎，留1片小嫩叶做点缀）
………………………………………1小把
盐……………………………………… 适量
黑胡椒粉……………………………… 少许

1. 将莴苣洗净并沥干水分后撕成单叶，将叶子铺在沙拉盘（1大盘或4小盘）上。

2. 将酸奶、柠檬汁、莳萝、盐和黑胡椒粉混合并打匀，作为调料。

3. 将调料淋在莴苣上，用一片莳萝叶装饰，然后上桌。

注意

• 纯素食者可以使用大豆或椰奶酸奶。

粉色酸奶酱

　　酸奶酱其实是一种蘸料，几乎可以搭配任何印度风味的热菜，例如阿普玛（参见p232）或小麦片配香煎西葫芦条（参见p233）。如果经常吃，可以一次多做一些，放在密闭容器中在阴暗凉爽环境保存。

4人量

孜然籽…………………………………… 2汤匙
甜菜根（去皮，搓细丝）…………… 2个
酸奶…………………………………… 200克
辣椒粉…………………………………… 少许
盐……………………………………… 适量
新鲜的香菜或扁叶欧芹（切碎）… 1小把

1. 用中火将孜然籽在干燥的煎锅中加热，直到炒出香味并且色泽稍微变深，注意不要炒糊，待冷却后磨成粉末。

2. 将甜菜根放入碗中，拌入酸奶、孜然粉、辣椒粉、盐和一半新鲜的香菜或欧芹。用剩下的香菜或欧芹装饰后上桌。

注意

• 为了简便，可以使用在商店购买的孜然粉，孜然粉不需要炒香。

• 可以在使用前将甜菜根稍微蒸一会儿。

• 纯素食者可以使用大豆或椰奶酸奶。

晚餐

　　根据瑜伽和阿育吠陀科学理论，晚餐应清淡且易于消化，因为在夜晚我们的消化能力不如白天，且新陈代谢减慢。因此，若在深夜摄入不易消化的食物，可能会加重肝脏负担，导致毒素形成。晚餐要在睡前三小时之前吃，避免食用乳制品和大量豆类，汤、意大利面和炖菜是晚餐很好的选择。请尝试这些菜谱，并观察次日清晨醒来你是否精神焕发。

阿普玛

　　这道菜源自南印度，如今风行于整个印度次大陆。这道菜制作简单快捷，营养价值也很高。

4 人量

粗面粉	175克
油或酥油	4汤匙
黑芥菜籽	1茶匙
孜然籽	2茶匙
葫芦巴籽	1茶匙
木豆（可选）	2茶匙
生腰果	4汤匙
青辣椒（切碎）或少许辣椒粉	¼茶匙
新鲜生姜（切碎）	2茶匙
咖喱叶（可选）	12片
盐	2茶匙
胡萝卜（去皮，切碎）	2根
绿豌豆（或碎青豆）	150克
柠檬汁	2汤匙
新鲜香菜叶（装饰用）	适量

1. 将干燥的煎锅在高火上加热，将粗面粉加入锅中煎炒5分钟左右，至其发出香气并变成金黄色。然后离火，放在一边备用。

2. 用中号平底锅或大炒锅将油或酥油加热，然后加入黑芥菜籽炒至噼啪作响。然后添加孜然籽和葫芦巴籽、木豆（如果使用的话）和生腰果，翻炒2~3分钟，直到这些配料开始变成棕褐色。现在加入辣椒、生姜、咖喱叶（如果使用的话）、盐、胡萝卜和绿豌豆或碎青豆。煎炒1分钟，然后加入500毫升水，并将混合物煮沸。

3. 待**2**中混合物煮沸后，加入炒好的粗面粉，用小火煮5分钟，不断搅拌。制好的阿普玛应质地酥松，如果太干的话，可以多加一些水。上桌时，淋上柠檬汁，以香菜叶点缀。

注意

• 可以用切碎的新鲜香菜代替咖喱叶。

• 无麸质时，可以用玉米粉或大米片来替代粗面粉。用大米片时，不用炒而是用温水泡5分钟，然后直接加到蔬菜中，不需要加水。

松子青酱意大利面

青酱在冰箱中可保鲜两天。除了搭配意面，还可以搭配煮土豆，都很好吃。

4 人量

生腰果或去皮杏仁…………	150克
松子………………………	4汤匙
混合新鲜绿色香草，如罗勒、鼠尾草和迷迭香…………25克	
盐……………………………	适量
橄榄油………………………	4汤匙
黑胡椒粉……………………	1/2茶匙
柠檬汁………………………	4茶匙
磨碎的巴马干酪或佩克立诺奶酪（可选）………8汤匙	
全麦意面……………………	325克

1. 将干燥的煎锅在高火上加热，加入生腰果和松子，煎炒至金黄色并且香气扑鼻，放在一边冷却。

2. 将炒好的坚果、绿色香草、盐、橄榄油和黑胡椒粉放到搅拌机中，搅拌均匀，然后逐渐加入足够的水，制成浓稠的奶油状酱汁。加入柠檬汁，如果你用的是奶酪，将其中的一半混合到酱汁中。松子青酱就做好了。

3. 将全麦意面放入煮沸的盐水中煮至有嚼劲，捞出沥干，加入松子青酱拌匀。

4. 撒上剩余的奶酪碎即可食用。

注意

• 你可以用无麸质意面代替全麦意面。

• 纯素食者可以不必在青酱中加奶酪碎。

小麦片配煎西葫芦条

水煮清淡谷物与微烹过的西葫芦组合成为一顿美味的晚餐。这个搭配富含足够的营养，不会让你饿着肚子上床睡觉，但也非常容易消化，让你睡个安稳觉。

4 人量

小麦片（碾碎）……………………200克	
盐……………………………	适量
现磨黑胡椒粉………………………	适量
橄榄油………………………	4汤匙
西葫芦（洗净，切成条）………	3个
葵花籽………………………	4汤匙
柠檬汁………………………	2茶匙
新鲜薄荷（切碎）………………	4汤匙

1. 将小麦片放入一个大平底锅中，加入450毫升水和半茶匙盐，盖上锅盖，煮沸。一旦水开始沸腾，转小火煮10分钟，不要搅拌，也不要揭开盖子。

2. 同时，用煎锅将油中火加热。加入西葫芦条，盖上锅盖烧，间或翻一下，直至西葫芦变软，整个时间大约12分钟。关火，加入盐和黑胡椒粉调味，撒上葵花籽、柠檬汁和薄荷碎，然后配上煮好的小麦片食用。

注意

• 这道菜加上酸辣酱会更加美味。

• 如果你想的话，也可以在200℃的烤箱中烘烤（代替煎炒）西葫芦。

• 若选择无麸质，可用藜麦代替小麦片，沸腾后煮20分钟。

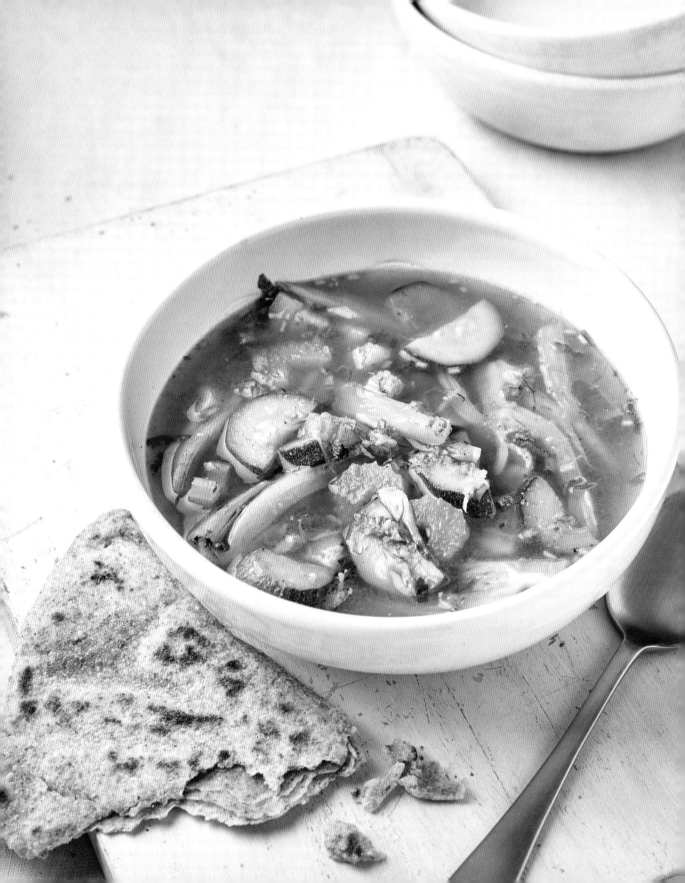

蔬菜姜汤

　　这款汤温热清淡，很容易消化，非常适合作为晚餐，因为它不会让你在睡觉前胃负荷过重。想要使这一餐更丰盛，可以再加些土豆丁，或者可以与现做的煎饼（Parathas）（参见p240）一起食用。

4 人量

橄榄油……………………… 4汤匙
鲜姜（切碎）……………… 4汤匙
西葫芦（切成半月形片状）… 2个
球茎茴香（每个切成四瓣）… 2个
芹菜（切成3厘米长的段）… 4根
盐…………………………… 4茶匙
咖喱粉……………………… 4茶匙
肉豆蔻粉…………………… 1茶匙
柠檬汁……………………… 4茶匙
新鲜香菜（装饰用）……… 4汤匙
水…………………………… 1升

1. 用中火将大号平底锅中的橄榄油加热，加入鲜姜炒30秒左右。然后加入蔬菜、盐、咖喱粉和肉豆蔻粉，再炒5分钟。

2. 在锅中加入1升水。煮沸，盖上锅盖，用小火煮8分钟。

3. 关火。加入柠檬汁搅拌均匀，然后撒上切碎的新鲜香菜。

注意

• 用新鲜的欧芹或罗勒装饰这款汤也很漂亮。

• 可以使用几乎所有的蔬菜组合，可尝试使用五颜六色的蔬菜，如羽衣甘蓝、胡萝卜或白甜菜根，蔬菜总用量约400克。

蔬菜姜汤搭配煎饼（参见p240）食用。

蔬菜和调味酱

　　蔬菜不仅是多种维生素和矿物质的极好来源，还含有被认为可以预防癌症的植物营养素。它们对身体有碱化作用，因此应该成为每个人饮食的重要组成部分。除了主菜中的蔬菜外，还要尽量增加一些蔬菜配菜。

西蓝花配烤杏仁，用青柠酱调味

　　西蓝花富含抗氧化剂和维生素C，是支持免疫系统最强大的食物之一。它还有助于构建强壮的骨骼和身体组织。

4 人量

整杏仁（去皮，对半分开）… 4汤匙
西蓝花（洗净，切开花的部分，茎去皮，切成薄片）………… 800克
青柠或柠檬汁……………… 2汤匙
芝麻油…………………… 4汤匙
盐………………………… 适量
现磨黑胡椒粉……………… 适量
肉豆蔻粉………………… 1茶匙
新鲜薄荷（切碎）………… 2汤匙

1. 将杏仁放入热的锅中，煎炒至棕褐色。倒在小盘子里冷却。

2. 将西蓝花蒸3～4分钟，或在少量水中煮6～8分钟，直到煮熟但仍然硬实。

3. 制备调味料：将青柠或柠檬汁、芝麻油、盐、黑胡椒粉、肉豆蔻粉混合在一起，并使用搅拌器或叉子打匀。拌入切碎的薄荷，将调味料淋在煮熟的西蓝花上，撒上烤杏仁即可。

葫芦巴焖南瓜

　　在这个菜谱中，富含淀粉的南瓜与略苦的葫芦巴籽和有点酸的柠檬汁相平衡。葫芦巴籽富含纤维和抗氧化剂，有助于排出毒素保持消化系统的健康。

4 人量

酥油、葵花籽油或芝麻油… 4茶匙
葫芦巴籽………………… 2茶匙
姜黄粉…………………… 1茶匙
盐………………………… 2茶匙
辣椒粉…………………… 少许
南瓜或冬南瓜（去皮、去籽并切块）
………………………… 1个
柠檬汁，外加柠檬片作装饰
………………………… 4汤匙
新鲜香菜（装饰用）……… 1汤匙

1. 用中火将酥油在锅中加热。加入葫芦巴籽，15秒后加入姜黄粉、盐和辣椒粉，加入南瓜块，翻炒5分钟。盖上锅盖，焖15～20分钟，偶尔搅拌一下，直到南瓜变软。

2. 将锅从火上取下，加入柠檬汁和切碎的香菜。用柠檬片和嫩香菜叶作装饰。

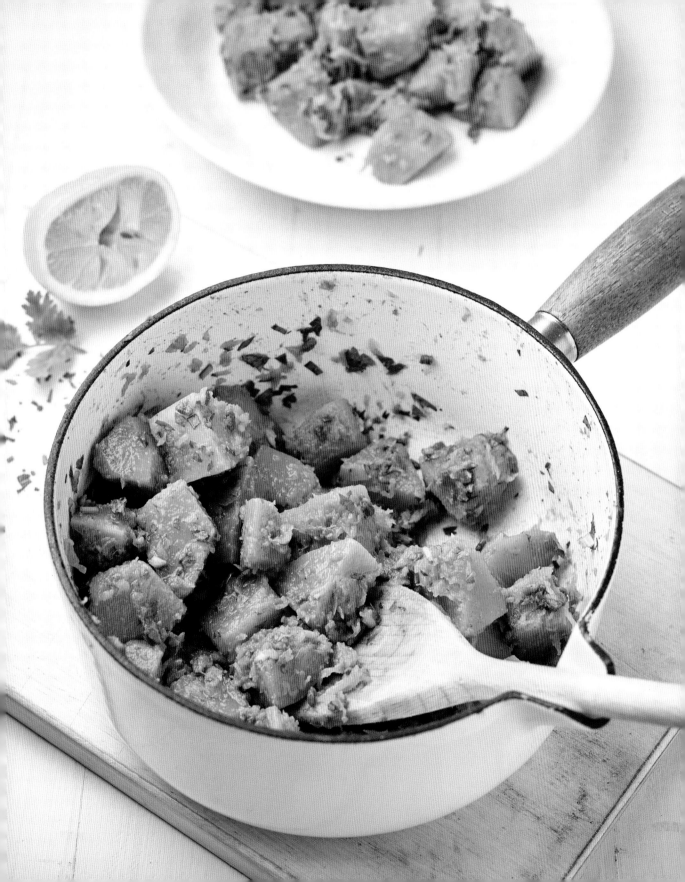

青豆松子

青豆纤维含量高，且富含维生素A、维生素C和维生素K。松子富含镁和抗衰老的抗氧化剂，为这道简单的菜肴增添了地中海风味。

4 人量

松子	4汤匙
橄榄油	4汤匙
青豆	800克
盐	适量
现磨黑胡椒粉	适量
鼠尾草（切碎）	4汤匙
柠檬汁	2汤匙
碎山羊乳酪或菲达乳酪	4汤匙

1. 用高火加热干锅，加入松子，煎炒至金黄色。将锅从火上移开，将松子倒入小盘中冷却。

2. 在平底锅中加入1汤匙橄榄油，加入青豆、盐和黑胡椒粉调味，并加入4汤匙水。盖上锅盖，煮沸，然后用小火焖约20分钟，直到豆子变软，如果需要的话多加些水。在关火前30秒内加入鼠尾草。

3. 关火，沥干水分，然后加入柠檬汁和剩余的橄榄油搅匀。倒进盘子里，撒上碎山羊奶酪和炒好的松子，趁热食用。

注意

· 可以用新鲜的迷迭香代替鼠尾草。

· 可以用熏豆腐替代山羊奶酪，将这道菜变为纯素食。

烤土豆块

单吃就非常棒，搭配瑜伽番茄酱（见下文）更佳，是p228所述豆腐蔬菜汉堡的完美搭档。

4 人量

中等大小的土豆（削皮，如果是有机土豆就不必削皮，纵向切四刀，呈楔形块）	12个
橄榄油	4汤匙
盐	适量

1. 将烤箱预热到200℃。

2. 将土豆块放入装有橄榄油的碗中。仔细搅拌，使土豆块均匀裹上油。放在烤盘上撒上盐调味。

3. 在热烤箱中烘烤40分钟，或者直到土豆块变得外酥里嫩即可。

瑜伽番茄酱

这种番茄酱比店里买的健康美味得多，可在冰箱保存3天。

4 人量

中等大小的新鲜硬实的熟番茄（取芯，切块）	4个	甜椒粉	2茶匙
番茄干（切块）	4个	辣椒粉	少许
橄榄油	2茶匙	柠檬汁	4茶匙
日式酱油	4茶匙	枫糖浆	4茶匙

1. 将新鲜番茄和干番茄、橄榄油及4汤匙水放入料理机中打成酱，必要时再加些水。

2. 将打好的番茄酱放入平底锅中。加入日式酱油、甜椒粉和辣椒粉，小火慢慢地煮沸。然后，盖上盖子，用小火煨约25分钟，如果变得太干，可多加些水。

3. 将平底锅从火上取下，加入柠檬汁和枫糖浆搅匀。将番茄酱转移到碗中，冷却。

椰蓉酸辣酱

这款源自南印度的奶油酸辣酱，特别适合搭配味道温和的咖喱，可在冰箱保鲜3天。

4人量

椰蓉	8汤匙	新鲜青辣椒（去籽，切碎）	
酸奶	4汤匙		¼个
盐	½茶匙	咖喱叶（鲜叶、干叶均可）	
酥油或芝麻油或椰子油			12片
	2茶匙	新鲜香菜（装饰用）	
黑芥菜籽	2茶匙		1片
葫芦巴籽	1茶匙		

1. 将椰蓉放入碗中，倒入足量冷水至刚好浸没，泡15分钟左右。

2. 将泡好的椰蓉、酸奶和盐放入料理机中，打成糊状，倒进碗里。

3. 将酥油在中号平底锅中加热，加入黑芥菜籽，待发出劈啪声时，加入葫芦巴籽、青辣椒和咖喱叶，翻炒约10秒钟。

4. 将香料混合物加入到椰蓉酸奶糊中拌匀。倒进盘子里，用新鲜的香菜叶装饰。

注意

• 这款酸辣酱的纯素版，可以用大豆或椰奶酸奶代替酸奶。

红枣无花果酸辣酱

这款辣酸甜的酸辣酱可在冰箱里保鲜3天。红枣和无花果富含纤维、人体必需的维生素和矿物质，以及抗氧化剂。

4人量

红枣干（去核，切碎）	8枚	鲜姜末	3汤匙
无花果干（去硬梗，切碎）		辣椒粉	少许
	4个	柠檬汁	4汤匙
葡萄干（切碎）	2汤匙	柠檬片（装饰用）	适量

1. 把红枣、无花果和葡萄干碎放到碗里，倒入热水至刚好浸没。泡20分钟左右，如有必要，沥干水分。

2. 将鲜姜末、辣椒粉和柠檬汁加到泡好的水果中，拌匀。倒进碟子里，并以柠檬片装饰。

薄荷香菜酸辣酱

这种绿色酸辣酱的涩味特别适合与油炸小吃和煎饼搭配。

4人量

新鲜香菜	1把	辣椒粉	少许
新鲜薄荷叶	1小把	盐	少许
柠檬汁	2汤匙	薄荷叶（装饰用）	1根
橄榄油	2茶匙	腰果（装饰用）	几个
腰果	12个		

1. 将除了装饰用的薄荷和腰果以外的所有配料都放到料理机中打碎，加入适量的水，使其形成光滑的糊状物。

2. 倒进碗里，用腰果和一小片新鲜薄荷叶装饰。

面饼

全谷物面饼是纤维、B族维生素和蛋白质的良好来源。如果不想吃小麦或酵母，可以在健康食品商店选购其他谷物代替，以下菜谱均不含酵母。

煎饼

煎饼简单美味，且不含酵母，可以搭配汤或主菜，也可以搭配酸辣酱作为小吃。喜欢无麸质食物的话，可以用50%的荞麦粉和50%的米粉代替全麦面粉。

8 份量

全麦面粉（多用点儿作手粉
　防粘） ················· 250克
盐 ······················· ½茶匙
酥油或油 ·················4茶匙

1. 将全麦面粉和盐放入一个大碗中，加入适量水，和成柔软但不粘手的面团。然后放到案板上彻底揉匀，直到面团变得有弹性。揉得越有劲，最后制成的煎饼就越好吃。用湿布盖住面团，在室温下静置1小时。

2. 将面团分成八个等大的小面团。用少许面粉轻轻擦拭面板。然后用擀面杖将每个小面团擀成圆形薄饼，擀时在面团上撒上一点面粉，防止面饼粘在擀面杖上。

3. 将每个面饼的表面刷上少许酥油，将其对折，再用酥油刷一次，并再次对折，这样就折成了四分之一圆形。小心地将它卷成一个大三角形。

4. 用中火加热不粘煎锅，在锅中加入少许酥油，然后将折好的三角形煎约2～3分钟，然后翻面，再往锅里加少许酥油，煎另一面，直到煎熟。

5. 可立即食用，也可在烤箱中保温，最多保温20分钟。

西拉斯

　　这个香喷喷的鹰嘴豆煎饼是一种富含蛋白质的美味小吃。如果需要做多个西拉斯，上菜前可以先在烤箱中保温（不超过20分钟）。

8 份量

鹰嘴豆粉（过筛）……250克
葵花籽油、橄榄油、芝麻油或
菜籽油……4汤匙
盐……2茶匙
新鲜青辣椒（去籽，切成薄片）
……1个
鲜姜末……4茶匙
姜黄粉……2茶匙
咖喱粉……2茶匙
新鲜香菜（粗切）……4汤匙

1. 将所有配料放到一个大碗里，加入足量的水，搅成浓稠的面糊。

2. 在不粘煎锅中稍抹点油，用高火加热，然后转成中火，舀一大勺面糊倒入煎锅中，旋转煎锅，使面糊在煎锅中均匀摊开，煎至开始凝固并变成金黄色，然后翻面，再煎1~2分钟，在边缘淋上少许油。

3. 趁热与酸辣酱（参见p239）和酸奶一起食用。

西拉斯搭配薄荷香菜酸辣酱（左）、红枣无花果酸辣酱（中）和椰蓉酸辣酱（右）。以上酸辣酱配方均在p239。

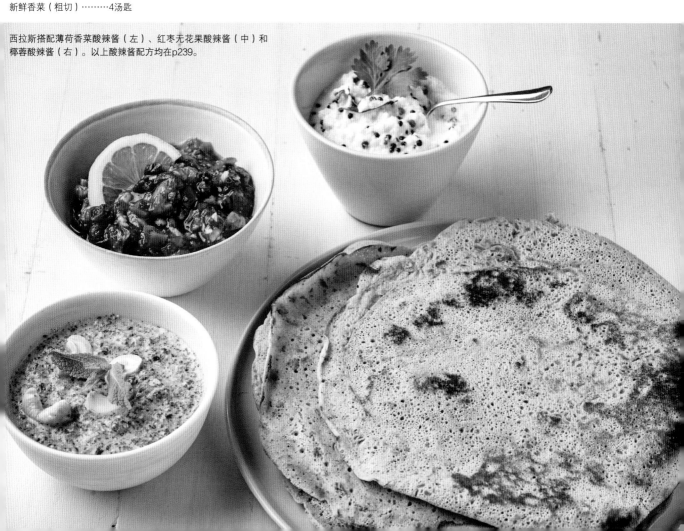

甜食和餐后甜点

　　甜食可偶尔充当点心，但不能当作主食。吃甜食时，特别是作为庆祝活动的一部分或与朋友和家人一起吃的时候，应当满怀喜悦与爱！制作甜食应使用非精制甜味剂，如肉桂、蜂蜜、枫糖浆和椰子，而不是糖。这些甜点很好吃，给人满足感，对心灵也有很大益处。

奶油香草梨

　　这是一款低脂水果甜点，富含维生素，口味清新。可用时令水果如苹果或新鲜的桃子代替梨。

4 人量

熟的硬实的梨……………………2个

柠檬汁……………………………2茶匙

意大利乳清干酪或乡村干酪

………………………………8汤匙

粗制蔗糖…………………………4汤匙

香草精……………………………2茶匙

肉桂粉（稍多一些装饰用）

……………………………… ½茶匙

整杏仁（去皮，装饰用）

…………………………………4个

1. 将梨削皮（有机梨不必削皮），纵向切成两半，去核。然后将切成两半的梨放在一个大炖锅里，加4大勺水。煮沸后转低火，炖10分钟左右，或直至将梨炖软。把炖好的梨从锅中取出，淋上柠檬汁，放凉。

2. 将干酪、蔗糖、香草精和肉桂粉在碗里混合，搅匀。

3. 每半块梨用一个碟子盛。在梨的切面上点缀干酪混合物，并用一个杏仁作装饰，撒上肉桂粉，即可食用。

注意

• 纯素者可用浓稠的大豆或椰奶酸奶代替干酪。为了让酸奶变得浓稠，用一片平纹细布或干净的茶巾固定在大碗上当滤布或筛子，将250克大豆或椰蓉酸奶倒在平纹细布或茶巾上，沥约需1小时。

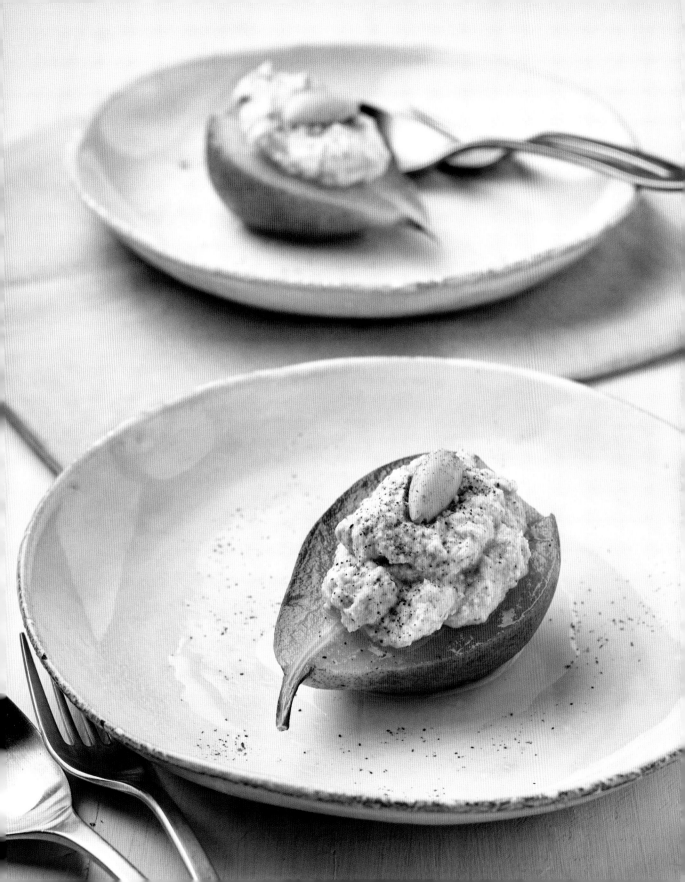

简易燕麦香料蛋糕

如果你爱吃家常蛋糕，但并非烘焙能手，那就试试这款简单的素食配方，一定不失所望。用锡箔纸包裹，这种蛋糕可以保存一周。

一个蛋糕量

燕麦片	85克
全麦面粉	125克
粗制蔗糖	170克
葡萄干	75克
坚果碎混合物或杏仁、腰果、榛子、核桃、芝麻、葵花籽和椰蓉混合物	100克
泡打粉	2茶匙
肉桂粉	1茶匙
豆蔻粉	1茶匙
肉豆蔻粉	1茶匙
丁香	少许
葵花籽油	4汤匙

1. 将烤箱调为180℃预热。将直径23厘米圆形蛋糕模具表面薄涂一层油。

2. 将除油以外的所有配料放到一个大碗里搅拌均匀。在中间挖个坑，倒入葵花籽油和175毫升水。充分搅拌直至混合均匀。

3. 将混合物倒入涂有油的蛋糕模具中，使其分布均匀。在烤箱中烤45分钟左右，或直到将刀子或金属叉子插到蛋糕中间抽出后不沾出油为止。从烤箱中取出并稍微冷却。脱模后放在架子上完全冷却后食用。

注意

• 无麸质版，可用荞麦面粉或藜麦粉代替全麦面粉，用荞麦或小米片代替燕麦片。

巧克力玛芬

这款玛芬蛋糕是巧克力爱好者的口福。香蕉的添加为这些美味的玛芬蛋糕增加了质感和水分。

12个量

全麦面粉	250克	**糖霜**	
泡打粉	2茶匙	黄油或橙黄色人造黄油（室温）	125克
可可粉	125克	金色糖霜粉	2汤匙
原蔗糖	350克	香草精	½茶匙
柠檬汁	2茶匙		
香草粉或香草精	1茶匙		
葵花籽油	3汤匙		
中等大小的熟香蕉（压成泥）	3根		
热水	300毫升		

1. 将烤箱预热至160℃。将纸杯放入12连玛芬烤模中。

2. 将全麦面粉、泡打粉和可可粉放入碗中搅拌均匀。

3. 另取一只碗，将原蔗糖、柠檬汁、香草粉和300毫升热水混合，搅拌直至原蔗糖溶解，然后加入葵花籽油和香蕉泥搅拌均匀。

4. 将香蕉泥混合物与面粉混合物混合均匀。将最终混合物均匀地舀入纸杯中，并在预热的烤箱中烘烤25～30分钟，或者直到其发泡并变成金黄色。从烤模中取出玛芬，放在架子上冷却。

5. 与此同时，制作糖霜。将黄油与糖霜粉和香草精放在碗中搅匀。待玛芬冷却后，在每个玛芬的顶部涂上糖霜。

注意

• 无麸质版，可用125克米粉和125克荞麦粉代替全麦面粉。

高地豆蔻姜酥饼

　　把这些入口即化的酥饼和清爽的花草茶一起端上桌，随时都能给人带来惬意的享受，尤其是在寒冷的冬日午后。

60 个量

全麦面粉⋯⋯⋯⋯⋯⋯　350克

米粉⋯⋯⋯⋯⋯⋯⋯　175克

原蔗糖，多用一些做撒布粉

⋯⋯⋯⋯⋯⋯⋯⋯⋯　175克

冷黄油，切成小块⋯⋯　350克

盐⋯⋯⋯⋯⋯⋯⋯⋯　少许

橙子皮细丝（最好是有机橙子皮）

⋯⋯⋯⋯⋯⋯⋯⋯⋯⋯1茶匙

豆蔻粉⋯⋯⋯⋯⋯⋯⋯3茶匙

生姜粉⋯⋯⋯⋯⋯⋯⋯2茶匙

1. 在烤盘上铺上烤盘纸。

2. 将所有配料放在一个大碗里混合均匀。应快速操作，以免过度混合使酥饼变硬。

3. 将面团均匀地铺在烤盘上，厚度约1厘米。在冰箱中放置1小时。

4. 同时，将烤箱预热至160℃。从冰箱中取出烤盘，用较锋利的刀在烤盘中的面团上划线，将面团预切成60个大小相等的小条。用叉子将每个小条的顶部刺破。

5. 将烤盘放入烤箱，烘烤20～35分钟，直到饼变脆呈金黄色。从烤箱中取出并用锋利的刀子沿着预切的线再次切开。

6. 趁热撒一些糖，再从托盘中取出，完全冷却后食用。

注意

• 无麸质版，可用荞麦面粉代替全麦面粉。

• 纯素食者可使用有机人造黄油代替黄油。

零食和饮料

瑜伽饮食观不提倡吃零食，因为两餐之间额外进食会降低消化能力，给身体带来不必要的负担。然而，由于大多数人生活节奏日益繁忙，有时也有必要加餐，可以选择吃一些健康的零食。要避免糖、盐和脂肪含量高的食品，请尝试以下简单易制的零食，或者用水果和坚果充当零食。

米纸卷

这款美味的素食零食能量充沛，富含重要的维生素、矿物质和蛋白质。

8 份量

嫩菠菜叶·················· 200克

大而硬实的熟牛油果········1个

柠檬汁····················2茶匙

米纸，每张直径约23厘米
·····················8张

樱桃西红柿（对半切开）
····················· 16个

黑橄榄或绿橄榄（去核，对半切开）·················· 16个

熏豆腐（切成24个等宽长条）
····················· 150克

芝麻油····················4茶匙

蘸料

日式酱油·················6汤匙

枫糖浆···················3茶匙

辣椒粉···················· 少许

1. 先准备蘸料。将日式酱油、枫糖浆和辣椒粉放在一个小碗里混合均匀。然后平分成4小碗，放在一边备用。

2. 准备馅料，将菠菜叶分成8等份，放在一边。将牛油果对半切开，然后去核去皮。将每个对半切开的牛油果切成16片，然后将柠檬汁淋在上面，放在一边备用。

3. 将米纸在装有温水的汤盘中浸几秒钟，抖掉多余的水，然后放在砧板或干净的工作台上。

4. 将一部分菠菜、4个对半切的樱桃西红柿、4个对半切开的黑橄榄、3块熏豆腐条和4片牛油果铺在米纸上，一定要将它们放在米纸的中央，距边缘几厘米。淋上1/2茶匙芝麻油。

5. 将米纸的一个角向上折起，盖住馅料，然后将剩下的左右两个角也折起来，一次折一个角，顶部留个口。

6. 按照上述方法将其余7个米纸和馅料卷好，最后做成8个米纸卷。

7. 每人两个米纸卷，放在一个小盘里食用，旁边放一小碗蘸料。

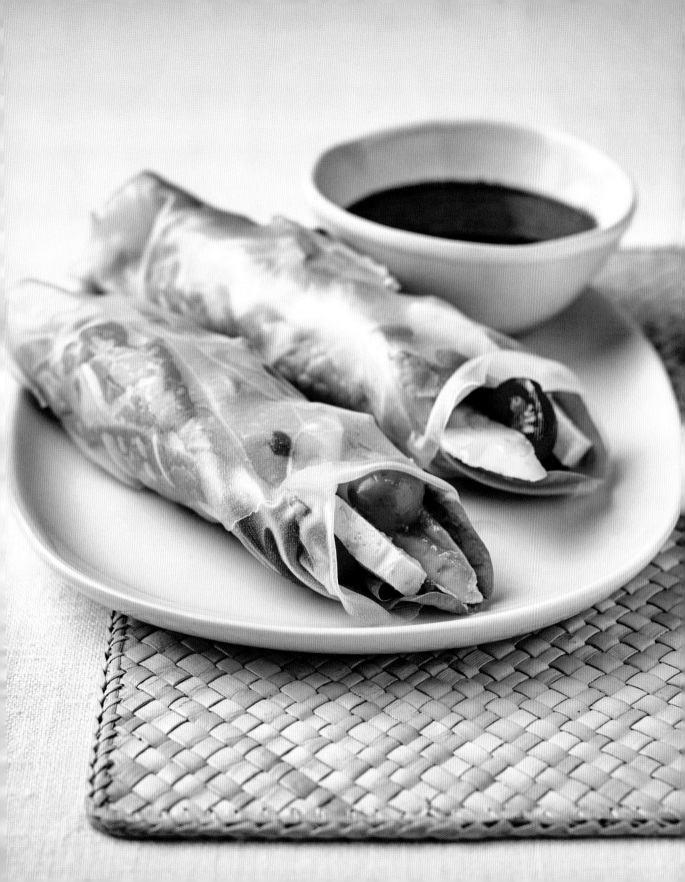

蔬菜条蘸山羊奶油奶酪酱

这款清爽的小吃适合在夏日炎炎的午后食用。配上全麦杂食土耳其大
饼，就是一份清淡的午餐。

4人量

涂抹山羊奶酪············200克
全脂或低脂酸奶··········200克
柠檬汁·················2茶匙
新鲜罗勒（切碎）········2茶匙
盐···················适量
现磨黑胡椒粉············适量
胡萝卜·················4根
黄瓜··················1根
彩椒（任何颜色均可）·····1个

1. 将奶酪、酸奶、柠檬汁、罗勒、盐和黑胡椒粉混合在一起，用叉子搅匀。作为蘸料放在一边，保持凉爽。

2. 将胡萝卜和黄瓜去皮，切成粗条。将彩椒对半切开去籽，切成厚片。

3. 将蘸料上桌，备好的蔬菜放在旁边。

注意

• 纯素食者可以用浓稠的大豆或椰蓉酸奶代替奶酪和酸奶（参见p242注意）。使用500克酸奶，沥干2小时。这种配方的蘸酱用盐量比乳制品配方多一些。

牛油果酱

牛油果含有纤维、健康脂肪和各种重要维生素和矿物质。一定要用熟的牛油果制作这款果酱，因为熟牛油果的果肉柔软多汁，营养丰富。

4人量

熟的牛油果················2个
橄榄油·················3汤匙
辣椒粉·················少许
新鲜罗勒或新鲜香菜（切碎）
·····················3汤匙
柠檬汁·················4汤匙
盐···················适量
黑橄榄（去核，装饰用）···8个
完整的罗勒叶或香菜叶（装饰用）···············几片
柠檬（装饰用）··········几片

1. 将牛油果对半切开，去核去皮。将果肉放到碗中，用叉子捣碎。

2. 加入橄榄油、辣椒粉、切碎的罗勒或香菜、柠檬汁和盐调味。

3. 将混合物放入碗中，用橄榄、完整的罗勒叶或香菜叶及柠檬片装饰，即可食用。

开胃奶昔

建议每天午餐后喝一杯奶昔，这是一款印度奶昔，可以促进消化。如有剩余可放在密闭容器置于冰箱内冷藏。

5 人量

孜然籽·····················3茶匙
全脂酸奶·················　300克
盐···························　适量
姜粉·······················½茶匙
辣椒粉·····················　少许
水·························　600毫升

1. 将干燥煎锅用中火加热，加入孜然籽，煎炒至发出香味，色泽略微变深，注意不要炒糊。炒好后将孜然籽研磨成粉末。

2. 使用料理机将所有配料（包括磨碎的孜然籽）和600毫升水制成奶油状饮品。

注意

· 为节省时间，可以使用从商店中购买的孜然粉（不需要煎炒）。

· 纯素者可以使用大豆或椰奶酸奶代替全脂酸奶。

薄荷橙花柠檬水

薄荷是一种非常清凉的香草，所以这款东方风味的柠檬水非常适合在炎热的天气喝。记住不要喝冰镇过的饮品，因为会干扰消化之火。

4 人量

新鲜薄荷（4片不切，装饰用）
·····················4汤匙
无气矿泉水··········　750毫升
柠檬汁（根据个人口味添加）
·····················8汤匙

橙花水或其他甜味剂（如龙舌兰糖浆、蜂蜜或甜叶菊，根据个人口味添加）·····2茶匙
柠檬·······················4片

1. 将切碎的薄荷放入带盖的耐热容器中。在薄荷上倒一点热水，盖上盖子，然后冲泡几分钟。过筛留水。

2. 将无气矿泉水、薄荷味水、柠檬汁和橙花水在一个大容器中混合。根据口味调节甜度。

3. 在4个玻璃杯中各放一小片新鲜薄荷和一片柠檬，倒入柠檬水即可饮用。

资料来源

国际悉瓦南达瑜伽吠檀多中心及静修林
创始人：斯瓦米·威斯奴帝瓦南达 (Swami Vishnudevananda)

www.sivananda.org

静修林（Ashrams）

总部：加拿大悉瓦南达瑜伽-静修营
（Sivananda Ashram Yoga Camp）

地址：673, 8th Avenue Val Morin
Quebec J0T 2R0, Canada
www.sivananda.org/camp

奥地利（AUSTRIA）

悉瓦南达瑜伽-静修屋（Sivananda Yoga Retreat House）
地址：Bichlach 40
A- 6370 Reith bei Kitzb ü hel
Tyrol, Austria
www.sivananda.at

巴哈马（BAHAMAS）

悉瓦南达瑜伽-静修林（Sivananda Ashram Yoga Retreat）
地址：P.O. Box N7550 Paradise Island
Nassau, Bahamas
www.sivanandabahamas.org

法国（FRANCE）

悉瓦南达瑜伽-城堡静修林（Château du Yoga Sivananda）
地址：26 Impasse du Bignon
45170 Neuville aux bois, France
www.sivanandaorleans.org

印度（INDIA）

悉瓦南达瑜伽吠檀多-米纳克什静修林
（Sivananda Yoga Vedanta Meenakshi Ashram）
地址：Near Pavanna Vilakku Junction,
New Natham Road
Saramthangi Village
Madurai Dist. 625 503
Tamil Nadu, South India
www.sivananada.org/madurai
悉

瓦南达-静修屋（Sivananda Kutir）
西罗尔桥附近（Near Siror Bridge）
地址：P.O. Netala, Uttar Kashi Dt,
Uttarakhand, Himalayas, 249 193,
North India
www.sivananda.org/netala

悉瓦南达瑜伽吠檀多-昙梵陀利静修林
（Sivananda Yoga Vedanta Dhanwantari Ashram）
地址：P.O. Neyyar Dam
Thiruvananthapuram Dt.
Kerala, 695 572, India
www.sivananda.org/neyyardam

国际悉瓦南达瑜伽吠檀多-塔帕维尼静修林
（International Sivananda Yoga Vedanta Tapaswini Ashram）
邮政地址：Guthavaripalem, Kadivedu P.O.
Chilakur Mandalam,Gudur, India
www.sivananda.org.in/gudur

美国（UNITED STATES）

悉瓦南达瑜伽-牧场静修林（Sivananda Ashram Yoga Ranch）
邮箱：P.O. Box 195, 500 Budd Road
Woodbourne, NY 12788, USA
www.sivanandayogaranch.org

悉瓦南达瑜伽-农场静修林（Sivananda Ashram Yoga Farm）
邮政地址：14651 Ballantree Lane
Grass Valley, CA 95949, USA
www.sivanandayogafarm.org

越南（VIETNAM）

悉瓦南达瑜伽-越南度假和培训中心
（Sivananda Yoga Vietnam Resort and Training Centre）
地址：K' Lan Eco Resort
Tuyen Lam Lake;
Dalat, Vietnam
www.sivanandayogavietnam.org

中心（Centres）

阿根廷（ARGENTINA）

国际悉瓦南达瑜伽中心 -布宜诺斯艾利斯中

心（Centro Internaciónal de Yoga Sivananda）
地址：Sánchez de Bustamante 2372 - (C.P. 1425)
Capital Federal - Buenos Aires - Argentina
www.sivananda.org/buenosaires

悉瓦南达瑜伽中心 -内乌肯中心（Centro de Yoga Sivananda）
地址：Rioja 425, 8300 Neuquén Argentina
www.facebook.com/SivanandaNequen/

奥地利（AUSTRIA）

悉瓦南达瑜伽吠檀多中心 -维也纳中心
（Sivananda Yoga Vedanta Zentrum）
地址：Prinz Eugen Strasse 18
A -1040 Vienna, Austria
www.sivananda.org/vienna

巴西（BRAZIL）

悉瓦南达瑜伽吠檀多中心 -阿雷格里港中心
（Centro Sivananda de Yoga Vedanta）
地址：Rua Santo Antônio 374, Barrio Floresta
Porto Alegre 90220-010, Brazil
www.sivananda.org/portoalegre

国际悉瓦南达瑜伽吠檀多中心 -圣保罗中心
（Centro International Sivananda de Yoga e Vedanta）
地址：Rua Girassol 1088, Vila Madalena
Sao Paulo 05433-002, Brazil
www.sivananda.org/saopaulo

加拿大（CANADA）

悉瓦南达瑜伽吠檀多中心 -魁北克中心
（Sivananda Yoga Vedanta Centre）
地址：5178 St Lawrence Blvd
Montreal
Quebec H2T 1R8, Canada
www.sivananda.org/montreal

悉瓦南达瑜伽吠檀多中心 -多伦多中心
（Sivananda Yoga Vedanta Centre）
地址：77 Harbord Street
Toronto
Ontario M5S 1G4, Canada

www.sivananda.org/toronto

中国（CHINA）

悉瓦南达瑜伽吠檀多中心（Sivananda
Yoga Vedanta Center）
www.sivanandayogachina.org

法国（FRANCE）

悉瓦南达瑜伽吠檀多中心－巴黎中心
（Centre Sivananda de Yoga Vedanta）
地址：140 rue du Faubourg Saint-Martin
F-75010 Paris, France
www.sivananda.org/paris

德国（GERMANY）

悉瓦南达瑜伽吠檀多中心－慕尼黑中心
（Sivananda Yoga Vedanta Zentrum）
地址：Steinheilstrasse 1
D-80333 Munich, Germany
www.sivananda.org/munich

悉瓦南达瑜伽吠檀多中心－柏林中心
（Sivananda Yoga Vedanta Zentrum）
地址：Schmiljanstrasse 24
D-12161 Berlin, Germany
www.sivananda.org/berlin

印度（INDIA）

悉瓦南达瑜伽吠檀多中心－新德里纳拉吉中
心（Sivananda Yoga Vedanta Nataraja
Centre）
地址：A-41 Kailash Colony
New Delhi 110 048, India
www.sivananda.org/delhi

悉瓦南达瑜伽吠檀多中心－新德里德瓦卡中
心（Sivananda Yoga Vedanta Dwarka
Centre）
地址：(near DAV school, next to Kamakshi
Apts) PSP Pocket, Secor － 6
Swami Sivananda Marg,
Dwarka, New Delhi 110075, India
www.sivananda.org/dwarka

悉瓦南达瑜伽吠檀多中心－特里凡得琅中心
（Sivananda Yoga Vedanta Centre）
地址：TC37/1927 (5), Airport Road
West Fort P.O.
Thiruvananthapuram
Kerala 695 023, India
www.sivananda.org/trivandrum
悉瓦南达瑜伽吠檀多中心－金奈中心
（Sivananda Yoga Vedanta Centre）

地址：3/655 (Plot No. 131) Kaveri Nagar,
Kuppam Road, Kottivakkam
Chennai, Tamil Nadu 600 041, India
www.sivananda.org/chennai

悉瓦南达瑜伽吠檀多中心－马杜赖中心
（Sivananda Yoga Vedanta Centre）
地址：444, K.K. Nagar, East 9th Street
Madurai
Tamil Nadu 625 020, India
www.sivananda.org/maduraicentre

以色列（ISRAEL）

悉瓦南达瑜伽吠檀多中心－特拉维中心
（Sivananda Yoga Vedanta Centre）
地址：6 Lateris St
Tel Aviv 64166, Israel
www.sivananda.co.il

意大利（ITALY）

罗马悉瓦南达瑜伽吠檀多中心－罗马中心
（Centro Yoga Vedanta Sivananda
Roma）
地址：via Oreste Tommasini, 7
00162 Rome, Italy
www.sivananda-yoga-roma.it

日本（JAPAN）

悉瓦南达瑜伽吠檀多中心－东京中心
（Sivananda Yoga Vedanta Centre）
地址：4-15-3 Koenji-kita, Suginami-ku
Tokyo 1660002, Japan
www.sivananda.jp

立陶宛（LITHUANIA）

悉瓦南达瑜伽吠檀多中心－维尔纽斯中心
（Šivananda jogos vedantos centras
Vilniuje）
地址：M.K. Čiurlionio g.66
03100 Vilnius, Lithuania
www.sivananda.org/vilnius

西班牙（SPAIN）

悉瓦南达瑜伽吠檀多中心－马德里中心
（Centro de Yoga Sivananda Vedanta）
地址：Calle Eraso 4
28028 Madrid, Spain
www.sivananda.org/madrid

瑞士（SWITZERLAND）

悉瓦南达瑜伽吠檀多中心－日内瓦中心

（Centre Sivananda de Yoga Vedanta）
地址：1 Rue des Minoteries
1205 Geneva, Switzerland
www.sivananda.org/geneva

英国（UNITED KINGDOM）

悉瓦南达瑜伽吠檀多中心－伦敦中心
（Sivananda Yoga Vedanta Centre）
地址：45 - 51 Felsham Road
London SW15 1AZ, UK
www.sivananda.co.uk

美国（UNITED STATES）

悉瓦南达瑜伽吠檀多中心－芝加哥中心
（Sivananda Yoga Vedanta Center）
地址：1246 West Bryn Mawr Avenue
Chicago, IL 60660, USA
www.sivanandachicago.org

悉瓦南达瑜伽吠檀多中心－纽约中心
（Sivananda Yoga Vedanta Center）
地址：243 West 24th Street
New York, NY 10011, USA
www.sivanandanyc.org

悉瓦南达瑜伽吠檀多中心－旧金山中心
（Sivananda Yoga Vedanta Center）
地址：1185 Vincente Street
San Francisco, CA 94122, USA
www.sivanandasf.org

悉瓦南达瑜伽吠檀多中心－洛杉矶中心
（Sivananda Yoga Vedanta Center）
地址：13325 Beach Avenue
Marina del Rey, CA 90292, USA
www.sivanandala.org

乌拉圭（URUGUAY）

悉瓦南达瑜伽吠檀多中心－蒙德维亚中心
（Asociación de Yoga Sivananda）
地址：Acevedo Díaz 1523
11200 Montevideo, Uruguay
www.sivananda.org/montevideo

越南（VIETNAM）

悉瓦南达瑜伽吠檀多中心－胡志明中心
（Sivananda Yoga Vedanta Centre）
地址：25 Tran Quy Khoach Street, District 1
Ho Chi Minh City, Vietnam
www.sivanandayogavietnam.org

附录：体式与益处速查

体式名称	生理益处	心理益处
拜日式	·温和地促进血液循环。 ·既能锻炼身体，又彻底地为太阳神经丛充电。 ·使全身多处肌肉得到拉伸和强化。 ·快速增强脊柱和四肢灵活性。 ·调节呼吸。 ·提高肺活量。	·由于动作的对称性和循环顺序，给人一种身处当下的清晰感觉。 ·俯仰之间让心灵扩展。 ·身体意识的增强和细化使精神更加超然，从而认识到身体是思想与灵魂的载体。
头倒立式	·增强体能。 ·强健心脏。 ·缓解静脉曲张。 ·减少腰部压力。 ·有助于增强肩胛带的肌肉力量。 ·促进身体自主和非自主功能的运转。	·提高记忆力和注意力。 ·改善身心协调。 ·提高智力水平。
肩倒立式	·调理甲状腺和甲状旁腺，使其焕发活力，从而改善并平衡体内每个细胞的新陈代谢。 ·改善脊髓神经根的供血状态。 ·拉伸肩颈部，舒减肩颈部压力。 ·缓解由静脉曲张引起的疼痛。	·激发快乐情绪，有助于治疗抑郁症。 ·有助于舒缓精神萎靡，促进思维清晰。
犁式	·后背完全伸展，整条脊柱都得到活动。 ·放松紧绷的腘绳肌。 ·伸展背部深层和浅层肌肉。 ·增加脊柱神经的供血状态。 ·缓解肩颈部肌肉的紧张。 ·有助于提高肩关节的灵活性。 ·通过施压于腹部区域，以促进消化，改善便秘。	·犁式教你如何在身体前侧有压力的情况下进行呼吸和放松，帮助你更好地应对幽闭恐惧症、压力或因日常生活缺乏空间而导致的不堪重负感。
鱼式	·缓解颈部和肩部的僵硬。 ·改善肩周问题。 ·增强手臂肌肉力量。 ·扩展胸腔。 ·有助于调理颈部和背部的神经。 ·与肩倒立式一起改善甲状腺和甲状旁腺的功能。 ·改善肺功能，减轻肺部负担，缓解哮喘。	·胸腔的扩展减少了腹部压力，并为太阳神经丛补充能量。有助于治疗抑郁症。

体式名称	生理益处	心理益处
坐姿前屈式	• 从脚趾到颈部的身体后侧肌肉得到完全拉伸。 • 腹部受到挤压，可起到减脂的作用。 • 按摩肝脏、肾脏和胰腺。 • 缓解便秘。 • 放松背部肌肉。 • 有助于控制糖尿病。 • 镇静和舒缓整个神经系统。	• 这个体式需要有意识的控制，使脚趾、膝盖和颈部在一条直线上，通过重力将脊柱拉入姿势且有意识地释放。可以应用于日常生活以及冥想练习。
眼镜蛇式	• 调理背部浅层和深层肌肉。 • 增加脊柱和椎骨韧带的血液供应。 • 消除因过度劳累而导致的背部肌肉紧张。 • 改善脊柱后凸——驼背（参见p29）。 • 按摩腹部器官。 • 预防便秘。 • 调理卵巢和子宫，缓解经期问题。	• 因为眼镜蛇式需要全神贯注于收缩颈部和上背部肌肉，所以有助于培养专注力。
蝗虫式	• 加强手臂、肩膀、腹部、腰部、大腿和小腿的肌肉力量。 • 调理肝脏、胰腺和肾脏。 • 增进食欲。 • 缓解便秘。	• 在所有体式中，该体式最能锻炼意志力。根据斯瓦米·威斯奴帝瓦南达的理念，意志力的锻炼可使一个人的思想更纯粹、更强大，这正是体式练习的主要目标。强大的意志力也可将你的能量水平从惰性（Tamas，参见p212）提升到悦性（Sattva，参见p212）。
弓式	• 调理背部肌肉。 • 使整条脊柱富有弹性。 • 矫正脊柱后凸——驼背（参见p29）。 • 增强大腿前侧的股四头肌。 • 缓解胃肠功能紊乱。 • 促进消化。 • 缓解便秘。 • 激活女性生殖系统。	• 消除精神萎靡和懒惰的心理。
半脊柱扭转式	• 有助于提高脊柱灵活性。 • 有助于调理脊柱神经根。 • 有助于为胃肠系统注入活力。 • 改善大肠功能。 • 增进食欲。	• 人们在日常生活中一般不会有脊柱的旋转或扭转动作。通过探索这种不同寻常的动作，你的思维会变得更灵活、适应性也更强。

体式名称	生理益处	心理益处
乌鸦式	• 有助于增强腕部力量和柔韧性。 • 增强肱三头肌力量。 • 增强肩膀肌肉力量。 • 这些变式可进一步增强腿部、臀部和背部肌肉力量。	• 练习这个姿势之前，必须预估自己的手臂和手可以支撑多少重量。如果你放到手臂和手上的重量太小，就无法将脚抬离垫子。经过一段时间的尝试和犹豫，一个专注、坚定的动作就能让你进入这个姿势。因此，乌鸦式也有助于培养一个人的决心和专注力。
孔雀式	• 强健腿部、手臂、背部、腹部、肩部和颈部肌肉。 • 调理肺部。 • 调理腹部器官。 • 有助于缓解便秘。 • 滋养全身。	• 做这个体式时需要肌肉强力伸缩、深呼吸以及注意力高度集中，这对于克服惰性（参见p212）、缓解激性（参见p212）有很大帮助。
站立前屈式	• 拉长腿部、髋部和下背部肌肉。 • 适度促进脑部血液供应。 • 与恰当的饮食相结合，可迅速瘦腰。 • 有助于缓解便秘。	• 该体式可刺激脊柱、激活平衡感、增加大脑供血量，因此有助于缓解以嗜睡、反应迟钝、困倦、健忘和抑郁为主要特征的低能量状态（参见p212）。
三角式	• 改善脊柱腰椎段和胸椎段的侧向灵活性。 • 加强和拉长腿部和背部肌肉。 • 调理脊柱神经。 • 调理腹部器官。 • 改善食物在肠道内的运动，从而增进食欲。	• 在锻炼腿部和背部肌肉的同时仍要保持平稳的腹式呼吸且有意识地尝试放松，这无论从身体上还是从精神上来说都是一个挑战。三角式可以教你如何在面对一项具有挑战性的任务时保持精神的平静和超然。 • 使你更加专注和果断。

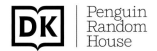

Original Title: Yoga Your Home Practice Companion
Copyright © Dorling Kindersley Limited, 2010, 2018
Text copyright © Sivananda Yoga Vedanta Centre, 2010, 2018

本书由英国 DK 公司授权北京书中缘图书有限公司出品并由河北科学技术出版社在中国范围内独家出版本书中文简体字版本。
著作权合同登记号：冀图登字 03-2020-115

图书在版编目（CIP）数据

DK 瑜伽 / 国际悉瓦南达瑜伽吠檀多中心编著；杨惠萍译 . -- 石家庄：河北科学技术出版社，2021.7
书名原文：Yoga Your Home Practice Companion
ISBN 978-7-5717-0791-0

Ⅰ.① D… Ⅱ.①国… ②杨… Ⅲ.①瑜伽—基本知识
Ⅳ.① R793.51

中国版本图书馆 CIP 数据核字 (2021) 第 099965 号

DK YUJIA
DK 瑜伽

国际悉瓦南达瑜伽吠檀多中心　编著　　杨惠萍　译　　陈曦华　审

策划制作：北京书锦缘咨询有限公司
总 策 划：陈 庆
策　 划：姚 兰
责任编辑：刘建鑫
设计制作：柯秀翠

出版发行　河北科学技术出版社
地　　址　石家庄市友谊北大街 330 号（邮编：050061）
印　　刷　广东金宣发包装科技有限公司
经　　销　全国新华书店
成品尺寸　195mm×233mm
印　　张　16
字　　数　190 千字
版　　次　2021 年 7 月第 1 版
　　　　　　2022 年 10 月第 2 次印刷
定　　价　188.00 元

For the curious
www.dk.com

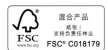

混合产品
纸张 |
支持负责任林业
FSC® C018179

关注微信公众号，了解更多精彩图书

书中缘　　　　益趣研究所　　　公文式教育

销售热线： （010）64906396

商务合作： （010）64413519-817